T0208959

Psychologische Heilkunde

Theo R. Payk

Psychologische Heilkunde

Bestandsaufnahme und Zukunft
der psychologischen Therapien

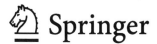 Springer

Theo R. Payk
Bonn, Deutschland

ISBN   978-3-662-53819-7   ISBN   978-3-662-53820-3 (eBook)
DOI 10.1007/978-3-662-53820-3

Die Deutsche Nationalbibliothek verzeichnet diese Publikation in der Deutschen Nationalbibliografie; detaillierte bibliografische Daten sind im Internet über http://dnb.d-nb.de abrufbar.

Einbandabbildung: © Fiedels / Fotolia
Umschlaggestaltung: deblik Berlin

Gedruckt auf säurefreiem und chlorfrei gebleichtem Papier

Springer ist Teil von Springer Nature
Die eingetragene Gesellschaft ist Springer-Verlag GmbH Deutschland
Die Anschrift der Gesellschaft ist: Heidelberger Platz 3, 14197 Berlin, Germany

Die Seelenkunde hat manches beleuchtet und erklärt, aber vieles ist ihr dunkel und in großer Entfernung geblieben.
Adalbert Stifter (1805–1868)

Vorwort

Ungeachtet aller epochalen, kulturellen und gesellschaftlichen Umbrüche haben sich die elementaren Bedürfnisse und Beschwernisse des Menschen bis zu dessen heutiger Lebenswelt, der modernen conditio humana, nur wenig verändert: Der Homo sapiens war gewiss immer auch ein Homo patiens, der zwischen Geburt und Tod sein Leben zu bewältigen hatte. Als eigenständige Lebenshilfe hat sich die „Seelenheilkunde" in Form psychomedizinischer und psychosozialer Therapien allerdings erst in der Neuzeit zu einer selbstständigen Profession mit eigener Terminologie, Krankheitslehre und standardisierter Ausbildung spezialisiert. Sie profitierte sowohl von den Ergebnissen der neurobiologischen Forschung als auch den Erkenntnissen der Geistes- und Sozialwissenschaften; die heutigen Fachleute auf dem Gebiet der psychologischen und sozialen Heilkunde arbeiten auf dem gemeinsamen Gerüst eines ganzheitlich-integrativen, biopsychosozialen Gesundheitsmodells.

Die Auswirkungen stresshafter, sogar krankmachender ökologischer und sozioökonomischer Einflüsse auf die Lebensgestaltung jedes Bürgers sind nicht zu übersehen. Globale wirtschaftliche und politische Krisen, noch mehr permanente kriegerische Auseinandersetzungen mit verheerenden Begleit- und Folgeerscheinungen, erzeugen Gefühle von Ohnmacht und Frustration. Der Zerfall traditioneller, sozialer und weltanschaulicher Bindungen, der durch virtuelle Kontakte nicht aufgefangen werden kann, fördert augenscheinlich entgegen vordergründigem Aktivismus das Empfinden von Unzufriedenheit, Vereinsamung und Leere; gleichzeitig geht der berufliche Leistungsdruck mit Angespanntheit und Erschöpfung einher. Hinsichtlich der Behandlungsfälle, Krankschreibungen und Frühberentungen rangieren psychische Störungen mittlerweile auf den oberen Rängen.

Mehr denn je werden daher Therapeuten zu Seelsorgern (und umgekehrt), von denen nicht nur Fachkompetenz erwartet werden, sondern darüber hinaus auch mitmenschliche Zuwendung, Halt und Orientierung im gleichermaßen hektischen wie monotonen Alltag. Trotz immer noch bestehender Vorurteile und Berührungsängste ist die Hemmschwelle gesunken, sich bei psychischen Problemen um professionelle Hilfe zu bemühen: „Seelenklempner" – Psychiater, Psychotherapeuten, Psychologen, Sozialarbeiter, Komplementärtherapeuten – werden mehr und mehr in Anspruch genommen.

Dessen ungeachtet bestehen meist nur wenige genauere Kenntnisse über Ausbildung, Auftrag und Aufgaben der Personen, die sich beruflich psychiatrisch-psychologisch engagieren, obgleich es in Deutschland tausende Mediziner, Psychologen, Pädagogen und Heilpraktiker gibt, die sich als Therapeutinnen und Therapeuten in Praxen, Kliniken und Heimen betätigen. Darüber hinaus arbeitet eine Vielzahl psychosozialer Expertinnen und Experten in komplementären Institutionen der Beratung, Prävention, Betreuung und Rehabilitation psychisch kranker Kinder, Jugendlicher und Erwachsener.

An der Schnittstelle zwischen Medizin, Anthropologie und Gesellschaftswissenschaften befinden sie sich dabei – im Gegensatz zu den Organmedizinern – indes nicht auf dem festen Boden naturwissenschaftlich-empirisch objektivierbarer, ubiquitär geltender Gesetzmäßigkeiten, sondern in einem unsicheren Gelände geisteswissenschaftlicher Hypothesen und subjektiver Erfahrungen. Umso mehr sind nicht nur fundierte Fachkenntnisse, methodenkritisches Verständnis und berufsethische Prinzipien wichtig, sondern auch die Fähigkeit zur Reflexion der eigenen Arbeit und zu Neugier, Aufgeschlossenheit und Toleranz gegenüber anderen Wissenschaften.

Wie in keinem anderen Bereich der Heilkunde ist in der psychiatrischen/ psychotherapeutischen und psychosozialen Arbeit neben einer beruflichen Qualifizierung das Ergebnis abhängig von der Beziehung, die sich zwischen Patienten/Klienten und Therapeuten entwickelt. Es obliegt den helfenden und heilenden Personen, jeweils die Grundvoraussetzungen für die Wirksamkeit ihrer psychologischen und sozialen Behandlungsmaßnahmen herzustellen – diesseits aller rationalen Erklärungen zu Störungsmodellen und Therapiekonzepten: Einen von Verständnis, Authentizität, Empathie und Engagement geprägten Rahmen, der einen Zugang zur Selbstfindung ermöglicht und eine Aktivierung der Selbstheilungskräfte fördert.

Die gegenwärtige Vielfalt therapeutischer Verfahren, die unter dem Dach der psychologischen/psychosozialen Heilkunde versammelt sind, ist für die Hilfesuchenden nur schwer überschaubar. Zweck und Ziel dieses Lesebuchs ist es daher, auch Laien Kenntnisse über Selbstverständnis, Qualifikation, Auftrag und Pflichten der unterschiedlichen Professionen zu vermitteln, die auf dem Gebiet der Psychiatrie, Psychotherapie und sozialen Hilfe tätig sind. In Verbindung damit soll ein Überblick über deren Arbeitsweisen und Einsatzbereiche gegeben werden, wobei historische Rückblenden das Verständnis für deren berufliche Sozialisation und Aufgabe erleichtern sollen.

Engagement und Kooperation der Fachredaktion und des Lektorats haben die Realisierung dieses Buchprojektes nachhaltig befördert; ihnen sei an dieser Stelle besonders gedankt.

Inhaltsverzeichnis

1 **Psychologie des Heilens: Umwege und Irrwege**.................... 1
  Theo R. Payk

2 **Seelenkunde und Seelenpflege** 15
  Theo R. Payk

3 **Geistig-seelische Gesundheit. Krankheitsmodelle**................ 25
  Theo R. Payk

4 **Suggestion und Plazebo. Paratherapien**.......................... 41
  Theo R. Payk

5 **Therapeuteneigenschaften. Image** 51
  Theo R. Payk

6 **Ethische Prinzipien. Berufsordnungen** 67
  Theo R. Payk

7 **Umgang mit Patienten. Zwangsmaßnahmen**.......................... 79
  Theo R. Payk

8 **Ausbildung und Qualifizierung. Berufsfelder**.................... 89
  Theo R. Payk

9 **Konzepte, Schulen und Methoden.**................................ 105
  Theo R. Payk

10 **Versorgungsstrukturen: Bestandsaufnahme** 121
   Theo R. Payk

11 **Burnout. Selbstfürsorge.**...................................... 133
   Theo R. Payk

12 **Entwicklungen und Perspektiven** 147
   Theo R. Payk

Serviceteil. 157
Weiterführende Literatur 158
Stichwortverzeichnis 161

Psychologie des Heilens: Umwege und Irrwege

Theo R. Payk

© Springer-Verlag GmbH Deutschland 2017
T. R. Payk, *Psychologische Heilkunde*, DOI 10.1007/978-3-662-53820-3_1

Unter „Heilung" wird die vollständige Wiederherstellung der körperlichen und/oder psychischen Gesundheit nach einer Erkrankung verstanden (Status quo ante) – der althochdeutsche Terminus „heil" ist sprachgeschichtlich den Bedeutungen „ganz", „glücklich", „unversehrt" attribuiert. Eine komplette Genesung, ein vollständiger „Reset", wird jedoch allenfalls bei passageren bzw. Bagatellerkrankungen erreicht. Immerhin ist bei vielen Beschwerden aufgrund von Anpassungs- und Kompensationsvorgängen des Organismus eine weitgehende Rückkehr zur prämorbiden körperlichen Leistungsfähigkeit und/oder psychischen Stabilität zu verzeichnen (▶ Kap. 3).

„Heilkunde" bedeutet das Wissen um Erkennen und Kategorisieren, Entstehung und Verlauf von Beeinträchtigungen infolge von Krankheiten, Gebrechen oder Leiden. Darüber hinaus beinhaltet sie die – für den Kranken wichtigeren – Fertigkeiten und Fähigkeiten der heilenden Personen, wirksame Methoden zur Beseitigung oder zumindest Verringerung gesundheitlicher Störungen sowie zur Rückfallverhinderung (Rezidivprophylaxe) anwenden zu können. Heilkunde kann zur „Heilkunst" werden, wenn Neugier, Intuition und Inspiration originelle, effiziente Behandlungswege jenseits schematisierter Gewohnheiten erschließen lassen, die sowohl mit Geschick als auch Verantwortung beschritten werden, ohne sich im Niemandsland der Scharlatanerie zu verlieren. Es ist anzunehmen, dass z. B. die medizinpsychologischen Vorreiter der frühen Medizin ihre heilenden Zeremonien eher als kultisches Handeln denn als bloßes Handwerk begriffen.

Seit jeher haben sich wahrscheinlich mit Bewusstsein, Empfinden und Instinkt ausgestattete Lebewesen bei gemeinsamen Bemühungen zum Erhalt des Lebens bzw. ihrer Art gegenseitig unterstützt und auch verwundete bzw. erkrankte Mitglieder versorgt. Sicher hat der frühe Homo sapiens nicht nur unter Hunger oder Schmerzen, sondern auch – wie seine gegenwärtigen Nachfahren – unter Ängsten, Niedergeschlagenheit, Apathie oder Unruhe gelitten. Sicherlich hat er auch versucht, seine Befürchtungen und Beeinträchtigungen ihm nahe stehenden Personen mitzuteilen. Diejenigen aus der Sippe, die ihm aufmerksam zuhörten, um sich über das Gesehene und Gehörte ein Bild zu machen, waren vermutlich darin geübt, neben urtümlichen medizinischen Hilfen auch psychologische Unterstützung in Form von Zuwendung, Beruhigung, Trost oder Ermutigung zu gewähren. Als schamanistische Heiler griffen sie darüber hinaus wahrscheinlich auf überlieferte bzw. erlernte, heilende Praktiken zurück, die sie im Rahmen zeremonieller Handlungen einsetzten.

Beistand und Fürsorge bei Schmerz, Krankheit und Gebrechen sind – als Merkmale der Zivilisation jenseits des evolutionären Ausleseprinzips – unerlässliche Bedingungen zum Erhalt und Wohlergehen jeder Kommunität. Die Krankenbehandlung wurde somit fundamentaler und integraler Solidaritätsbestandteil aller Kulturen, geleitet vom jeweiligen Menschenbild und orientiert an bewährten heilkundlichen Standards aufgrund empirischer, systematischer Beobachtungen.

Die heute in einem medizinpsychologischen oder psychosozialen Beruf arbeitenden Frauen und Männer können daher auf ein vieltausendjähriges Erbe zurückblicken, das von den Erfahrungen frühzeitlicher Heilerinnen und Heiler, weiser Frauen und Zauberpriester durch alle Epochen weitergegeben wurde bis zu den Erkenntnissen der neuzeitlichen Seelenforscher, Irrenärzte und Therapeuten auf dem Weg zur Wissenschaft. Unverändert erhalten blieben die Ziele: Nicht nur Hilfe zu leisten und Unterstützung zu gewähren, Krankheiten zu heilen und Leiden zu lindern, sondern auch deren Ursachen zu ergründen, um neue, vielleicht noch wirksamere Behandlungswege zu erschließen.

Zu vorzeitlich-archaischen Zeiten bestimmten Mythologie, Religion und Astrologie den Umgang mit körperlich und/oder seelisch Erkrankten. Über Jahrtausende waren die Heilkundigen für den ganzen Menschen zuständig, sie waren sowohl Schamanen mit wundärztlich-naturheilkundlichen Kenntnissen als auch Vermittler zwischen dem persönlichen Geschick und den übernatürlichen Mächten. Ob möglicherweise bereits in der Frühzeit Zusammenhänge zwischen psychischen Veränderungen und körperlichen Funktionen vermutet wurden, ist unklar. Die Hinweise auf Schädeltrepanationen während der Jungsteinzeit könnten in diese Richtung deuten, ebenso der Gebrauch von Kräutern mit psychotropen Inhaltsstoffen in den vorantiken Hochkulturen.

Eine revolutionäre Emanzipation der Heilkunde von metaphysischen Vorstellungen bedeutete die hippokratische These der Humoralpathologie (Viersäftelehre), die aus der vorsokratischen „Vier-Elemente-Lehre" (Feuer, Wasser, Luft, Erde als Bestandteile aller Substanzen) des Naturphilosophen Thales von Milet (624–546 v. Chr.) hervorging und über Jahrhunderte die Medizin beherrschte. Hippokrates von Kos (460–370 v. Chr.) wendete sich in einer seiner Schriften (Corpus Hippokratikum) gegen die damalige Volksmeinung, dass die „Heilige Krankheit" Epilepsie durch Dämonen hervorgerufen werde. Er hielt demgegenüber das Gehirn für das Zentrum geistig-seelischer Tätigkeit und betrachtete z.B. Verwirrtheit, Ängste und Schwermut als Zeichen eines humoralpathologischen Ungleichgewichts (▶ Kap. 2 und ▶ Kap. 9).

Im „Hippokratischen Eid", einem Manifest des „Primum nil nocere" (Vorrangig nicht Schaden zufügen!) – Kennzeichen ärztlicher Ethik schlechthin – wurden sowohl die Pflicht zur Sorgfalt wie zur Verschwiegenheit als unabdingbare Verhaltensregeln festgeschrieben. Bis heute sind die hippokratischen Untersuchungsmethoden der genauen Erforschung von Vorgeschichte (Anamnese) und Lebensumständen eines Patienten sowie die Beobachtung des weiteren Krankheitsverlaufs (Katamnese) unverzichtbarer Bestandteile diagnostischer Beurteilung und somit therapeutischer Maßnahmen.

Im Gegensatz zu den altgriechischen Medizinstätten widmete sich die islamische Heilkunde, ein Kompilat aus griechischer, byzantinischer und römischer Medizin, auch der Behandlung psychisch Kranker. Ibn Sina bzw. Avicenna (um 980–1037), der bekannteste persisch-islamische Arzt seiner Zeit, vertrat in Anlehnung an Aristoteles (384–322 v. Chr.) das bis in die Neuzeitgültige Strukturmodell einer Schichtung des Geistig-Seelischen in einen vegetativen, animalischen und rationalen Anteil. In seinen Schriften finden sich auch Abhandlungen über neurologische und psychiatrische Erkrankungen samt Behandlungsvorschlägen: Gegen Schlafstörungen z. B. die Verabreichung von Mohnsaft, warme Bäder und Hören angenehm-gleichförmiger Geräusche (Blätterrauschen, fließendes Wasser, monotoner Gesang).

Um 980 wurde im Allgemeinkrankenhaus (Bimaristan) von Bagdad eine Abteilung für Gemüts- und Nervenkrankheiten eingerichtet, der weitere in anderen arabisch-persischen Städten folgten. Die Behandlungs- und Pflegeabteilungen waren mit einer Küche, Apotheke, Bädern, Büchereien und Gärten ausgestattet. Grundlage dieser modern anmutenden Heilkunde war die enge Verknüpfung von Theorie und praktischem Unterricht am Krankenbett, die in den westeuropäischen Hospitälern erst mit der Renaissance Eingang fand.

Den Geistesstörungen wurde ansonsten sowohl in den nahöstlichen Heilstätten des 4. Jahrhunderts wie denen in Europa keine besondere Aufmerksamkeit zuteil; vielmehr standen traditionell die Organerkrankungen als Inbegriff von Krankheit und Gebrechen im Mittelpunkt medizinischer Theorien und ärztlicher Praxis. Im Gegenteil verschlechterten sich in heute kaum begreiflichem Ausmaß Betreuung und Pflege der Narren, Wahnsinnigen und Tobsüchtigen. Entsprechend den damaligen Vorstellungen über Entstehung und Verlauf von Geisteskrankheiten war der Umgang mit den Irren von Unverständnis, Vorwürfen und Ausgrenzung gekennzeichnet. Unruhige und aggressive Kranke wurden – soweit sie nicht im Familienverbund verbleiben durften – in den „Tollstuben" der Stadttürme eingeschlossen, in Gefängnissen verwahrt oder in klösterlichen Armen- und Waisenhäusern untergebracht, ab dem 16. Jahrhundert auch abgesonderten Bereichen städtischer Hospitäler. Sie waren bis zum 19. Jahrhundert ohne ärztliche Aufsicht, geschweige denn Behandlung, da sich die Ärzte für die „Unheilbaren" nicht zuständig fühlten. Gelegentlich praktizierten umherziehende Quacksalber als sog. Narrenärzte gegen Entgelt, das von der Gemeinde entrichtet wurde.

Mit Ausgang des Mittelalters verschlechterte sich die Situation nochmals dramatisch, da das absonderliche Verhalten Geistesgestörter häufig als Teufelswerk interpretiert und sie als Hexen oder Zauberer von der Inquisition verfolgt wurden. Vom 15. bis zum 17. Jahrhundert wurden Tausende von ihnen gefoltert und verbrannt. Im Kontrast zum Prunk des Absolutismus war die Versorgung der Geisteskranken in Europa bis zum Ende des 18. Jahrhunderts desolat, schließlich katastrophal.

Im Zuge sich anbahnender Reformbemühungen ließ Kaiser Joseph II als erstes spezielles Irrenhaus 1784 in Wien den Narrenturm errichten, einen gefängnisähnlichen Rundbau mit winzigen Fenstern. Weitere Impulse kamen – inspiriert von der nordamerikanischen Menschenrechtsdeklaration 1776 und der französischen Revolution 1789 – um die Mitte des 18. Jahrhunderts aus England, gefolgt von Frankreich und schließlich Deutschland. Sie waren gekennzeichnet vom Aufbruch zu einer Humanisierung im Umgang mit den psychisch Kranken, einhergehend mit einer Umgestaltung der menschenunwürdigen Unterbringungen (► Kap. 9).

Die Reformen der Irrenverwahrung führten eine allmähliche Wende herbei, die schrittweise zum Ersatz der Zucht- und Tollhäuser durch neu erbaute Irrenanstalten und zur Abschaffung der Fesselungen, mechanischen Zwangsmittel und körperlichen Züchtigungen führte. Integrierte Abteilungen in Allgemeinspitälern nahmen nunmehr psychisch Kranke auf, die unter pflegerischer Betreuung und ärztlicher Beaufsichtigung standen; eine fachliche Spezialisierung gab es jedoch ebenso wenig wie eine effiziente Behandlung von Psychosen und anderen, schweren Geistesstörungen. Die allgemein übliche und offizielle Bezeichnung für psychisch Kranke war „Irre", für den auf dem Gebiet der Irrenpflege tätigen Arzt bis ins 20. Jahrhundert „Irrenarzt". Der Hallenser Reformpsychiater Johann Ch. Reil (1759–1813) verwendete 1808 erstmals die Begriffe „Psychiaterie" und „Psychiatriker", aus dem später „Psychiatrie" bzw. „Psychiater" wurden. Auf den Philosophen Friedrich Hegel (1770–1831) soll im Übrigen die Bezeichnung „psychische Krankheit" zurückgehen.

Die Auffassungen über die Entstehung der Geistesstörungen blieben allerdings geteilt. Während sich die „Somatiker" im Bemühen um deren Aufklärung als empirisch-positivistisch denkende Ärzte und Naturforscher der Beschaffenheit des Nervensystems und seiner Funktionen widmeten, blieben die „Psychiker" als Anhänger des philosophischen Idealismus der Romantik phänomenologischen und mystizistischen Ideen verhaftet, wobei sie als Krankheitsursachen moralisierend-sittliche Verfehlungen oder religiöse Verirrungen zugrunde legten (▶ Kap. 2).

Auf der Suche nach dem „Stein der Weisen" hatten sich die Alchemisten der Renaissance nicht nur mit materiellen Umwandlungen beschäftigt, sondern auch mit der Idee einer geistigen Transmutation des Menschen zu höheren Lebensstufen bis hin zur Unsterblichkeit, d. h. zu dessen Überführung in eine neue, quasi göttlichen Existenz. Einer ihrer Hauptvertreter war der Wanderarzt Paracelsus (1491–1541), der sich auch seelsorgerisch im Sinne einer mentalen Hygiene betätigte. Obgleich er die damaligen Besessenheitsvorstellungen zur Entstehung der Geisteskrankheiten ablehnte, hatte auch er sich nicht vom Glauben an übernatürliche Einwirkungen auf Gesundheit und Krankheit lösen können.

Die zeitgenössische, öffentliche Einstellung zum Irren war mithin weiterhin widerspruchsvoll. Zwar verlor der in beiden Konfessionen wütende Hexenwahn an Dynamik; die Todesstrafen für Hexerei und Zauberei waren jedoch erst allmählich ab dem 17. Jahrhundert rückläufig, magische Krankheitsvorstellungen überdauerten bis heute.

Systematische Beobachtung der Natur im Allgemeinen und des menschlichen Körpers durch Anatomen und Physiologen im Besonderen erbrachten eine Fülle neuer Erkenntnisse. Ab der 2. Hälfte des 18. Jahrhunderts trugen neurologische Ärzte zur Verwissenschaftlichung der psychischen Heilkunde bei, zu deren Weiterentwicklung in Richtung einer modernen Psychiatrie/Psychotherapie sodann im 19. Jahrhundert empirische Psychologen und klinische Psychiater. Infolgedessen beschränkten sich die damaligen, spürbaren Fortschritte nicht nur auf den Bereich von Hirnpathologie und Neurophysiologie, sondern erweiterten auch den Blick auf Psychopathologie, Klassifikation, Krankheitslehre und Therapiemethoden.

Am Wendepunkt zur modernen Psychiatrie in wissenschaftlicher wie klinischer Hinsicht stand in Deutschland u. a. Wilhelm Griesinger (1817–1868), herausragender Vordenker und Gestalter einer neuen Ära, die bis heute in (sozial-)psychiatrisches Denken und Handeln einfließt. Bereits damals forderte er neben psychiatrischen Stadtkrankenhäusern die Einrichtung zentral gelegener Polikliniken bzw. Ambulanzen. In der von ihm geleiteten Psychiatrischen Abteilung an der Berliner Charité wurden nicht nur alle Zwangsmittel abgeschafft, sondern auch systematisch psychologische bzw. milieutherapeutische Aktivitäten wie Gespräche, Singen, Musizieren, Theaterspielen, Malen, Handarbeiten, sportliche Übungen und andere Beschäftigungen eingesetzt (▶ Kap. 9).

Standardisierte, empirisch abgesicherte und evaluierte Behandlungsmethoden für psychisch Kranke existierten ansonsten noch nicht: Die Therapieprinzipien der psychologischen Medizin beruhten in den – teils überdimensional gewachsenen – Heil- und Pflegeanstalten auf pädagogischen Unterweisungen und geistlichen Exerzitien, polypragmatischen Arzneiverordnungen, diätetischen Mitteln einschließlich Fasten, Bädern und Wassergüssen sowie handwerklichen und Feldarbeiten, die zur Selbstversorgung der Einrichtungen beitrugen. Teilweise exzessiv in Gebrauch kamen Aderlässe, Schröpfkuren, Brech- und Abführmittel. An psychotropen Substanzen fanden außer Kampfer und Weingeist die seit jeher gebräuchlichen, angstlindernden und stimmungsverbessernden Extrakte u. a. aus Mohn, Lavendel und Johanniskraut Anwendung sowie beruhigende aus Nieswurz, Stechapfel, Tollkirsche oder Bilsenkraut.

Die sprunghaft anwachsenden, chemisch-pharmakologischen Entdeckungen im 19. Jahrhundert waren Vorläufer wirksamer medikamentöser Behandlungen, die schließlich in den Spitälern und Anstalten Tobezellen, Bettfixierungen, Zwangsjacken und Dauerbäder überflüssig machten. 1827 wurde als erstes synthetisches, dämpfendes Mittel das Antikonvulsivum Bromkalium eingesetzt, das bis zur Erprobung von Chloralhydrat 1867 zwar eine gewisse Monopolstellung in der Pharmakotherapie hatte, jedoch wegen seiner suchterzeugenden und auch toxischen Begleitwirkungen bei längerem Gebrauch in Verruf geriet (▶ Kap. 9).

Mit der Implantierung des neuropsychiatrischen Krankheitskonzepts zu Anfang des 19. Jahrhunderts, befördert durch die Entdeckung zahlreicher hirnanatomischer und -physiologischer Einzelheiten, erwies sich aus ätiologischen und methodologischen Gründen eine Differenzierung als sinnvoll: Während die phänomenologisch-anthropologische Richtung der Psychiatrie den Geisteswissenschaften verbunden blieb, wurde die organneurologische Schwerpunktsetzung der naturwissenschaftlichen Kategorie „Organmedizin" zugewiesen; der diesbzgl. erforderliche Sachverstand reicht von den Erkenntnissen der körperlichen Diagnostik und Therapie bis hin zu den Ergebnissen der heutigen mikroanatomischen, molekulargenetischen, biochemischen und elektrophysiologischen Forschung. Im Spektrum der Medizin lässt die Variante der sog. biologischen Psychiatrie noch am deutlichsten ihre Verwandtschaft zur verselbstständigten Neurologie erkennen.

Zur Etablierung der psychologischen Heilkunde im 19. Jahrhundert trug wesentlich der aufblühende Hypnotismus bei: Mit der Heilhypnose und der Psychoanalyse wurden sodann operationalisierte und überprüfbare, sich rasch verbreitende Behandlungsmethoden eingeführt, zu Beginn des 20. Jahrhunderts ergänzt um die lernpsychologisch begründeten Verfahren des Behaviorismus (siehe Kap. 9).

Die bereits seit der Antike vermuteten, leib-seelischen Wechselwirkungen konnten durch polygrafische Untersuchungen (Erfassung von Atmung, Herzfrequenz, Hirnaktivität und Hautwiderstand) verifiziert werden; besonders eindrucksvoll lassen sich die körperlich-vegetativen Begleitreaktionen entspannender und meditativer Übungen nicht nur darstellen, sondern mittels Biofeedback bzw. Neurofeedback auch rückkoppelnd beeinflussen.

Inzwischen richten sich die interdisziplinär gestalteten Psychotherapien unter dem Dach der Psycho-Somatik auch auf Körperkrankheiten, bei denen sich die engen Verzahnungen zwischen mentalen Funktionen und leiblicher Verfassung besonders deutlich zeigen. In den psychosomatischen Fachkrankenhäusern werden daher synergistisch alle wesentlichen Therapiemodule biologischer, psychologischer und pädagogischer Art kurativ, regulierend, rehabilitativ und präventiv eingesetzt: Entlastung, Entspannung, Ergo- und Musiktherapie, Körpertherapie und Bewegung.

In der Psychiatriegeschichte wurden mehrfach Versuche unternommen, bestimmte psychische Abnormitäten als zusammengehörig genauer zu identifizieren, zu beschreiben und zu sortieren. Auf der Suche nach einheitlichen Kategorien wurden in Ermangelung genauerer Kenntnisse über die Entstehungsbedingungen seelischer Krankheiten deren jeweiligen Erscheinungs- und Verlaufsformen als Ordnungskriterien zugrunde gelegt (Phänomenologie). So findet sich z. B. in den Schriften des Paracelsus zu chirurgischen und pharmazeutischen Themen auch eine neuartige Einteilung der Geisteskrankheiten in Epilepsie, Manie, Unsinnigkeit, Veitstanz und Hysterie. Zu Beginn des 17. Jahrhunderts veröffentlichte der Baseler Arzt Felix Platter (1536–1614) als Erster eine differenzierte – gleichwohl mangels ätiologischer Kenntnisse unsystematische – Gliederung der Geistesstörungen in Delir, Katatonie, Verblödung, Trunksucht, Liebe und Eifersucht, Melancholie und Hypochondrie, Teufelsbesessenheit, Tobsucht und Manie, Phrenitis und Schlaflosigkeit. Aufgrund sorgfältiger Beobachtungen beschrieb er präzise Zwangs- und Wahnsymptome sowie die Anzeichen der hypochondrischen Melancholie, einer Spielart der Depression; die Nervenkrankheit „Tanzwut" (Veitstanz) betrachtete er als Form einer Psychose.

Wegbereiter der im Prinzip noch heute gültigen, systematischen Gliederung psychischer Krankheiten war der Münchner Psychiater und Psychologe Emil Kraepelin (1856–1926). 1883 kam die erste Fassung seines „Compendiums der Psychiatrie" (später: „Lehrbuch der Psychiatrie") heraus, das unter den Bezeichnungen „Dementia praecox" (später: Schizophrenie) und „manisch-depressives Irresein" (später: Zyklothymie bzw. bipolare Störung) eine Aufteilung der nichtorganisch begründbaren Psychosen in die beiden Formenkreise der schizophrenen und affektiven Erkrankungen beinhaltet. Aufgrund genetischer Untersuchungen gilt die ehemals strenge Dichotomie inzwischen jedoch als obsolet (siehe Kap. 3).

Kraepelin trat – obgleich Experimentalpsychologe, Verlaufsforscher und transkulturell interessierter Psychiater – strikt für einen naturwissenschaftlichen Krankheitsbegriff ein; er war Verstandes- und Willensmensch mit biologistisch-darwinistischer Weltanschauung, besessen vom Fortschritt und nicht frei von rassistischen Ideen. Das Eindringen psychoanalytischer Ideen in die klinische Psychiatrie wehrte er energisch ab, wie er sich überhaupt mit nichtpsychotischen bzw. neurotischen Krankheitsbildern und deren Behandlung nicht weiter beschäftigte.

Die Ganzheitlichkeit des Konstrukts „Persönlichkeit" beinhaltet, dass die individuelle, geistig-seelische Komplexität nicht nur als Summe einzelner Funktionen zu verstehen ist: Die Gesamtheit der Psyche stellt mehr dar als eine bloße Addition begrifflich mehr oder weniger abgrenzbarer Eigenschaften. Es versteht sich daher von selbst, dass eine Fokussierung auf einzelne Funktionsbereiche – im Gegensatz zum medizinischen Eingriff bei einer Organerkrankung – weder möglich ist noch sinnvoll wäre. Darüber hinaus greift jeder eindimensionale diagnostische und therapeutische Aktivismus, der eine psychische Störung lediglich als intrapsychisches, isoliertes Problem versteht und nicht auch lebensgeschichtliche und soziale bzw. Umwelteinflüsse berücksichtigt, zu kurz.

Die psychologische Heilkunde wirkt mittels mentaler Interventionen, angefangen vom entlastenden oder beruhigendem Gespräch bis hin zu reflektierenden, klärungs- oder bewältigungsorientierten Therapiestrategien in Form von Information und Suggestion, Reaktion und Übertragung, Interaktion und Übung. Eine unentbehrliche Hilfe stellt die Pharmakotherapie dar. Wissenschaftliche Schwerpunkte sind Verlaufsbeobachtungen der therapeutisch angestoßenen Veränderungen von Denken, Erleben und Verhalten mittels psychologischer und sozialwissenschaftlicher Methoden, mittlerweile auch mithilfe neurowissenschaftlicher Instrumente (▶ Kap. 9 und ▶ Kap. 12).

Die Lehre von den psychischen Störungen und deren Auswirkungen orientiert sich zwar wie jede andere Lebenswissenschaft am jeweiligen fachlichen Wissen, das wiederum von wechselnden Kapazitäten, Interessen und Zielrichtungen der Forschung bestimmt wird. Als gesellschaftlich ebenso notwendige wie nützliche Profession im Grenzbereich zwischen Medizin und Geisteswissenschaften ist sie dadurch allerdings immer wieder Gefahren einer Instrumentalisierung von weltanschaulicher und/oder politischer Seite ausgesetzt; sie kann letztlich auch als psychologische Expertise zu Zwecken der Desinformation, Indoktrination, Hirnwäsche und sogar Folter missbraucht werden (▶ Kap. 6).

Der gegenwärtige Trend zu einer Favorisierung der Neurowissenschaften ist auf die erheblichen medizintechnischen Fortschritte zurückzuführen. Immer weiter verfeinerte, bildgebende Verfahren erbrachten inzwischen einen beträchtlichen Wissenszuwachs hinsichtlich der neurophysiologischen Korrelate psychischer Funktionen. Auf neurochemischem Gebiet werden die Verbindungen zwischen Persönlichkeitsabnormitäten bzw. Verhaltensstörungen und den für Erleben und Verhalten bedeutsamen Modulatoren und Transmittersystemen sichtbar. Molekulargenetische Untersuchungen richten sich auf Zusammenhänge zwischen Erbgut und Erkrankung, um – auch unter epigenetischen Gesichtspunkten – Risikogene für seelische Erkrankungen ausfindig zu machen. Die vernachlässigte Emotions- und Ausdrucksforschung erhält durch vergleichend-ethologische Untersuchungen im Bereich zwischen Evolutionsbiologie und transkultureller Psychopathologie neuen Auftrieb.

Spätestens seit den Forschungsergebnissen der Psychophysik und den Erkenntnissen aus der Hirnpathologie des 19. Jahrhunderts kann kein Zweifel daran bestehen, dass die psychische Leistungsfähigkeit an die morphologische Unversehrtheit bzw. physiologische Funktionstüchtigkeit des zentralen Nervensystems gebunden ist. Der empirische Psychologe Georg E. Müller (1850–1934) formulierte als psychophysisches Axiom, dass jedem Bewusstseinszustand ein materieller Vorgang zugrunde liege.

Die wissenschaftlichen Untersuchungen zu den biologischen Bedingungen bewussten Erlebens und sinnvollen Verhaltens liefern dementsprechend keine Hinweise auf die Existenz einer quasi autonomen Seele im Sinne des monistischen Spiritualismus (Idealismus), demzufolge der freie Geist körperliches Geschehen dirigiert. Das Gleiche gilt umgekehrt für materialistisch-monistische Theorien, laut denen psychische Funktionen lediglich Begleiterscheinung des Materiellen seien (Epiphänomenalismus): Mentale Vorgänge können beschrieben und definiert, jedoch bislang nicht aus biologischen Vorgängen abgeleitet werden; dies gilt sowohl für die Ebenen des Bewusstseins, der Vorstellungen und Erinnerungen, als auch für den Bereich vor- und unbewusster Ahnungen, Intentionen, Anmutungen und Gestimmtheiten. Besonders rätselhaft ist die Repräsentation des Ich-Erlebens und der Meinhaftigkeit („Selbst"), bei der das Gehirn offenbar gleichzeitig auf einer subjektiv-kognitiven Ebene wie der einer objektivierten Selbstwahrnehmung selbstreferentiell aktiv ist. Bislang unbekannt sind die neuronalen Vorgänge im dissoziativen oder Traumerleben.

Aber auch klassische dualistische Ansätze, denen zufolge zwei voneinander unabhängige Prinzipien das Lebendige begründen, lassen sich aus den Wissenschaften nicht ableiten. Die künstliche Trennung zwischen dem immateriellen Geist (res cogitans) und dem materiellen Körper (res extensa) geht zurück auf den metaphysischen Dualismus (sog. Cartesianische Spaltung) des französischen Philosophen und Mathematikers René Descartes (1596–1650), ideengeschichtlich auf den Philosophen Platon (um 428–348 v. Chr.).

Sämtliche seit der antiken Naturphilosophie aufgestellten dualistischen Modelle (z. B. Wechselwirkungstheorie, interaktionistischer Dualismus, Okkasionalismus, Epiphänomenalismus) oder monistischen Entwürfe (z. B. logischer Behaviorismus, eliminativer Materialismus, Funktionalismus, Typen- oder Identitätstheorie, Token-Identitätstheorie) vermögen das unbegreifbare Körper-Geist-Problem jeweils nur partiell zu erklären.

Ursache und Wirkung sind zwar offensichtlich eng miteinander verknüpft, jedoch wesensverschieden; die evidente Kluft zwischen organischem Geschehen (als Daten/ Fakten objektiv messbar) und psychischen Erscheinungen (als Konstrukte bildlich umschreibbar) scheint unüberbrückbar. Solange die Art der Vernetzung zwischen den (materiellen) biologisch-physikalischen Elementarvorgängen in Form elektrophysio-logischer/neurochemischer Mikroprozesse einerseits und den gänzlich andersartigen (immateriellen) Phänomenen (z. B. Gedanken, Vorstellungen, Fantasien, Empfin-dungen) andererseits unbekannt ist, bleibt die enge Verknüpfung zwischen Geist und Gehirn ein Geheimnis (sog. Qualia-Problem).

Dass es sich bei dieser Thematik nicht nur um einen abstrakten, akademischen Diskussionsgegenstand handelt, zeigt z. B. der Disput über die Willens- und Hand-lungsfreiheit und damit zusammenhängende Fragen nach der Verantwortlichkeit und Schuld bei gesetzeswidrigem Handeln eines Menschen. Können Neuronencluster, die den biochemischen Algorithmen der Naturgesetze folgen, schuldig werden?

Als pragmatische Arbeitshypothese wird im Bereich der Human- und Lebenswis-senschaften derzeit ausgegangen von einem modifizierten (nichtreduktiven) Wech-selwirkungsmodell, d. h. psychisches Geschehen repräsentiert das hochkomplexe, emergente Ergebnis eines neurobiologischen Informationstransfers aller inneren und äußeren, bewusst und unbewusst wahrgenommenen Reize. Gleichzeitig können men-tale Vorgänge rückwirkend via neuronaler/neurohormoneller Schaltkreise Einfluss auf körperliche Vorgänge nehmen. Diese unauflösliche, psychophysische Verschränktheit kann nach heutigem Wissensstand (noch?) nicht begriffen werden; sie erinnert an die Aristotelische Dreiteilung „Substanz-Form-Entelechie", aus kosmologischer bzw. physikalischer Sicht an die mysteriöse Mehrdimensionalität des Raumes bzw. die nur mathematisch fassbare Wellenmechanik.

Von den neuro- und kognitionswissenschaftlichen Erkenntnissen profitieren vor allem klinische Psychiatrie, Psychotherapie, Neuropsychologie und Neuropsychothe-rapie. Jüngere Forschungen haben mithilfe subtiler Untersuchungen bioelektrischer und biochemischer Hirnfunktionen die gegenseitige Beeinflussung und Rückkoppe-lung neuronaler Netzwerke weiter ausdifferenziert und so Aktivitätsveränderungen einzelner Hirnareale während bestimmter geistiger Tätigkeiten bzw. seelischer Ver-fassungen identifizieren können: Messungen der Erregungsmuster aus meso- und paralimbischen Hirnbereichen, die Funktionen wie Erinnerungen, Emotionen oder Handlungsimpulse kontrollieren (z. B. Amygdala, Hippokampus, Zingulum) mittels bildgebender Verfahren ergaben, dass dort lokalisierte Hyperaktivitäten bzw. Hyper-synchronisationen durch therapeutische Interventionen herunterreguliert, während defizitäre Kontrollimpulse aus dem frontalen Kortex verstärkt werden können. Hippo-kampale Veränderungen sind möglicherweise Mitursachen für psychotische Störun-gen, solche im Orbitofrontalbereich für einen Verlust an affektiver Ansprechbarkeit, Handlungskontrolle und Sozialverhalten. Letztere Ausfälle zeigten sich z. B. als Folgen der massenhaft praktizierten, neurochirurgischen Lobotomie während der 1950er-

Jahre. Laut hirnmorphologischen Untersuchungen wird antisoziales Verhalten mit dysfunktionellen, fronto-temporo-limbischen Vernetzungen in Verbindung gebracht (▶ Kap. 9). In der Elektroenzephalografie (EEG) zeigte sich überzufällig häufig bei Patienten mit schizophreniebedingter Minussymptomatik (u. a. Gedankenverarmung, Rückzug, Desinteresse) eine Reduzierung des Theta-/Deltabandes (1–8 Hz).

Zudem konnte belegt werden, dass systematisches und/oder intensives kognitives, sensorisches oder motorisches Training Dichte und Stabilität der synaptischen Verschaltungen innerhalb der neuronalen Netzwerke dauerhaft positiv beeinflussen kann; die dysfunktionelle, instabile Zytoarchitektur regeneriert sich somit zu einer (beständigen) funktionalen.

All diese und weitere Erkenntnisse stützen die neuropsychotherapeutische Arbeitshypothese, die das mehrfaktorielle, biopsychosoziale Krankheitsmodell als empirisch nachweisbares Faktum vertritt. Die Ausschüttung des biochemischen Neurotransmitters Dopamin (sog. Glückshormon) innerhalb eines biologisch fixierten Fensters scheint sich demzufolge günstig auf Wachstum, Formatierung und/oder Umstrukturierung neuronaler Netzwerke und die Neubildung von Synapsen auszuwirken: Wird der dadurch hervorgerufene Zustand von Wohlbefinden systematisch, d. h. mittels therapeutischer Interventionen oft und regelmäßig hergestellt, habituiert sich im Gehirn wahrscheinlich eine Präferenz für diese Körperchemie, was mit einer konsistenten psychischen Stabilisierung einhergeht.

Anhaltende Defizite des Transmitters Serotonin fördern demgegenüber eine Tendenz zu depressiven Verstimmungen. Eine verstärkte bzw. anhaltende dauernde Abgabe der Stresshormone Adrenalin, Noradrenalin und Kortisol kann zu Beeinträchtigungen der Funktionstüchtigkeit bestimmter neuronaler Strukturen in Hippokampus, Amygdala bzw. limbischem System und Stirnhirn führen, den Schaltzentren für die Regulierung kognitiver, insbesondere Gedächtnisleistungen (▶ Kap. 3 und ▶ Kap. 12).

Des Weiteren sind die Auswirkungen epigenetischer Schaltvorgänge während der Hirnreifung auf die spätere Entstehung psychischer Störungen wie Ängste oder Depressionen genauer bekannt geworden; das gängige hypothetische Modell „Persönlichkeit (Phänotyp) = Anlage (Genotyp) + Prägung (Umwelt)" fand somit seine neurobiologische Fundamentierung. Entsprechende Forschungsergebnisse stützen die Annahme mikroanatomischer Veränderungen in frühen (embryonalen) Entwicklungsstadien des Gehirns mit verbleibenden, dysfunktionalen Hyperaktivitäten durch psychosoziale Belastungen der Mutter via toxischer, (stress-)hormoneller Einflüsse, die als epigenetische „Schalter" fungieren.

Gleichzeitig gibt es Indizien dafür, dass sich – wie oben beschrieben – durch psychotherapeutische Interventionen oder durch eine spätere Entwicklung in stressarmstabiler, positiv anregender Umgebung diese pathogenen Störungsquellen, die offenbar durch Veränderungen der Stresshormonrezeptoren verursacht wurden, wieder zurückbilden können. Ebenso scheinen durch traumatischen Stress bedingte, zelluläre

DNA-Schädigungen unter einer Therapie schneller über körpereigene Reaktionen auf molekularer Ebene „repariert" zu werden (▶ Kap. 4).

Eine sich daran anknüpfende Frage ist, ob die kurzfristigen, aber intensiven psychophysiologischen und stresshormonellen Begleitreaktionen verhaltenstherapeutischer Reizkonfrontation bzw. Reizüberflutung (sog. Flooding) auf ähnliche Weise eine Löschung, zumindest Abschwächung dysfunktionaler (z. B. phobischer) Symptome bewirken. Die dadurch herbeigeführten Erlebens- und Verhaltensänderungen scheinen konsistenter zu sein als die durch eine bloße (verbale)Vermittlung von Einsicht und Verstehen.

Das Besondere einer Psychotherapie ist die Behandlung von Menschen durch den Menschen – ohne überbrückende Hilfsmittel, ohne Mediatoren. Fraglich ist, ob diese traditionelle Gepflogenheit im digitalen Zeitalter weiterhin von Dauer sein wird (▶ Kap. 12). Therapeutinnen und Therapeuten selbst sind – mit allen Vor- und Nachteilen – als unmittelbar teilnehmende, gleichzeitig beobachtende, urteilende und handelnde Person den Gesetzmäßigkeiten der Wahrnehmungspsychologie unterworfen, die wiederum von persönlichen Eigenarten und Einstellungen (mit-)bestimmt werden.

So kann eine Beurteilung des Patienten/Klienten aufgrund des ersten Eindrucks eine subjektive Sicherheit suggerieren, die nicht immer einer Nachprüfung standhält. Sie führt jedoch quasi unreflektiert zu einer globalen Einschätzung der psychischen Verfassung des Gegenübers, wobei offensichtlich sog. spiegelneuronale Ausstattungen die (intuitive) Befähigung zu emotionaler Resonanz ermöglichen. Insbesondere die der Körpersprache entstammenden, nonverbalen Informationen werden ohnehin meist nicht voll bewusst und kontrolliert wahr- und aufgenommen, sondern über mehr oder weniger vage Anmutungen und Empfindungen. Das Vermögen zur Interpretation dieser Eindrücke – ein evolutionäres Erbe – wird innerhalb der Sozialisation weiter trainiert. Gespür, Intuition und Ahnung lassen somit unter dem Einfluss von beruflicher Erfahrung Einschätzungen bzw. (vorläufige) Beurteilungen mit Evidenzcharakter entstehen, die auch Einfluss auf die Auswahl der jeweiligen Behandlungsstrategie haben werden. In der Gehörlosenkommunikation wird die Zeichen- und Gebärdensprache erfolgreich systematisch genutzt.

Die Auffassung, vielleicht aufgrund einiger Menschenkenntnis und Lebenserfahrung, in kurzer Zeit ein sicheres diagnostisches Urteil abgeben zu können, kontrastiert allerdings zum Ergebnis entsprechender empirischer Untersuchungen. Aufgrund einer Vermeidung kognitiver Dissonanz gelingt es selbst um Objektivität bemühten Untersuchern oft nur schwer, das gewonnene Bild des ersten Eindrucks zu revidieren, wenn erneute Begegnungen andere, vielleicht sogar gegensätzliche Informationen liefern. Irrtümer, gekennzeichnet durch stereotype, verfestigte Vorurteile, sind häufig, sodass auch routinierte, selbstkritische Diagnostiker sich nicht zu sehr auf ihre diesbezüglichen Fähigkeiten verlassen sollten (▶ Kap. 4).

Falls Therapeutinnen und Therapeuten ihre eigenen Gefühle, Impulse und Wünsche unbewusst auf den Patienten projizieren, handelt es sich um den Vorgang einer

Gegenübertragung (Countertransference), im psychoanalytischen Sinn einem sog. Abwehrmechanismus. Da dieser eine tiefenpsychologische Behandlung belasten oder gar konterkarieren kann, ist dessen Identifizierung ein wichtiger Gegenstand der Selbsterfahrung und Supervision (▶ Kap. 8).

Was und wie wird behandelt – der Mensch, die Krankheit – oder nur das Gehirn? Auf welchen Grundlagen beruhen die Behandlungsprinzipien? Obschon seit Jahrtausenden ausgeübt, ist – wie oben angesprochen – die Seelenheilkunde erst in der Neuzeit zu einer selbstständigen Profession mit eigener Krankheitslehre und standardisierten Ausbildung herangewachsen. Die heutigen Fachleute auf dem Gebiet der psychologischen Medizin, klinischen und psychosozialen Arbeit orientieren sich am Leitbild eines ganzheitlich-integrativen, bio-psycho-sozialen Krankheitsmodells, das dem Zusammenwirken körperlicher, entwicklungspsychologischer und Umweltfaktoren mit unterschiedlicher Akzentuierung Rechnung trägt.

Seelenkunde und Seelenpflege

Theo R. Payk

© Springer-Verlag GmbH Deutschland 2017

T. R. Payk, *Psychologische Heilkunde*, DOI 10.1007/978-3-662-53820-3_2

Psychotherapie und Seelsorge haben als Gegenstand die substanzlosen, materiell nicht fassbaren Vorgänge und Geschehnisse in der komplexen Einheit „Mensch" gemeinsam. Dass erstere im Gegensatz zur Seelenkunde erst im 20. Jahrhundert als solche so bezeichnet wurde, hängt mit deren Anerkennung als Form der Humanwissenschaft zusammen, die empirischen Untersuchungen zugänglich ist.

Das Konstrukt „Seele" repräsentiert die Gesamtheit psychischer Eigenschaften, Funktionen und Abläufe auf der Basis einer anthropologisch-religiösen Denkweise. In metaphysisch-transzendental orientierten Philosophieschulen beruht diese Seelenvorstellung auf einem unstofflichen, unteilbaren und unsterblichen Energieprinzip, das die Materie des Körpers belebt und bewegt, lenkt und überdauert (Beseeltheit).

Die Idee von einer Art eigenständigen Kraft, die den Körper nach dessen Tod als leere Hülle (entseelt) zurücklässt, ist als Glaube an die eigene Unvergänglichkeit bzw. Wiedergeburt wahrscheinlich so alt wie die Spezies Mensch; entsprechende Beigaben für die Reise ins Jenseits (Speisen, Waffen und Schmuck) in frühsteinzeitlichen Gräbern deuten jedenfalls in diese Richtung. In den vor mindestens 17.000 Jahren entstandenen Höhlenmalereien von Lascaux ist der Geist der Toten vermutlich als Vogel dargestellt. Aus der altägyptischen Mythologie ist die Vorstellung von einer autonomen, körperlosen Lebenskraft (Ka) überliefert, die sich aus dem sterbenden Körper befreit. Im Ahnenkult fernöstlicher, mexikanischer und afrikanischer Ethnien ist die stete, geistige Anwesenheit Verstorbener fester Glaubensbestandteil.

Für die abendländische Philosophie übernahm Pythagoras von Samos (um 570–510 v. Chr.) aus der hinduistischen Tradition die Idee von der Seelenwanderung und Wiedergeburt. Platon versinnbildlichte in seinem Höhlengleichnis die Selbstständigkeit und Unsterblichkeit der Seele (Ideenlehre) und begründete damit den metaphysischen Dualismus, der durch den im vorigen Kapitel erwähnten Cartesianismus des 17. Jahrhunderts in der abendländischen Philosophie sodann sein besonderes Gewicht bekam (▶ Kap. 1).

Der Glaube an eine Weiterexistenz des Geistes in jenseitigen, dem menschlichen Verstand nicht zugänglichen Sphären, ist verknüpft mit Hoffnungen auf eine Wiederauferstehung am Ende der Zeiten, oder nach buddhistischer Lehrmeinung mit der Vorstellung einer Reinkarnation auf dem Weg zum Nirwana. Als Beweise für ein jenseitiges Weiterleben werden gelegentlich Berichte über sog. Nahtoderlebnisse bzw. Erinnerungsrelikte reanimierter Personen nach einem Kreislaufstillstand mit kurzzeitiger zerebraler Hypoxie oder angeblich außerkörperliche Erfahrungen in andersartigen Bewusstseinszuständen (z. B. im Koma, in Narkose, unter Drogeneinfluss, in Trance, bei dissoziativer Persönlichkeitsstörung oder optischer Halluzinose) herangezogen.

Demgegenüber impliziert der naturwissenschaftliche Materialismus, dass alle psychischen Phänomene lediglich emergente Begleiterscheinungen körperlicher Vorgänge sind. Entgegen der sokratisch-platonischen Lehre einer eigenständigen, überdauernden Seele, die im Körper bis zu dessen Tod gefangen sei, wurden die engen Zusammenhänge zwischen Hirntätigkeit und psychischen Funktionen bereits in der Antike diskutiert. Diesbezügliche Auffassungen finden sich z. B. bei den Vorsokratikern, in den hippokratischen Schriften und in der Metaphysik des Aristoteles. In den empirisch ausgerichteten, altgriechischen Ärzteschulen des 2. und 3. Jahrhunderts v. Chr. wurde das Gehirn als Ursprung für Denken, Empfindung und Bewegung angesehen, eine Vorstellung, die als Gegenstand der Wissenschaft erst wieder im medizinischen empirischen Rationalismus des 18. Jahrhunderts auftaucht (▶ Kap. 1).

In den modernen Kognitionswissenschaften wird der Begriff „Seele" – entkleidet aller metaphysischen Attribute – auf das sprachlich neutrale Konstrukt „Psyche" als virtuelle Legierung aller beschreibbaren, psychischen Funktionen beschränkt, „Seelenkunde" entsprechend durch „Geisteskunde" bzw. „Psychologie" ersetzt. Aus einer erweiterten, anthropologischen bzw. psychosozialen Sicht wäre vielleicht der umfassendere Terminus „Lebenswissenschaft" treffender.

In der Alltagssprache werden die Adjektive „geistig-seelisch" und „psychisch" meist synonym verwendet, da beide gleichermaßen das Integral von mentalen Prozessen (Kognitionen, Empfindungen und Erleben) sowie daraus resultierenden Verhaltensweisen kennzeichnen sollen. Die Komponente „seelisch" wird allerdings nach allgemeinem Verständnis eher dem Bereich des Gemütes und der Gefühle (Emotionen) zugeordnet, während „geistig" mehr mit dem der Kognitionen und des Intellekts in Verbindung gebracht wird.

Mithin bedeutet „Seelenheilkunde" fachpsychologisch Wissen und Befähigung zum kompetenten Umgang mit geistig-seelischen Abweichungen, in religiöser Hinsicht die spirituellen Bemühungen um den unsterblichen Geist mit dem Ziel der Erlösung nach einem gottgefälligen Leben (▶ Kap. 1).

Das magisch-animistische Weltbild der frühzeitlichen Menschen wurde vermutlich von dämonologischen Vorstellungen geprägt, die Krankheit, Unglück und Naturkatastrophen als Bestrafung durch unberechenbare Geister bzw. erzürnte Mächte für Verstöße gegen religiöse Vorschriften oder soziale Regeln (Tabubrüche) ansahen. Hier hatte der offiziell beauftragte Heiler die Rolle des vermittelnden, die Gottheiten um Versöhnung bittenden Mediators; er war – als Akteur symbolistischer Rituale in Form von Gesängen, Tänzen und Opferungen – suggestivtherapeutischer Seelsorger. Durch die vorlaufende, bisweilen mittels Rauschdrogen intensivierte Einstimmung auf die zeremonielle Prozedur wurden über eine Steigerung der suggestiblen Empfänglichkeit entlastende Reuebekundungen der frevelhaften Gemeinschaft stimuliert und Selbstheilungspotenziale angestoßen.

Der uralte Schamanismus lebt ebenso weiter im Handauflegen und in den Beschwörungsformeln des Medizinmannes bei einigen Naturvölkern wie in der esoterischen Alternativ- bzw. Paramedizin der heutigen Zeit, in der die heilenden Kräfte der Schutzgeister und gnädigen Götter durch gelenkte Energieströme, Schwingungen, Strahlungen oder andere, mysteriöse Emanationen ersetzt wurden. Das Prinzip einer extrinsischen Mobilisierung der eigenen Kräfte zur Überwindung von Krankheiten liegt als unentbehrlicher, essenzieller Plazeboeffekt allen heilenden Prozeduren zugrunde – der wissenschaftlich evaluierten Medizin ebenso wie den scheinbar unerklärlichen Wunderheilungen (▶ Kap. 4).

In der vieltausendjährigen mesopotamischen Lebenswelt wurden Krankheiten auf Verhexung durch böse Geister zurückgeführt und mithilfe eines speziellen Seelenarztes (Asip) durch exorzistische Rituale zu heilen versucht. Im Alten Ägypten gab es zwar empirisch-rationale Ansätze einer Krankheitslehre mit chirurgischen Eingriffen und medikamentösen Verordnungen; die Priesterärzte waren aber auch zuständig für die kultische Zeremonien zu Ehren der Schutzgötter. Imhotep, berühmter Verwalter, Baumeister und Arzt während der 3. Dynastie des altägyptischen Reiches, wurde sogar zum Heilgott erhoben; der ihm geweihte Tempel in Memphis war zugleich eine leib-seelische Behandlungsstätte.

Die Hindu-Priester der altindischen Veden behandelten mit Zaubersprüchen, Opfern und Exorzismus; die Philosophie und Praxis der Yoga-Meditation wurde von der Ayurveda-Medizin in ein differenziertes Kompilat aus Diätetik, Physiotherapie und Pflanzenheilkunde integriert. Die altchinesische Medizin wurzelt wahrscheinlich in einer Verbindung von religiösem Ahnenkult und volkstümlich-einfacher Empirie. Beeinflusst von konfuzianischer Lebensweisheit und der religiösen Mystik des Daoismus wurden Diätetik und Drogenkunde mit spirituell-philosophischen Unterweisungen verschmolzen.

Auch die antike griechische Medizin war in ihren Anfängen von religiösen Mythen geleitet; die Tempelmediziner beriefen sich auf den Heilgott Asklepios, dessen Mysterienkult in den damaligen mediterranen Heilstätten die Behandlungen bestimmte. Nach ausführlicher Anamnese wurden außer Diät, Medikamenten und Bädern Gewissenserforschung, Gebete und Opfergaben angeordnet. Eine besondere Rolle spielten außer dem Orakel der Tempelschlaf im Heiligen Hain und die sich anschließende Traumdeutung, d. h. Entschlüsselung der Traumsymbolik, die mit therapeutischen und psychohygienischen Ratschlägen verbunden wurde. Ähnlich beruhte die altrömische Heilkultur auf Bittgebeten und Opferungen an die Götter; der oberste Heilgott war Aeskulap, die römische Version des griechischen Asklepios (▶ Kap. 9).

Wissen und Erfahrungen der griechisch-römischen Heilkunde wurden durch Übersetzungen islamisch-persischer Ärzte zur langzeitigen Grundlage der bis dahin rückständigen, europäischen Medizin und führten ab dem 10. Jahrhundert zu einem Aufblühen der mittelalterlichen Medizinschulen in Salerno, Toledo und Montpellier. Daneben wurde eine Art eklektischer Volks- und Laienmedizin mit allegorischen Anweisungen von weisen Frauen und Hebammen (Kräuterweiblein) betrieben, die später häufig der Hexerei verdächtigt wurden. Mit Beginn der Aufklärung verebbte neben anderen kulturgeschichtlichen Verirrungen allmählich auch der Hexen- und Dämonenwahn. Die vermeintliche Besessenheit fand ihre psychiatrische Erklärung und Einordnung in die Krankheitslehre als Form der sog. Monomanie, deren Spuren noch in der heutigen Klassifikation ICD-10 unter der Rubrik „Abnorme Gewohnheiten und Störungen der Impulskontrolle" zu finden sind (▶ Kap. 3).

Als Heilmittel waren neben der Kräutermedizin, Fasten, Arbeit und Kasteiungen auch – geleitet von der Vorstellung steter menschlicher Fehl- und Verführbarkeit – geistliche Stärkungen in Form von Fürbitten, Segnungen, Andachten und Wallfahrten gebräuchlich; Schutz gegen böse Gedanken, Mondsucht, Phrenitis oder Trunkenheit boten Schmucksteine bzw. Amulette. Die Äbtissin Hildegard von Bingen (1098–1179) beschrieb psychosomatische Leiden; gewissermaßen im Vorgriff auf die spätere Libidotheorie Freuds sah sie Zusammenhänge zwischen Gemütserkrankungen und sündhaften, sexuellen Impulsen.

In der frühen islamischen Medizin verbanden sich persische Überlieferung, jüdische Tradition, mohammedanische Religion und griechisch-römisch-byzantinisches Wissen zu einer Heilkultur, die ebenso vernunftgeleitet wie humanitär geprägt war. Sie wurde bis zur Reconquista auch im besetzten Teil Spaniens ausgeübt; die Schriften islamischer Wissenschaftler blieben bis ins 16. Jahrhundert hinein Standardwerke der europäischen Wissenschaft, der Medizinkanon des persischen Arztes und Universalgelehrten Ibn Sina bzw. Avicenna (▶ Kap. 1) sogar mangels europäischer Lehrbücher bis ins 19. Jahrhundert.

Die Gewährung von Hilfe und Beistand gegenüber Kranken galt im Islam als gute Tat, die zur eigenen Erlösung beitrug, Mitleid als besondere Tugend. Geisteskrankheiten blieben nicht nur frei von stigmatisierender Bewertung, sondern wurden sogar als Zeichen von Auserwähltheit angesehen.

Neben physiotherapeutischen Anwendungen und pflanzlichen Arzneimitteln kamen therapeutisch Musik, Tanz, Theater und Lesen (Bibliotherapie, Gespräche und kathartische Abreaktionen) zum Einsatz. Erhalten blieben allerdings auch Magie und Exorzismus: Spirituelle Heiler suchten die krankmachenden Geister durch Handauflegen und Beschwörungen zu vertreiben. Einen hohen Rang nahm – wie in der ägyptischen und asklepiadischen Heilkunde – die Traumdeutung ein; die Interpretationsbeispiele der Trauminhalte ähneln den Archetypen des Psychiaters und Psychoanalytikers C.G. Jung (1875–1961; ▶ Kap. 9).

Ungeachtet aller wissenschaftstheoretischen Weiterentwicklungen wurden die bereits im vorigen Kapitel erwähnten Psychiker unter den Psychiatern des 18./19. Jahrhunderts zu Seelsorgern ihrer Zeit. Sie vertraten im Sinne der christlichen Lehre von Sünde und Sühne die Auffassung, dass die Seelenkranken von Gott für ihr unmoralisches, lasterhaftes Leben bestraft würden und der Weg zur Heilung nur über feste Gläubigkeit und tugendhaften Gehorsam zu finden sei.

Der psychische Irrenarzt Johann Ch. A. Heinroth (1733–1843), ab 1811 erster deutscher Lehrstuhlinhaber für „Psychische Therapie" in Leipzig, propagierte eine pietistische Krankheitslehre, in der das „Böse" als Dreh- und Angelpunkt der Seelenstörungen schlechthin angesehen wurde. Er führte den Wahnsinn auf ein Übermaß an Ehrgeiz und Eifersucht zurück, die Melancholie auf Gram und Sorge, die Verrücktheit auf Ruhm- und Gewinnsucht, den Blödsinn auf Ausschweifungen wie Onanie, Trunksucht und Völlerei, die Tobsucht auf ein Überschreiten von Gesetz und Ordnung.

Folgerichtig waren Sündenbekenntnis, Gebet, Korrektion und Maßregeln erstrangige, unerlässliche therapeutische Mittel.

Indem die Psychiker auch die Entstehung körperlicher Leiden den Einwirkungen einer irregeleiteten Seele zuschrieben, gehören sie – auf die animistische Seelentheorie des Hallenser alchemistischen Mediziners Georg E. Stahl (1659–1734) zurückgreifend – im weiteren Sinne zu den vorwissenschaftlichen Wegbereitern der Psychosomatik. Stahl zufolge waren alle Krankheiten letztlich seelischen Ursprungs, womit er wie überhaupt die Philosophie der Romantik den empirischen Kenntnisstand der Aufklärung offenbar ausblendete.

Die Verwissenschaftlichung der Psychiatrie beschleunigte den fundamentalen Paradigmenwechsel bzgl. der Pathogenese vom selbstverschuldeten Seelenleiden zur schicksalhaften Hirnkrankheit und trug entscheidend zum Bedeutungsverlust der Psychiker bei. Schon der eingangs genannte Universalarzt Reil hatte zwischen dem ärztlichen und psychologischen „Heilkünstler" unterschieden: Jener müsse mit den Körperfunktionen und der Pharmazie vertraut sein, dieser mit der Philosophie. Als Somatiker war er davon überzeugt, dass seelische Leiden nur über das „Seelenorgan" (Gehirn) zu beeinflussen seien. Die umwälzenden, neuen Erkenntnisse der Naturwissenschaften im 18./19. Jahrhundert fanden auch in der nervenheilkundlichen Medizin großen Anklang. An den Universitäten wurde Psychiatrie bald durchgehend auf naturwissenschaftlich-neurobiologischer Grundlage gelehrt. An die Stelle der zahlreichen Begriffsvarianten zum Irresein trat die sachlichere Bezeichnung „Geistesstörung".

Die Weiterentwicklung der psychiatrischen Heilkunde führte sodann folgerichtig zur Etablierung der dritten, soziotherapeutischen Säule der Versorgung, die gegenwärtig neben dem neuropsychiatrischen und psychologisch-psychotherapeutischen Zugang das dreigliedrige, bio-psycho-soziale Salutogenesekonstrukt repräsentiert (► Kap. 8).

Im selben Maße, in dem sich die Psychiatrie von vorwissenschaftlichen Mythen und Mutmaßungen emanzipierte, verloren auf ihrem Gebiet religiöse Fragen an Bedeutung. Dies führte zu Konflikten in den psychiatrischen Anstalten, in denen sich trotz der Säkularisierung bzw. des sog. Kulturkampfes in Preußen noch während der 2. Hälfte des 19. Jahrhunderts weiterhin eher Geistliche als Ärzte um das Befinden der Kranken kümmerten.

Die nicht durchgehend aufgegebene, dämonologische Sichtweise der Geisteskrankheiten seitens der Kirchen wie auch deren administrativer, pädagogisch-pastoral gefärbter Führungsanspruch veranlassten 1893 den „Verein deutscher Irrenärzte", für alle Anstalten nur noch eine ärztliche Leitung zu fordern. Nach heftigeren Auseinandersetzungen lenkte die evangelische Kirche schließlich ein und distanzierte sich von den theologischen Erklärungsversuchen psychischer Erkrankungen.

Besessenheitsfantasien und Dämonenglauben reichen – wie beschrieben – zurück bis in vorchristliche und jüdische Mythologien. Die Praktiken einer Verbannung und Vertreibung böser Geister, den „Beherrschern der finsteren Welt", ziehen sich auch durch die christliche Tradition. In der Frühzeit des Christentums war der Glaube an Dämonen nicht nur im Volksglauben fest verwurzelt, sondern auch für die Amtskirche selbstverständlich: Auf dem 4. Laterankonzil (1215) wurden die Existenz der Teufel und anderer Dämonen offiziell bekräftigt und der Aufgabenbereich der Exorzisten festgelegt. Als während der spätmittelalterlichen und frühneuzeitlichen Hexenverfolgungen die Besessenheitsobsessionen kulminierten, wurde 1614 unter Papst Paul V. das „Rituale Romanum" geschaffen, das den exorzistischen Ritus (sog. großer Exorzismus) regelte. Seit dessen Aktualisierung 1999 werden an der katholischen „Università Europea di Roma" Exorzismuszertifizierungen für Priester angeboten. Die römisch-katholische Kirche anerkannte 2014 die „Internationale Vereinigung der Exorzisten" (AIE) offiziell als rechtsfähige Gesellschaft.

Die meisten protestantischen Glaubensrichtungen üben keinen Exorzismus mehr aus; in den orthodoxen Großkirchen Osteuropas hatte er ohnehin keine besondere Rolle gespielt. In freikirchlichen, fundamentalistisch-evangelikalen Gemeinschaften werden indes noch – oft im Rahmen kollektivsuggestiver Einwirkungen – Heilungen durch Teufelsaustreibungen als Events praktiziert, die sich an katholische Gepflogenheiten anlehnen. Außerhalb Europas ist die Vorstellung einer Inbesitznahme durch böse Mächte in afrikanischen und indisch-asiatischen Gesellschaften durchaus verbreitet: Heilung durch Dämonenaustreibung wird als Teil eines ganzheitlichen Seelsorgebegriffs angesehen. Auch im islamischen Kulturkreis ist der Glaube an eine krankmachende Besessenheit durch einen bösen Geist (Dschinn) bis heute virulent; in Mekka wird z. B. während der Pilgerfahrt (Haddsch) symbolisch der Teufel verbrannt. Als Abwehrzauber gegen Einflüsse eines Dschinn wirkt gemäß türkischem Volksglauben ist ein Amulett, in das Koranverse und Gebete eingerollt sind. Zur geistigen Heilung wird der Besuch einer Stätte empfohlen, an der islamische Heilige verehrt werden (▶ Kap. 12).

Die Kontroversen um den Primat der Seelsorge im Bereich der psychologischen Heilkunde scheinen somit in der westlichen Welt ausgestanden, nachdem der Irrsinn sich nicht als Gegenstand von Theologie und Philosophie, sondern der Pathopsychologie bzw. Psychiatrie erwiesen hat. Somit verlagerte sich für die Erben der früheren Irrseelsorge die Arbeit auf das Feld der Pastoralpsychologie, auf dem sich die beiden christlichen Kirchen in Form von Unterricht, Einkehrtagen, Persönlichkeitsbildung, Krankenhausseelsorge und Hospizarbeit (Spiritual Care) engagieren.

Heute umfasst der Einsatz kirchlicher Seelsorger vom Pastoralreferenten bis zum Pfarrer Zuspruch, Beratung und Begleitung von Patienten jenseits fachpsychotherapeutischer Ambitionen. Als ihre Aufgaben betrachten sie hier eine Art psychosozialer Begleitung (Counseling), d. h. die Vermittlung von Trost, Ermunterung und Lebenshilfe, ggf. Antworten auf die Frage, was z. B. nach dem Tod kommt, wann ein religiöser Glaube gesund oder krankhaft ist, oder warum der gleichermaßen barmherzige wie allmächtige Gott Leid und Elend zulässt. Besonders depressive, verängstigte oder verzweifelte Menschen sind empfänglich gegenüber Anteilnahme und Rat, und suchen Halt in Ordnung und Struktur.

Konflikte mit therapeutischen Bezugspersonen mag es bisweilen bei Patienten geben, die in der Grauzone zwischen echter Gläubigkeit und transzendentaler Verstiegenheit an psychotischem Realitätsverlust leiden, z. B. bei einer Depression mit wahnhaften Schuldgefühlen oder einer Manie mit religiösem oder Heilswahn. Umso mehr müssen von geistlicher Seite die Grenzen zu professioneller Diagnostik und rationaler Therapie gewahrt bleiben; Rollenkonfusionen durch eine Vermischung von Theologie und Therapie sind weder mit dem wissenschaftlichen Selbstverständnis der Psychiatrie und Psychotherapie kompatibel, noch nützen sie dem Kranken.

Kenntnisse zur Seelenpflege im Sinne der o. a. einer geistlichen Begleitung werden für Theologen, Religionslehrer und Laien als praktischer Bestandteil christlicher Glaubens- und Heilslehre über die „Deutsche Gesellschaft für Pastoralpsychologie" (DGfP) vermittelt, dem ökumenischen Fachverband für Seelsorge, Beratung und Supervision. In ihm sind rund 700 Pfarrerinnen und Pfarrer, Priester und kirchliche Mitarbeiterinnen und Mitarbeiter zusammengeschlossen, die neben ihrer theologischen Qualifikation auch eine interdisziplinäre und konfessionsübergreifende, psychologische Weiterbildung absolviert haben. Dazu gehören psychoanalytisch-tiefenpsychologische und systemische Inhalte, Gesprächstherapieformen, Elemente der Gestalttherapie und des Psychodramas. Ziel ist eine Justierung der seelsorgerischen Praxis an den gängigen, wissenschaftlich begründeten bzw. evidenzbasierten Therapiemethoden.

Innerhalb kirchlicher Gemeinschaften gibt es – neben der Beichte oder Exerzitien – für deren Mitglieder bedarfsweise pastoralpsychotherapeutische Beratungsangebote, z. B. bei Glaubenskrisen oder ekklesiogenen Neurosen. Unter Letzteren werden – differenzialdiagnostisch gegen autochthone Zwangskrankheiten abzugrenzen – psychische Fehlentwicklungen verstanden, die durch sexuelle Prüderie, skrupelhafte Religiosität mit übertriebener Frömmigkeit und/oder zwanghaften Glaubenszweifeln charakterisiert sind.

Ebenfalls von den beiden christlichen Kirchen – ausgenommen die 1956 als „Lebensmüdenbetreuung" gegründete telefonische Notfallberatung bei seelischen Krisen in Berlin – wird in Deutschland die Telefonseelsorge getragen. Die „Konferenz für Telefonseelsorge und Offene Tür" der Kirchen organisiert jeweils mithilfe konfessionsübergreifenden Kommissionen auf Bundesebene die Arbeit von rund 8000 ehrenamtlichen Mitarbeiterinnen und Mitarbeitern in über 100 telefonischen Beratungsstellen sowie per Mail oder Chat im Internet, die in der Regel ökumenisch besetzt sind. Die Telefonseelsorge ist Mitglied der „International Federation of Telephone Emergency Services" (IFOTES), Mitteilungsorgan ist die Fachzeitschrift *Auf Draht.*

Notfallseelsorger sind in Katastrophenfällen als Beistand traumatisierter Personen im Einsatz. Sie haben sich mit Menschenführung, Ausdruckskunde, Gruppendynamik und psychiatrischer Krankheitslehre, insbesondere den sog. Belastungs- und Anpassungsstörungen, vertraut gemacht. Erfahrungen mit den gängigen Mustern der Interaktion und Kommunikation sollen einen einfühlsam-verstehenden Zugang zur Lebenswelt psychisch gestörter Mitmenschen ermöglichen. Seelsorger im weitesten

Sinne – Erzieher, Philosophen, Berater, Personalentwickler, Mediatoren u. a. – übernahmen und vertreten darüber hinaus als quasi adoptiertes, umfunktioniertes Erbe das in der Psychiatrie des 19. Jahrhunderts gängige Prinzip der „moralischen Behandlung" („moral treatment"), indem sie sich auf dem Gebiet gesunder Lebensführung mit Angeboten an Burnout-Prävention, Stressbewältigung, Achtsamkeitsübungen, Selbstsicherheitstrainings u. a. positioniert haben.

Im Niemandsland zwischen Glauben, Aberglauben und Esoterik existiert eine Fülle spirituell orientierter Lebenshilfen mit parapsychotherapeutischer Zielrichtung, die den Markt der Sinnvermittlungen und Lebensberatungen abbilden. Diese Paratherapien – nicht zu verwechseln mit der Naturheilkunde (!) – als Teil der Alternativ- bzw. Pseudomedizin, die in Form von Workshops, Seminaren oder Bildungsreisen angeboten werden, verbinden meist fernöstlich/indische Philosophie mit populärpsychologischen Empfehlungen, okkulten Thesen, horoskopischen Ratschlägen und körperlichen Übungen. Sie beruhen auf weltanschaulichen Sichtweisen, deren Protagonisten Lebensschicksale, Unglücksfälle und Krankheiten aus zeitlichen Koinzidenzen konstruieren oder aus metaphysischer Sicht zu erklären suchen (▶ Kap. 4).

Zu ihren Anhängern gehören überdurchschnittlich viele Angehörige pädagogischer und sozialer Berufsgruppen, davon zu zwei Dritteln Frauen der Mittel- und Oberschicht, vermutlich bedingt durch das Bedürfnis nach Selbstfindung und Spiritualität. Meinungsumfragen zufolge glaubt ein Großteil der Bevölkerung an paranormale Ereignisse, Gedankenübertragung, Hellsehen, Astrologie oder andere Formen von Übersinnlichkeit. Nach Schätzungen der Landesärztekammern dürften rund 20.000 Geist- bzw. Fernheiler und benachbarte Außenseitertherapeuten tätig sein.

Geistig-seelische Gesundheit. Krankheitsmodelle

Theo R. Payk

© Springer-Verlag GmbH Deutschland 2017
T. R. Payk, *Psychologische Heilkunde*, DOI 10.1007/978-3-662-53820-3_3

Vorrangige Ziele jeglicher Heilkunde sind Erhalt und/oder (Wieder-)Herstellung körperlicher und/oder psychischer Gesundheit. Sie umfassen daher Vorsorge (Erst- und Zeitprävention), Behandlung (Therapie und Heilung), evtl. Nachsorge (Rehabilitation und Wiedereingliederung). Gesundheit (etymologisch althochdeutsch: „gesint" = mächtig, stark) äußert sich als – nicht nur kurzfristiges – Wohlbefinden und Leistungsvermögen; geistig-seelische Gesundheit entspricht am ehesten der Fähigkeit, den Anforderungen des Lebens mit Selbstachtung, Beständigkeit und Pragmatismus bei persönlicher Zufriedenheit nachkommen zu können.

Diese Zielvorgabe bedeutet für jeden Menschen einen anderen Einsatz eigener Anstrengungen, wenn er seine Vorstellungen von Lebensqualität realisieren will: Wo der eine lustvolle Befriedigung seiner Bedürfnisse findet, mag der andere vielleicht unterfordert sein oder sich zu viel zumuten. Die Lebens- und Arbeitsbedingungen, die jenen krank machen, können diesen zu besonderen Leistungen anspornen. Motivation, Interessen, Strebungen, Pflichtgefühl und Wertesystem wirken als zusätzliche Einflussfaktoren (siehe auch Kap. 11).

Von der statistischen oder Idealnorm abweichendes Erleben und Verhalten ist nicht eo ipso mit psychischer Störung oder Krankheit gleichzusetzen. Psychisch krank ist vielmehr, wer sein subjektives Wohlbefinden und/oder seine objektive Leistungsfähigkeit nachhaltig und für längere Zeit eingebüßt hat und sich in seinem Sozialgefüge nicht zu behaupten vermag (sog. modifizierte funktionale Norm).

Die Idealnorm, die sich an einem ebenso umfassenden wie differenzierten Bewertungssystem orientiert, kann allenfalls als utopisches Ziel von Daseinserfüllung gesehen werden, wie dies der von der WHO definierte Gesundheitsbegriff vorsieht: Demnach ist Gesundheit ein Zustand des vollständigen körperlichen, geistigen und sozialen Wohlergehens und nicht nur das Fehlen von Krankheit oder Gebrechen („Health is a state of complete physical, mental and social well-being and not merely the absence of disease or infirmity") – eine Formulierung, die dem ersten Generaldirekor der WHO George B. Chisholm (1896–1971), kanadischer Psychiater, und dem britischen Psychiater John R. Rees (1890–1969) zugeschrieben wird. Rees wurde Initiator und Präsident der „World Federation of Mental Health" (WFMH), die 1948 als Ableger der WHO auf dem ersten Mental Health Congress in London gegründet wurde. Vorläufer war das vom US-amerikanischen Psychiatriereformer und Pionier der Psychohygiene („Mental Hygiene Movement"), Clifford W. Beers (1876–1943), gegründete „National Committee for Mental Hygiene".

Leistungsbereitschaft und Handlungsfähigkeit sind Eigenschaften, die – in Relation zum eigentlichen Persönlichkeitspotential gesetzt – als Parameter der o. a. funktionalen Norm gelten. Umgekehrt bedeutet Dysfunktionalität ein Ausmaß mentaler und/oder emotionaler Defizite, die angesichts der persönlichen Ressourcen, Lebensumstände und -pläne nicht zu erwarten wären, indes bei fast allen schwereren psychischen Erkrankungen zu beobachten sind: Eine biografische Zäsur mit einem Knick oder einer sozialen Abwärtsspirale in der Lebenslinie, gekennzeichnet z. B. durch Schul-

oder Studiumabbruch, vorzeitige Beendigung der Berufsausbildung oder -tätigkeit, unerwartete Partnerschafts- oder Eheauflösung, planlosen Wohnungswechsel, sozialen Rückzug, Verwahrlosung, gelegentlich auch sogar Dissozialität.

Die Berücksichtigung sowohl des o. a. subjektiven Wohlbefindens einerseits wie auch der objektivierbaren Leistungsfähigkeit andererseits kommt wohl der Auffassung von psychischer Gesundheit am nächsten, die vom Psychoanalytiker und Soziologen Erich Fromm (1900–1980), in den USA einer der Vordenker der humanistischen Psychologie, als unbeeinträchtigte Arbeits-, Liebes- und Genussfähigkeit definiert wurde. Diese globale Beschreibung beinhaltet allerdings – angesichts der realen Lebensbedingungen – nicht geringe Ansprüche an Leistungs- und Anpassungsvermögen, Disziplin und Selbstkontrolle, Wirklichkeitsnähe und Kompromissfähigkeit (▶ Kap. 6).

Der israelisch-amerikanische Medizinsoziologe Aaron Antonovsky (1923–1994) prägte in den 1980er-Jahren den Ausdruck „Salutogenese" (Gesundheitsentstehung) als antagonistischen Begriff zur Entstehung von Krankheit (Pathogenese). Demzufolge ist Gesundheit nicht nur als Zustand, sondern auch als Prozess zu verstehen. Salutogenese umfasst somit einerseits eine zielorientierte Sichtweise auf die gegenwärtige psychophysische Verfassung, andererseits eine Handlungsanleitung zur Schaffung der Lebensverhältnisse, die am ehesten zur Entstehung und Erhaltung von Gesundheit führen. Zu ihr gehören als konstitutierende Faktoren Kohärenzgefühl, Autonomie, Selbstentfaltung und soziale Integration.

Das Gesundheits- bzw. Krankheitskonstrukt ist stets abhängig von soziokulturellem Hintergrund (Zeitgeist, „life style") und wissenschaftlichem Kenntnisstand (▶ Kap. 2). Es gab (und gibt) z. B. humoralpathologische, dämonologisch-religiöse, philosophisch-anthropologische, genetische, degenerative, hirnbiologische und Stresshypothesen, psychodynamische und behavioristische, sozio- und familiendynamische Theorien sowie soziologische und sozialrechtliche Ansätze, von denen einige im Folgenden weiter skizziert werden.

Wohlbefinden und Leistungsfähigkeit als Ausdruck von Gesundheit beruhen auf einem (ungestörten) Regelkreis permanenter, wechselseitiger Rückkoppelungen zwischen allen biologischen, psychologischen und sozialen Einwirkungen. Dieses Ideal eines fließenden Gleichgewichtes hinsichtlich der Funktionen des Körpers und des Geistes – offenbar ein universelles kulturelles Erbe – wird vom antiken Homöostasekonstrukt und den fernöstlichen Yin-Yang-Polaritäten bis hin zur Idee eines ausbalancierten Zustandes zwischen inneren und äußeren Reizen nach dem schottischen Arzt John Brown (1735–1788) versinnbildlicht (▶ Kap. 4). Dass Reizüberflutung krank machen kann, derzeit u. a. Thema in der Burnout- und ADHS-Debatte.

Immer wieder gab es in der Medizingeschichte Umbrüche mit einem Paradigmenwechsel bzgl. der Krankheitstheorien, die meistens Änderungen der Behandlungsstrategien nach sich zogen. Die bis heute populäre Idee einer Art Befreiung des Organismus von vermeintlichen Schadstoffen geht zurück auf die beschriebene Humoralpathologie der antiken Medizin, die bis ins 19. Jahrhundert in Europa und Vorderasien die maßgebliche Krankheitsauffassung bleiben sollte: Schröpfen, Aderlass, Fasten, Erbrechen, Schwitzen, Abführen und Ausleiten waren (und sind) in diesem Sinne salutogenetische Reinigungshandlungen. Auch körperliche Eingriffe wie z. B. das in der Siegburger Heilanstalt in den 1820er-Jahren von Maximilian Jacobi (1775–1858) verwendete, als Symbol körperlicher Tortur fehlinterpretierte „Siegburger Siegel" – eine künstliche Wunde durch Einreiben der Haut mit Quecksilbersalbe – sollten eine Ableitung schädlicher Stoffe aus dem Kopf Psychosekranker bewirken.

Laut humoralpathologischer Hypothese wurde als Ursache aller Krankheiten ein Ungleichgewicht zwischen den Körperflüssigkeiten Blut, Schleim, gelbe und schwarze Galle angenommen (Viersäftelehre); das therapeutische Ziel war die Wiederherstellung einer harmonischen Ausgewogenheit dieser Stoffe. Galenos aus Pergamon (129–199 n. Chr.) baute die Humoralpathologie weiter aus. Er führte Wahnsinn und Tobsucht auf Veränderungen des Seelenpneumas (spiritus animalis) in den Hirnkammern zurück, Halluzinationen auf Überhitzungen des Gehirns durch giftige Bauchdämpfe, Melancholie durch einen Überschuss an schwarzer Galle.

Die über Jahrhunderte geltende, humoralpathologische Krankheitsvorstellung hat weitgehend an Bedeutung verloren, seit sie 1527 von Paracelsus öffentlich als epochaler Irrtum, gar als Unfug deklariert wurde (▶ Kap. 9). Paracelsus selbst war wie viele seiner heilkundigen Zeitgenossen nicht nur Alchemist, sondern auch Vertreter einer astrologischen Medizin, die von der Renaissance bis ins späte 17. Jahrhundert eine Hochblüte erlebte und sogar an den Universitäten gelehrt wurde. Seiner Meinung nach gehörten zum ärztlichen Wissen auch Kenntnisse über die Herstellung von Arzneimitteln und ärztliche Eingriffe während bestimmter Planetenkonstellationen.

Unter Berücksichtigung des Modells einer sich selbst regulierenden Homöostase blieb die Analogie von Gesundheit und Gleichgewicht eine bis heute plausible Vorstellung – als immerwährendes Streben nach Ausgleich zwischen polar-gegensätzlichen, menschlichen Elementarbedürfnissen durch sich einander abwechselnde, biorhythmische Abläufe wie Anspannung und Entspannung, Anstrengung und Erholung, Aktivität und Ruhe, Wachen und Schlafen, Hunger und Sättigung.

Gegenwärtig entspricht dieses Gesundheitskonstrukt auf geistig-seelischem Gebiet am ehesten dem vom Psychotherapieforscher Klaus Grawe (1943–2005) formulierten Konsistenzentwurf: Die evolutionär angelegten Grundbedürfnisse Orientierung/Kontrolle, Lustgewinn/Unlustvermeidung, Bindung und Selbstschutz streben nach Befriedigung, wozu die synchron ablaufenden neuronalen und psychischen Prozesse kongruent seien. In diesem Sinne forderte Grawe eine integrative, sowohl neurobiologisch als auch verhaltenspsychologisch definierte Neuropsychotherapie (▶ Kap. 9 und ▶ Kap. 12). Er ging davon aus, dass ein dauerhafter Erfolg psychotherapeutischer Interventionen nur über entsprechende mikrostrukturelle, neuronale Veränderungen (z. B. in Hippokampus, Amygdala, Kortex) zu erreichen sei. Die aktuelle neurowissenschaftliche Forschung hat diesen plausiblen Ansatz aufgegriffen und validieren können.

Bis zur Aufklärung wurden psychische Auffälligkeiten oftmals als Zeichen von Besessenheit gedeutet; die frühneuzeitlichen Hexenverbrennungen stellten diesbzgl. eine – allerdings besonders folgenschwere – kulturanthropologische Verirrung mit verheerenden Begleiterscheinungen dar.

Dem Hexenwahn fielen in Europa mindestens 50.000 Menschen zum Opfer, darunter zahlreiche geistesgestörte, exzentrische oder überhaupt außergewöhnliche Personen – fünf Mal so viel Frauen wie Männer. Die Unterscheidung zwischen mystischer Schwärmerei, psychischer Krankheit und vermeintlicher Besessenheit war willkürlich; im Zweifelsfall wurde das eingeforderte Geständnis eines Paktes mit dem Teufel unter der Folter erzwungen. In einem aufgeheizten Klima von Unwissenheit, religiöser Obsession, Existenzängsten und inquisitorischem Terror gediehen zudem Massenhysterien in Form von Flagellantentum, Tanzwut, Kinderkreuzzügen und kollektiven halluzinatorischen Wahrnehmungen.

Die Vorstellung einer krankmachenden Inbesitznahme durch böse Geister lässt sich seit den mesopotamischen Mythologien des 3. vorchristlichen Jahrtausends, den altiranischen, altägyptischen und altjüdischen Glaubensvorstellungen bis heute durch die Kulturgeschichte verfolgen. Selbst in der Bibel werden Teufelsaustreibungen beschrieben. Die Nachkommen der magischen Frühmedizin – Zauberer, Exorzisten, Mentaltrainer, Gesundbeter und Geistheiler – ersetzen im Prinzip nicht anders als ihre historischen Ahnen fehlendes Wissen durch Aberglauben, Okkultismus und pseudoreligiöse Spekulationen (▶ Kap. 2).

Mit dem technischen Fortschritt wandelten sich die heilkundlichen Hypothesen und ihre praktischen Anwendungen: Um die Mitte des 18. Jahrhunderts verbreitete sich nach Entdeckung der künstlichen Elektrizität die stimulierende Faradisierung als „magnetische Kur" bzw. „Nervenkur" (Medicina electrica). Der charismatische Wiener Arzt Franz A. Mesmer (1734–1815) erklärte die Erfolge dieser Suggestionsmethode bei allen möglichen Leiden mit der Wirkung eines universellen „Fluidums", das er als „animalischen" (= beseelten) bzw. „thierischen Magnetismus" bezeichnete (▶ Kap. 9). Neben therapeutischen Einzel- gab es Gruppensitzungen, während denen die Patienten in überdimensionalen Holzbottichen (Gesundheitszuber, sog. Baquets) magnetisierte Gegenstände (z. B. Eisenstäbe) in die Hand nahmen. Durch deren Berührung wurden unter begleitenden Anweisungen beeindruckende Heilungen erzielt; schon Mesmers Erscheinen unter bestimmten, bedeutungsvollen Gesten verschaffte spürbare Linderungen.

Der Mesmerismus fand in der Naturphilosophie der Romantik, die in allem Unerklärlichen, Transzendentalen und Magischen den Schlüssel zum universellen Weltgeist suchte, europaweit großen Anklang. In den Wissenschaften stießen gleichwohl mysteriöser Charakter der behaupteten Wirkfaktoren wie auch sektiererisches Gehabe Mesmers und seiner Anhänger alsbald auf heftige Kritik. In einem Gutachten der Wiener Medizinischen Fakultät für die österreichische Kaiserin wurde die magnetische Kur als Betrug bezeichnet. In Frankreich, wohin Mesmer ausgewichen war, bezeichnete eine von der Regierung einberufene Kommission dessen Heilerfolge als bloße Produkte der Einbildungskraft. Immerhin wurde der Mesmerismus zu einem Meilenstein der Ära therapeutischer Suggestiv- und Meditationsmethoden (▶ Kap. 4 und ▶ Kap. 9). Eine geistig-seelische Erkrankung bzw. Störung ist in psychopathologischer Hinsicht gekennzeichnet durch abnorme Veränderungen von Denken, Erleben und Verhalten, die sich bestimmten Diagnosen zuordnen lassen. Es gibt Hunderte unterscheidbarer Krankheitsbilder, die anhand eines Katalogs der Weltgesundheitsorganisation (WHO) operationalisiert, gegliedert und kodiert werden, um eine internationale Verständigung über Diagnosen mit Relevanz für Klinik, Forschung und Lehre zu ermöglichen. In der *Internationalen Klassifikation der Krankheiten und verwandter Gesundheitsprobleme Nr. 10* (*International Classification of Diseases – ICD-10*) der WHO werden im Abschnitt F ca. 500 dieser psychischen Störungsbilder auflistet. Daneben gibt es den ähnlich aufgebauten *„Diagnostischen und statistischen Leitfaden psychischer Störungen" Nr. 5* (*Diagnostic and Statistical Manual of Mental Disorders – DSM-5*), herausgegeben von der Amerikanischen Psychiatervereinigung (APA).

Aus antipsychiatrischer Sicht wurde in den 1970er- und 1980er-Jahren sowohl von psychologischer als auch psychiatrischer Seite aus ideologischer Verblendung psychische Krankheit als Mythos verharmlost oder gar als gesunde Reaktion auf vermeintliche Unterdrückung und Ausbeutung deklariert; psychotisches Erleben wurde als außergewöhnliche, gar spirituelle Lebenserfahrung idealisiert. Die Vielfalt der Erkrankungen und das Leid der Betroffenen wurden abstrahiert oder sogar für politische Zwecke instrumentalisiert. Die erhoffte Resonanz von Seiten der Patienten blieb zwar aus, jedoch trug die berechtigte Kritik von antipsychiatrischer Seite an den damaligen, miserablen Unterbringungsverhältnissen in den Großanstalten mit jeweils Tausenden internierten Langzeitpatienten zu den umfassenden Reformen ab den 1970er-/1980er-Jahren bei (▶ Kap. 6).

Ohne das Fundament einer gesicherten Diagnosestellung bleibt – abgesehen von einer notfallmäßigen Intervention im akuten Krankheitsfall – jeglicher Behandlungsansatz unsystematisch, planlos-beliebig; schlimmstenfalls ist er (lebens-)gefährlich. Bei der diagnostischen Abklärung wird erkennbar, dass eine psychische Erkrankung mehr ist als eine Ansammlung psychopathologischer Auffälligkeiten; sie hat außer ihrem äußeren Abbild eine innere Struktur mit Schwerpunkten und eine zeitliche Verlaufsgestalt. Unter dieser Prämisse müssen – unterhalb der Klassifikationsebene nach Diagnosen – die beobachtbaren Krankheitszeichen (Symptome bzw. als Symptomcluster: Syndrome) zunächst wahrgenommen, identifiziert, definiert, aufgelistet und geordnet, sodann interpretiert und synoptisch zu einem psychopathologischen Gesamtbefund integriert werden. Dieser stellt ein sich immer neu manifestierendes Integral aus der Befindlichkeit des Patienten, der Person des Untersuchers und der Interaktion zwischen beiden dar.

Bislang wenig beachtet werden genderbezogene Unterschiede: Frauen erkranken offensichtlich wesentlich häufiger an Depressionen, Angst-, Ess- und somatoformen

Störungen, Männer hingegen haben eine höhere Anfälligkeit für Verhaltens- und Entwicklungsstörungen (z. B. Autismus, ADHS) und Suchterkrankungen. Abgesehen von diesen epidemiologischen Besonderheiten äußern sich bei Frauen z. B. depressive Phasen eher in Form von Niedergeschlagenheit, Grübeln, negativer Selbstbewertung, Selbstbeschuldigungen und Versagensgefühl, bei Männern eher in Ärger, Wut, Aggressivität und Feindseligkeit, psychomotorischer Unruhe und Suizidgedanken; Suizide sind bei ihnen drei Mal so häufig. Nur ansatzweise wurden bisher die zyklische Periodik der hormongesteuerten Hirnfunktionen oder die geschlechtsbezogenen, unterschiedlichen Verstoffwechselungen von Medikamenten (Pharmakokinetik) erforscht.

Die genaue Beschreibung und Verortung krankhaft veränderter mentaler Zustände, Funktionen und Leistungen sind Gegenstand der Psychopathologie, mittels derer das facettenreiche Störungsbild operationalisierbar und als Diagnose klassifizierbar wird. Hierdurch verliert es zum einen den – unter Umständen ängstigenden oder gar bedrohlichen – Nimbus des befremdlich Anonymen; zum anderen wird es zum Maßstab und Ziel eines therapeutischen Vorgehens, das so weit wie möglich individuell auf den Kranken und dessen Beeinträchtigungen auszurichten ist (▶ Kap. 8 und ▶ Kap. 9).

Als diagnostisch wegweisende Elementarfunktionen zu überprüfen sind Beschaffenheit des Bewusstseins und der Wahrnehmung, des Antriebs, der Motorik und Selbstkontrolle, Qualitäten der Denkabläufe und -inhalte, Gedächtnisleistungen und intellektuelle Kapazität, Art der Gestimmtheit und Affektivität, Vermögen zu Kontakt und Interaktion sowie darüber hinaus weitere, komplexere Besonderheiten wie z. B. Allgemeinzustand, körperliche Verfassung, Gepflegtheit, psychosoziale Kompetenz, Ich-Stärke, Belastbarkeit, Resilienz, Leidensdruck, Krankheitseinsicht, Compliance und Adhärenz. Bei einer neuropsychologischen Untersuchung als Standardmethode hirnorganischer Diagnostik richtet sich das Augenmerk in erster Linie auf quantitative und qualitative kognitive, sprachliche und Wahrnehmungsdefizite sowie psychomotorische Leistungsmängel.

Die psychopathologische Untersuchung gehört zum erstrangigen Instrumentarium des psychiatrischen/psychologischen Therapeuten. Die hierzu notwendige, Face-to-face-Interaktion verläuft parallel auf den Ebenen der sprachlichen (verbalen) und nichtsprachlichen (nonverbalen) Mitteilung. Erstere ist informativ-präziser, aber willentlich kontrollierbar, letztere unverfälscht-authentischer, weil weniger bewusst steuerbar. Divergenzen zwischen beiden Informationskanälen – z. B. ein „süß-saures Lächeln" – hinterlassen den Eindruck von Zwiespältigkeit, Zweifel und diagnostischer Unsicherheit (kognitive Dissonanz infolge paradoxer Kommunikation); auf der Registrierung evtl. begleitender neurophysiologischer Reaktionen beruht das Prinzip des sog. Lügendetektors. Das Medium der verbalen (digitalen) Kommunikation ist die aus einer dekodierbaren Lautsymbolik zusammengesetzte Sprache, der nonverbalen das Ausdrucksverhalten.

Werkzeug der nonverbalen (analogen) Diagnostik ist die Verhaltensbeobachtung: Sie besteht in einer (vorbewussten) Wahrnehmung der Körpersprache, die als uraltes, evolutionäres Warn- und Kommunikationssystem von Geburt an verfügbar ist und den wichtigsten, klinisch-diagnostischen Zugang bei Personen darstellt, falls ein verbaler Kontakt – aus welchen Gründen auch immer – nicht zustande kommt. Ihr Informationsgehalt erscheint evident: Bedrücktheit, Ängstlichkeit, Ablehnung, Angespanntheit, Ekel, Erregtheit oder Heiterkeit können nonverbal unmittelbarer zum Ausdruck gebracht werden, als dies vielleicht über sprachliche Äußerungen möglich ist („Beredtes Schweigen"). Im Übrigen ist weltweit ein ähnliches Ausdrucksverhalten bzgl. der sog. Grund- bzw. Primäremotionen Angst, Wut, Ekel, Trauer, Überraschung und Freude zu beobachten, ebenfalls bei den sekundären Gefühlsäußerungen wie Scheu, Verlegenheit, Verachtung, Schuld und Scham.

Registriert werden Besonderheiten von Psychomotorik und Verhalten, d. h. sowohl die bewusst intendierten Ausdrucksbewegungen, die in gewissem Umfang kognitiv kontrolliert werden können (z. B. von Schauspielern oder in der Gebärdensprache), als auch die unwillkürlichen, spontanen bzw. vom autonomen Nervensystem gesteuerten. Hierzu gehören die dynamischen Merkmale, die sich im Mienenspiel (Mimik), in den Gebärden (Pantomimik bzw. Gestik), in der Art und Weise zu sprechen (Prosodie) und in komplexeren Bewegungsabläufen (Psychomotorik) zeigen. Allein das sich im Laufe der Evolution herausgebildete, zum mimischen Ausdruck eingesetzte Muskelgeflecht um fasst ca. 30 Einzelmuskeln, die sich hauptsächlich um Augen und Mund gruppieren; sie werden vom Gesichtsnerv (N. facialis) aktiviert. Ausschließlich vegetativ reguliert werden die Pupillenweite und die Durchblutung der Gesichtshaut (Erröten). Vom US-amerikanischen Psychologen Paul Ekman (*1934) wurde ein Algorithmus mit zahlreichen, operationalisierten Bewegungseinheiten zur Erfassung des Gesichtsausdrucks entwickelt (Facial Action Coding System – FACS). Eine maschinelle Auswertung von Tausenden Fotos Depressiver erbrachte laut einer Studie der Universitäten Vermont und Harvard mit über 70 % eine fast doppelt so hohe Trefferquote im Vergleich zu hausärztlichen Einschätzungen (▶ Kap. 12).

Die Körpersignale werden einerseits über eine innere Nachahmung von Bewegungsabläufen dekodiert und ermöglichen aufgrund zerebraler Netzwerke von sog. Spiegelneuronen im Rahmen angeborener „Emotionsprogramme" das Nachempfinden und Nachahmen (Theory of Mind). Andererseits werden Wahrnehmung und Entschlüsselung von Körpersignalen von Geburt an trainiert und moduliert, wobei die Körpersprache der nächsten Bezugspersonen Primingfunktion hat.

Mittels sprachlicher Kommunikation lassen sich genauere Informationen über das Krankheitsbild und dessen Entstehungsgeschichte (Anamnese) samt Beeinträchtigungen und sozialen Implikationen gewinnen. Die Möglichkeiten einer verbalen Verständigung reichen von der knappen, orientierenden Befragung im Rahmen einer Notfallintervention bis zum vertieften Erstinterview zur Einleitung einer tiefenpsychologischen bzw. psychoanalytischen Therapie. Standardmethode der psychopathologischen Untersuchung ist das sog. diagnostische Gespräch (Exploration), das bzgl.

Dauer und Intensität den jeweiligen situativen Bedürfnissen und der Belastbarkeit des Patienten anzupassen ist. Als Varianten gibt es mehr oder weniger unsystematische Formen (z. B. offenes, semistrukturiertes, strukturiertes Interview). Von vornherein zeitlich breiter angelegt ist das tiefenpsychologische Interview (sog. Erstinterview), eine detaillierte Erörterung der Krankheitsproblematik als neurosenpsychologische Standarduntersuchungsmethode, die der Indikationsprüfung für eine klärungs- bzw. tiefenpsychologisch orientierte Behandlung dient. Sie beinhaltet eine umfassende, mehrschrittige Analyse des Krankheitsbildes und der Persönlichkeit des Patienten unter psychodynamischen und interaktionellen Gesichtspunkten (innere Lebensgeschichte). Die auf diesem Weg ebenfalls gewonnene biografische Anamnese (äußere Lebensgeschichte) mit Abklärung der Entwicklung und Sozialisation sollte auch die spezifischen soziodynamischen Krankheitsfaktoren beinhalten.

Die Untersuchung berücksichtigt darüber hinaus Anpassung, soziale Kompetenz, Körperkrankheiten, Komorbidität, Resilienz, Risiko- und Adaptivfaktoren. Hilfreich ist eine sog. operationalisierte, multiaxiale psychodynamische Diagnostik (OPD) auf den Ebenen „Krankheitserleben", „Beziehung", „Konflikt", und „Struktur". Sie setzt auf beiden Seiten Aufgeschlossenheit, Mitteilungsbereitschaft und -vermögen einschließlich Intaktheit der Sprech- und Hörorgane voraus. Eine Mitschrift der Anamnese- und Befunderhebung ist grundsätzlich schon aus der Verpflichtung zur Dokumentation notwendig; sie direkt auf dem PC vorzunehmen, wirkt unpersönlich-distanzierend. Audio- oder Videoaufnahmen können hilfreich sein, vor allem zu Verlaufsuntersuchungen, erfordern aber die schriftliche Zustimmung des Patienten.

Zur Planung und Vorbereitung einer verhaltenstherapeutischen (lösungsorientierten) Strategie wird eine möglichst komplette, jedoch straffe Beschreibung des verhaltenstheoretischen Störungsmodells samt Ursachen und Auslösern angestrebt, orientiert am behavioristischen Reiz-Reaktions-Schema: Reiz → Organismus → Reaktion → Konsequenz (S-O-R-K). Grundlagen sind eine Analyse der Verhaltensäußerungen und der Entstehungsbesonderheiten bzw. Bedingungen einer Aufrechterhaltung dysfunktionaler/unerwünschter Denkschablonen und/oder Verhaltensmuster. Hierzu wird grundsätzlich eine mehrschichtige, standardisierte Bestandsaufnahme von Verhalten, Kognitionen, Psychophysiologie und Körperreaktionen in folgenden Standardschritten verwendet: An die Problemanalyse schließen sich Bewertungen symptomauslösender Situationen und des begleitenden Verhaltens an, gefolgt von einer Bedingungs- und Funktionsanalyse. Den Abschluss bildet die konkludierende Zielformulierung mit Diagnose, Indikationsstellung und Therapieplanung.

Minderjährigen Patienten sollte Gelegenheit gegeben werden, sich in der Sprechstunde auch in Abwesenheit ihrer Eltern bzw. Erziehungsberechtigten mitzuteilen. Von diesen sind, ggf. ergänzend von weiteren Bezugspersonen wie z. B. Lehrkräften, fremdanamnestische Angaben heranzuziehen, insbesondere bzgl. familiärer Risikofaktoren (z. B. Trennung oder Scheidung der Eltern, Tod eines Familienmitglieds, schwere Erkrankung in der Familie, sexueller Missbrauch oder Wohnungswechsel). Ein Zugang zu kleineren bzw. mutistischen Kindern gelingt oft erst über spielerische Kommunikationsmittel (z. B. mit Puppen/Tierfiguren/Bausteinen im Scenotest). Diagnostische Matrix ist das „Multiaxiale Klassifikationsschema für psychische Störungen des Kinder- und Jugendalters nach ICD-10" mit den sechs Achsen „Klinisch-psychiatrisches Syndrom", „Umschriebene Entwicklungsrückstände", „Intelligenzniveau", „Körperliche Symptomatik", „Assoziierte aktuelle abnorme psychosoziale Umstände" und „Globale Beurteilung des psychosozialen Funktionsniveaus".

Eine Diagnosestellung – erst recht eine Behandlung – hat ohne Kenntnisse des sozialen Hintergrundes und ohne Anhaltspunkte über Motivation, Wertgefüge und Menschenbild der Betroffenen meistens nur eingeschränkten Wert bzw. provisorischen Charakter. Gemäß Empfehlung der „American Psychological Association" (APA) sollen Therapeuten genügend erfahren oder kompetent sein, eine umfängliche Sozialanamnese zu erheben, um prägende Ereignisse zu erfassen und um ggf. bei krankheits(mit-)verursachenden Lebensbedingungen tätig zu werden.

Nicht nur bei allen therapeutischen Interaktionen, sondern bereits in der diagnostischen Vorphase ist von Seiten des Untersuchers das Vermögen zu uneingeschränkter Aufmerksamkeit, einfühlendem Verständnis (Empathie) und Echtheit (Kongruenz) von besonderer Bedeutung. Diese Verhaltensweisen beruhen auf kognitiven wie affektiven Vorgängen, d. h. auf Beobachten, Vorstellen und Deuten wie auf Nachempfinden und emotionalem Mitschwingen. Über Diagnostik im engeren Sinn hinausgreifend sind diese Fähigkeiten zu symbiontischem Verstehen auch Ausdruck einer Metakommunikation, die – wie vorlaufend beschrieben – eine intuitive, quasi reflektorische Wahrnehmung nonverbaler Ausdrucksmerkmale einschließt.

Normalerweise sind sprachliche und nichtsprachliche Kommunikationselemente miteinander verschränkt, d. h. der verbale Informationsaustausch wird vom nonverbalen stets zeitgleich (synchron) und stimmig (synthym) begleitet. Eine Desintegration wirkt irritierend (s. oben), da sie die Fähigkeit zum Ausgleich wahrgenommener Widersprüchlichkeiten (Ambiguitätstoleranz) überfordert und zu fehlerhaften, zumindest unsicheren diagnostischen Schlussfolgerungen führen kann. In diesem Fall ist zu klären, ob die evtl. zugrunde liegende psychische Störung ursächlich dafür verantwortlich ist (z. B. als parathym-psychotisches Symptom oder Ausdruck einer Zwangsstörung), oder ob sich dahinter eine beabsichtigte Aggravation bzw. Dissimulation verbirgt; normalerweise fällt es schwer, einen emotionsentkoppelten, vorgespielten Körperausdruck (unbeobachtet) über längere Zeit überzeugend beizubehalten.

Wenn Anamneseerhebung und klinisch-psychopathologische Diagnostik nicht zur notwendigen Klarheit führen, oder weitergehende Kenntnisse über die psychischen Defizite des Patienten etwa im Rahmen von Verlaufsbeobachtungen, Therapiestudien, Begutachtungen oder Rehabilitationsverfahren erwünscht sind, ist eine testpsychologische Untersuchung angezeigt. Zum Einsatz kommen dabei standardisierte, psychometrische Verfahren zur Überprüfung kognitiver Funktionen und emotionaler Faktoren, zur therapierelevanten Diagnostik vor allem solche zur Erfassung von Befindlichkeit, Motivation, Stimmungslage, Einstellungen, Denkabläufen und Intelligenz.

Bei psychischen Störungen im Kindes- und Jugendalter liegt der Schwerpunkt meist auf der Erfassung von schulischen bzw. Teilleistungsdefiziten, insbesondere Lese-/Rechtschreib-/Rechenstörungen, darüber hinaus sind Aufmerksamkeit, Impulsivität, Motorik, Intelligenz und Begabungsrichtungen zu überprüfen.

Am längsten bekannt sind Leistungstests, die anhand der vom Patienten gelieferten Antworten und Reaktionen auf bestimmte, normierte Aufgaben Hinweise auf dessen Intelligenzniveau bzw. kognitiven und/oder sensomotorischen Kapazitäten liefern; Prototyp ist der „Intelligenztest Wechsler Adult Intelligence Scale" (WAIS) – deutsch: „Hamburg-Wechsler-Intelligenztest für Erwachsene" (HAWIE), für Kinder Wechsler Intelligence Scale for Children (WISC) – deutsch: „Hamburg-Wechsler-Intelligenztest für Kinder" (HAWIK).

Bei den projektiven Verfahren (sog. Persönlichkeitsentfaltungstests), deren Ergebnisse Raum für Spekulationen lassen, wird aus tiefenpsychologischen Deutungen und Interpretationen abstrakter Muster auf hintergründige (unbewusste) Motivationen, Antriebe, Bedürfnisse, Wünsche, Phantasien oder Einstellungen des Patienten geschlossen – weltweit bekannt wurde der sog. Rorschach-Formdeuteversuch (Rorschachtest), für Kinder der „Scenotest", eine Gestaltungsaufgabe mit Spielmaterial in Form von Alltagsgegenständen und Puppen bzw. Symbolfiguren. Im Gegensatz hierzu lassen Persönlichkeitsinventare in Form von standardisierten Fragebögen oder strukturierten Interviews von vornherein erkennen, worauf die Fragestellung jeweils abzielt. Erfasst werden sollen hier eher Denkinhalte, Befinden, Erleben oder bestimmte Verhaltensmuster über eine Selbst- und/oder Fremdbeurteilung. Beispiel: „Beck Depression Inventory" (BDI) – deutsch: „Beck Depressionsinventar".

Ausgewählte Testverfahren können zu Testbatterien gebündelt werden. Im integrierten, computergestützten Testsystem „Clinical HTS 5.0" sind derzeit ca. 400 psychodiagnostische Verfahren (u. a. aus den Bereichen Leistungs-, Persönlichkeits- und klinische Diagnostik – auch für Kinder und Jugendliche) zusammengefasst. Dabei können die einzelnen Tests vom Probanden direkt auf dem PC bearbeitet und mittels spezieller Software umgehend ausgewertet werden. Das „Wiener Testsystem" (WTS) enthält 120 Verfahren zur ebenfalls computergestützten Erfassung von Intelligenz, Leistung und Persönlichkeit mit den Schwerpunkten Neuropsychologie, Personalauswahl und Berufsberatung.

Die üblichen psychometrischen Verfahren beruhen auf einer differenten Messtheorie (Testtheorie) und sind ausreichend standardisiert. Ihre Eignung als klinischer Test ergibt sich jeweils aus den folgenden Gütekriterien:

- Objektivität (Unabhängigkeit der Resultate vom Untersucher),
- Validität (tatsächliche Erfassung der gefragten Messwerte) und
- Reliabilität, Konsistenz (Verlässlichkeit bei wiederholter Anwendung).

Diese Merkmale hängen ab von Testtheorie, Testmethode und Eichung. Sie sind naturgemäß am niedrigsten bei den projektiven Verfahren, am höchsten bei den psychometrischen Tests im engeren Sinne, den sog. Leistungstests.

Eine Abklärung evtl. interferierender Organkrankheiten erfordert ergänzende körperliche bzw. neurologische/internistische und elektroenzephalografische Untersuchungen (EEG, Brain mapping). Im Bedarfsfall können darüber hinaus im Praxisalltag/klinischen Settings die Blutparameter bestimmt und in der Klinik bzw. radiologischen Instituten bildgebende Verfahren wie z. B. die Computertomografie (CT) oder Magnetresonanztomografie (MRT) eingesetzt werden, die hochauflösende Abbildungen organischer Strukturen erzeugen (▶ Kap. 1). Vor Beginn einer Psychotherapie durch nichtärztliche Personen ist ohnehin ein diesbezügliches, ärztliches Unbedenklichkeitsattest einzuholen (▶ Kap. 10).

Der Heidelberger Psychiater, Psychologe und Philosoph Karl Jaspers (1883–1969) gilt als Begründer der modernen Psychopathologie. Er lieferte für die Diagnostik und Klassifikation psychischer Abnormitäten und Krankheiten erstmals operationalisierte Bausteine in Form klarer Definitionen und fester Begriffe. Die von ihm konzipierte, differenzierte Systematik stellte er in seiner 1913 erstmals veröffentlichten „Allgemeinen Psychopathologie" vor, einer umfangreichen Methodenlehre in Verbindung mit einer präzisen Beschreibung abnormer Erlebens-, Denk- und Verhaltensweisen. Jaspers gliederte die Symptomatologie nach subjektiven (einfühlbaren) und objektiven (beobachtbaren) Symptomen und Funktionen, wobei er allerdings tiefenpsychologische Aspekte ausklammerte. Mit ihm erhielt die Phänomenologie als Lehre von den subjektiven Empfindungen, objektiven Leistungen und körperlichen Begleit- und Folgeerscheinungen des kranken Seelenlebens besonderes Gewicht (deskriptive Psychopathologie).

Alle späteren Kliniker und Forscher stützten sich auf die von Jaspers erstellte Systematik, so auch sein Schüler Kurt Schneider (1887–1967), dessen Kompendium „Klinische Psychopathologie" ein komprimiertes Standardwerk der klinischen Diagnostik wurde. Die von ihm „Symptome ersten Ranges" benannten Ich-Erlebensstörungen bei Schizophrenie (Gedankenentzug, Gedankenausbreitung, Gedankeneingebung) fanden allseits Eingang in die psychiatrische Krankheitslehre. Schneider sah die Ursachen psychischer Krankheiten in hirnbiologischen Vorgängen; die strikte Ausblendung biografischer Prägungen und unbewusster, psychodynamischer Vorgänge führte allerdings auch zu einer klinisch unfruchtbaren Vereinfachung des Bildes vom kranken Menschen. Unter „Psychopathie" verstand Schneider anlagebedingte, charakterliche Schwächen, jedoch keine eigentliche Erkrankung, unter der nicht nur die betroffenen Personen, sondern auch die Umgebung zu leiden hätten; er veröffentlichte 1923 hierzu eine spezielle Typologie („Die psychopathischen Persönlichkeiten").

Diese stigmatisierende Bezeichnung wurde in den 1960er-Jahren durch „abnorme Persönlichkeit" ersetzt, später durch „Persönlichkeitsstörung". Unterdessen wird der Psychopath (= Soziopath) mit dissozialen bzw. antisozialen Charaktermerkmalen konnotiert, insbesondere mit dem Typus des gemütskalten Gewaltverbrechers bzw. sadistischen Serienmörders (Kap. 3).

Die psychologische Heilkunde befindet sich in einem kontinuierlichen Prozess der Bereicherung um Forschungsergebnisse aus Anthropologie, Evolutionsbiologie, Verhaltensforschung, Psycholinguistik, Informatik, Neuro- und Sozialwissenschaften. Die Ergänzung des schematisierten Schneider-Modells psychischer Störungen um tiefenpsychologisch-psychodynamische Elemente einerseits wie um Erkenntnisse aus Lernpsychologie und Behaviorismus andererseits hat sowohl zu einer Erweiterung als auch einer Ausdifferenzierung der Krankheitslehre geführt. Im Gegensatz hierzu hat sich das oben beschriebene Basisinstrumentarium psychopathologischer Diagnostik, die sich auf das Sammeln, Sichten und Ordnen psychischer Eigenheiten samt ihrer wechselseitigen Beziehungen stützt, ebenso wenig verändert wie seit Jahrtausenden ihr Gegenstand, die menschliche Psyche.

Die rapide Zunahme an hirnbiologischen wie neuropsychologischen Erkenntnissen führte zwar nicht immer gleichsinnig zu einer Verbesserung therapeutischer Ansätze, bestätigte aber eindrucksvoll die unteilbare Körper-Geist-Komplexität. Außer den erwähnten Ergebnissen der Hirnforschung ab Mitte des 19. Jahrhunderts trug das psychoanalytische Erklärungsmodell des Neuropathologen und Begründers einer strukturellen Psychopathologie, Sigmund Freud (1856–1939), zur Entmystifizierung der Geistesstörungen bei. Die von ihm favorisierte, jedoch seinerzeit nicht belegbare Zuordnung der „bewussten Seelentätigkeit" zur Hirnrinde, des „Unbewußten" zu subkortikalen Regionen, war prinzipiell zutreffend. Erst seit Ende des 20. Jahrhunderts ist bekannt, dass die limbischen und paralimbischen Bereiche des Groß- und Zwischenhirns als hauptsächliche Regulationszentren unbewusster Vorgänge anzusehen sind, d. h. quasi als Korrelate des „Es" im Sinne Freuds, während dem Frontalhirn die bewusste Kontrolle und Steuerung („Über-Ich") zugeschrieben werden (▶ Kap. 9).

Obgleich mithilfe neuro- und kognitionswissenschaftlicher Forschungen die körperlich-seelischen Verkoppelungen zwischen psychischen Funktionen und neurophysiologischen Prozessen immer genauer beschrieben werden können, steht eine Antwort auf die Frage nach der Art der Verknüpfungen an der Schnittstelle Hirn/Geist – ein Kernproblem der Philosophie des Geistes – noch aus. Die Positionen der Philosophen (Psychiker) und Neurobiologen (Somatiker) haben sich diesbzgl. sachlich-dekonstruktivistisch einander genähert. Einerseits stoßen die Einblicke in die etwa 80–90 Mrd. Neuronen umfassende Konnektivität des Gehirns mit seinen billionenfachen, elektrochemischen, räumlich und zeitlich permanent wechselnden Verschaltungen (Synapsen) auch auf das Interesse der Geistes- und Sozialwissenschaftler, insbesondere in der Neurophilosophie und Neurotheologie. Von einer Verortung des Geistes bzw. des „Ichs" im philosophischen Sinne in identifizierbaren, umschriebenen hirnanatomischen Substraten und/oder hirnelektrischen Schaltkreisen wurde andererseits auch von den Neurowissenschaftlern (vorerst?) Abstand genommen (▶ Kap. 1).

Wenn psychische Gesundheit ungestörte Funktionalität der psychischen Eigenschaften und Leistungen bedeutet, wird Dysfunktionalität psychischen Defiziten attribuiert, die vor einer Erkrankung nicht bestanden bzw. außerhalb der funktionalen Norm gelegen haben. Häufig verlieren sich die Anfänge psychischer Erkrankungen – schleichende psychopathologische Veränderungen, die sich erst sukzessiv manifestieren – im Dunkeln. Unspezifische Vorstufen (Prodromi) können vage körperliche Missempfindungen, grundlose Gereiztheit, emotionale Labilität, innere Unruhe, unbestimmte Ängste und Konzentrationsmängel sein, ferner nicht mit der Realität in Einklang zu bringende, verstörende Wahrnehmungen, Gedanken und Vorstellungen sowie unpassende, irritierende Gewohnheiten.

Als Krankheitskonstrukt wird gegenwärtig das „Vulnerabilitäts-Stress-Modell" bzw. „Diathese-Stress-Modell" favorisiert, das den engen biopsychosozialen Verflechtungen bei Entstehung und Verlauf psychischer bzw. psychosomatischer Krankheiten Rechnung tragen soll: Disposition (Veranlagung) und Disstress (äußere Belastungen) führen bei Überschreiten der individuellen Kompensationsschwelle (Vulnerabilität) zu psychischer Dekompensation (Erkrankung). Als hauptsächliches Bindeglied zwischen genetisch-biologischen Gegebenheiten und psychosozialen Stressoren fungiert wahrscheinlich die enge Verflechtung zwischen stresshormonellen Einwirkungen der sog. Hypothalamus-Hypophysen-Nebennierenrindenachse (HHNA) und dem Gehirn mit Einfluss auf die Regulation des Neurotransmitterhaushaltes. Schlagworte wie Über- vs. Unterforderung, Reizüberflutung vs. Reizarmut, oder Perfektionismus vs. Kontrollverlust u. ä. kennzeichnen aktuell als potenziell krankmachende Faktoren die Grenzmarkierungen der Gesundheitspflege. Die psychologisch-psychotherapeutisch entscheidende, für den Patienten zentrale Frage ist, wie und womit sein persönliches Problem als Ausdruck von Disstress, Konflikten oder mangelhafter Flexibilität – „Anpassungsstörung" nach ICD-Nomenklatur – behoben werden kann.

Im Bereich psychischer Störungen und Krankheiten gibt es trotz aller psychometrisch-statistischen Normierungen keine scharfe Grenze zwischen normal und abnorm; der Übergang von „noch gesund" zu „schon krank" ist im Spektrum Wohlbefinden – Unbehagen – Indisponiertheit – Störung – Krise – Erkrankung – Krankheit – Leiden – Behinderung – Siechtum fließend. Dieser Sachverhalt nötigt Untersucher und Therapeuten zu Augenmaß bei der Bewertung oder gar Pathologisierung psychischer Besonderheiten, erst recht, wenn infolge unzulänglicher Berufserfahrung manche (vermeintlichen?) Anomalitäten befremdlich erscheinen bzw. Vergleichsmöglichkeiten fehlen. Zu berücksichtigen ist ferner stets der Stigmatisierungseffekt bestimmter Bezeichnungen (z. B. „schizophren", „debil", „behindert" oder „dement").

Bloße subjektive Beeinträchtigungen ohne objektivierbare oder anderweitig belegbare Einbußen an Lebensqualität und Leistungsfähigkeit gehören in den Bereich subklinischer Befindlichkeitsstörungen, einer Kombination aus individueller Sensitivität, verminderter Belastbarkeit und hypochondrischer Grundeinstellung. Eine diesbzgl. Ausweitung des Krankheitsbegriffs führt bei epidemiologischen Untersuchungen u. a.

dazu, dass ein Drittel aller Menschen in Europa als psychisch krank deklariert wird, wobei offenbar als Störungsbilder Depressionen, Ängste, Schlafstörungen, Burnout und/oder psychosomatische Beschwerden vorherrschen (▶ Kap. 11).

Wieweit sich möglicherweise dahinter im Einzelfall Ansprüche an Schonung, Zuwendung und Anteilnahme bis hin zur Unterstützung durch die Solidargemeinschaft (Krankheitsgewinn) verbergen, bleibt offen. Die therapeutischen Ressourcen öffentlicher Gesundheits- und Sozialversicherungssysteme würden einerseits durch die Anerkennung persönlicher Überempfindlichkeiten oder harmloser Bagatellerkrankungen als Krankheit oder gar Versorgungsfall überfordert.

Andererseits werden in keinem anderen Fach der Heilkunde deren Akteure mit einem Problem konfrontiert, das zu ernsten Konflikten im Umgang mit (potenziellen) Patienten führen kann – einer Dissimulation aufgrund mangelhafter oder gar fehlender Krankheitseinsicht. Eine Verkennung, Verharmlosung oder gar Verleugnung der Erkrankung bedarf bei erkennbarer Selbst- oder Fremdgefährdung unter Umständen als Ausdruck mitmenschlicher Hilfestellung und staatlicher Schutzpflicht einer Intervention auch gegen den Willen der Betroffenen (▶ Kap. 7).

Als Beitrag zur öffentlichen Aufklärung über die Besonderheiten psychischer Krankheiten und deren Entstigmatisierung wurde in Deutschland das „Aktionsbündnis Seelische Gesundheit" ins Leben gerufen, eine vom Bundesministerium für Gesundheit geförderte, gemeinsame Initiative der „Deutschen Gesellschaft für Psychiatrie und Psychotherapie, Psychosomatik und Nervenheilkunde" (DGPPN) und „Open the doors" als Partner des internationalen Antistigma-Projekts. Zu den rund 80 Mitgliedsorganisationen zählen die Selbsthilfeverbände der Betroffenen und deren Angehörigen sowie Organisationen und Verbände aus den Bereichen Psychiatrie, Gesundheitsförderung und Politik, die sich für einen offenen, vorurteilsfreien und toleranten Umgang mit psychisch Kranken einsetzen.

Am 10. Oktober findet jährlich der „Welttag für Seelische Gesundheit" statt (World Mental Health Day). Ausgerichtet wird er in Zusammenarbeit mit der WHO von der eingangs genannten „World Federation for Mental Health" (WFMH). In der betreffenden Woche organisieren jeweils Initiativen und Institutionen flächendeckend Veranstaltungen, die über psychische Krankheiten aufklären, Hilfs- und Therapieangebote aufzeigen und Verbesserungen der Versorgung vorschlagen. Außerdem werden der Umgang mit psychisch erkrankten Menschen thematisiert und Informationen für Angehörige, Eltern, Erzieher, Sozialarbeiter und Lehrer angeboten. Die WFMH versteht sich als internationale Plattform für Förderer und Fürsprechern psychisch Kranker in Zusammenarbeit zwischen Regierungen, halbamtlichen Organisationen, öffentlichen Bildungsinstituten und privaten Initiativen.

Suggestion und Plazebo. Paratherapien

Theo R. Payk

© Springer-Verlag GmbH Deutschland 2017
T. R. Payk, *Psychologische Heilkunde*, DOI 10.1007/978-3-662-53820-3_4

Ohne die permanenten, selbstregulierenden und -regenerierenden Fähigkeiten des Organismus wäre dessen Gesunderhaltung sowohl in physischer wie psychischer Hinsicht nicht über einen längeren Zeitraum möglich. Bei allen Lebewesen hat sich im Laufe der Evolution ein komplexes System miteinander vernetzter Funktionen gebildet, das den eigenen Erhalt sichern soll. Durch die natürlichen Selbstheilungskräfte können so Schädigungen aufgrund von Verletzungen oder Infektionen repariert, sogar unkontrolliertes Zellwachstum unter Kontrolle gebracht werden.

Diese permanente Ausbalancierung geschieht unbemerkt, quasi reflektorisch mithilfe neuronaler, immunologischer und hormoneller, einander rückkoppelnder Regelkreise, die vom funktionalen Sollwert abweichende, dysfunktionale Istwerte zu korrigieren suchen (▶ Kap. 3). Ggfs. werden biochemische Mediatoren wie Zytokine, Wachstumsfaktoren, Hormone, Enzyme, Neuromodulatoren und andere Transmittersubstanzen aktiv – notfalls bis zur Ausschaltung geschädigter Zellen in Form einer Selbstzerstörung (Apoptose) und Selbstauflösung (Autophagie).

Analog zeigen sich auch auf psychischer Ebene als Ergebnis kompensatorischer Einwirkungen eigenständige Regenerationen nach durchgestandenen Belastungen (z. B. Psychotraumatisierungen oder Hirnschädigungen), d. h. eine Rückgewinnung, sogar eine komplette Wiederherstellung psychischer Leistungsfähigkeit und seelischer Stabilität stellen sich oftmals durch Erholung und Adaptation auch ohne äußeres Eingreifen ein (▶ Kap. 11).

Sämtliche Restitutionsvorgänge und Rückfallverhütungen können über eine Art Selbstinstruktion auch bewusst und aktiv durch autosuggestive bzw. autohypnotische Einflussnahme induziert und unterstützt werden. Die hierzu eingesetzten Methoden sind weithin bekannt, seit der französische Psychologe Émile Coué (1857–1926) gegen Ende des 19. Jahrhunderts die systematische Autosuggestion als wesentlichen Heilfaktor erkannte und als „Selbstbemeisterung" bei fast allen Krankheiten empfahl. Salutogenetische Anleitungen mit autosuggestiven Wirkungen werden seitdem in zahlreichen Bildungs- und Praxiseinrichtungen vermittelt: Entspannung, Reflexion, positive Erwartung, Meditation, Yoga, Mentalisierung, Achtsamkeitsübungen und Visualisierung, oft unter Einbeziehung mantrenhafter Merksprüche wie z. B. die sog. formelhafte Vorsatzbildung beim Autogenen Training (▶ Kap. 9).

Die Wirksamkeit von Vorstellungskraft und Imagination zur Regulierung von Atmung, Herzfrequenz, Blutdruck und anderen vegetativen Funktionen lässt sich mittels biometrischer Methoden wie im Biofeedback bzw. Neurofeedback belegen. Welche Erfolge autosuggestive Konzentration überhaupt erreichen kann, zeigen die außergewöhnlichen Leistungen von Menschen mit frei gewählter, exzentrischer Lebensgestaltung (z. B. exzessives Fasten, Ertragen von Schmerzen, Extremsport, anhaltendes Schweigen, Isolation mit sensorischer Deprivation).

Ob sogar ausschließlich suggestive Einwirkungen – im Unterschied zum gewollten, geplanten Suizid – den physiologisch ursächlich nicht erklärbaren (psychogenen) Tod herbeiführen kann, ist umstritten. Allenfalls kann extremer Stress über eine

Überaktivierung des autonomen Nervensystems via massiver Kortisol- bzw. Adrenalinausschüttung bei Vorschädigungen zu tödlichen Herzrhythmusstörungen führen; üblicherweise kontrollieren sich N. sympathikus und N. parasympathikus (Vagus) des Vegetativums zur Verhinderung lebensbedrohlicher Dysregulationen wechselseitig.

Gelegentlich werden spontane (d. h. ohne äußerlich erkennbare Einwirkungen eintretende), nicht zu erwartende Rückbildungen als prognostisch ungünstig eingeschätzter Krankheitszustände als Wunderheilungen bezeichnet bzw. dem Eingreifen übernatürlicher Kräfte zugeschrieben. Hinter den unerklärlichen Geschehnissen wird das Eingreifen einer höheren Macht vermutet, die außerhalb der Naturgesetze steht. Ereignisse, die den physikalischen und/oder chemischen Gesetzmäßigkeiten der uns bekannten Welt widersprechen, sind allerdings bislang nirgends mit der wissenschaftlich erforderlichen Eindeutigkeit und Sicherheit belegt worden.

Sog. Wunderheilungen ereignen sich zumeist an emotional bewegenden Kultstätten (z. B. vorgeschichtlichen Heiligtümern, Sakralbauten, Wallfahrtsorten, Reliquienschreinen) oder in spirituell aufgeladenen Situationen (z. B. durch beschwörendes Handauflegen, inbrünstiges Beten oder Singen, bedeutsame Chiffren). Sie werden von Menschen erlebt, die in gläubiger Erwartung eine Befreiung von ihren Gebrechen erhoffen, zumindest ein außergewöhnliches Zeichen ersehnen.

Eine Besonderheit stellen Massensuggestionen in Form kollektiver, tranceartiger oder hysteriformer Erlebens- und Verhaltensweisen dar, die sich unter dirigierender Anleitung eines manipulativen Führers oder demagogischen Redners einstellen. Sie können – je nach Zielrichtung der indoktrinierenden Beeinflussung – mit wundersamen Sofortheilungen einhergehen, aber auch gewalttätig-aggressive Ausbrüche wie Ausschreitungen und Pogrome gegen ethnische oder andersgläubige Minderheiten provozieren. Gelegentlich kommt es zu autoaggressiven, selbstverletzenden Verhaltensweisen mit Selbstverstümmelungen (Automutilation); es gab darüber hinaus mehrfach Massenselbsttötungen von Sektenangehörigen wie z. B. 1978 im guayanischen Urwald mit über 900 Toten, 1994 in der Schweiz mit 60 und im Jahr 2000 in Uganda mit mindestens 500 Opfern. Offenbar verbanden sich hier charismatische Dominanz des jeweiligen Anführers, Heilsbotschaft, Erlösungsversprechen, Konformismus und Gruppendruck zum Entschluss eines kollektiven Suizids.

Ohne Zweifel gibt es unerwartete Genesungen, die auf den ersten Blick medizinisch nicht begründet werden können. Laut psychoimmunologischen und neuroendokrinologischen Forschungsergebnissen, die ein erweitertes Verständnis für die Hintergründe solcher ungewöhnlichen Spontanremissionen vermitteln, sind sie indes aus der leib-seelischen Funktionseinheit „Mensch" ableitbar. Allem Anschein nach handelt es sich um ein Zusammenspiel von vorbewusster, autosuggestiver Erwartungshaltung und heterosuggestiven Einwirkungen, das die selbstheilenden Reaktionen auslöst. Insbesondere Erkrankungen mit von vornherein psychovegetativ (mit-)verursachten Symptomen sind solcherart Beeinflussung zugänglich: Sog. funktionelle Beschwerden, histrionische und somatoforme/psychosomatische Störungen sowie Schmerzzustände.

Dessen ungeachtet haben alle apparativ-technischen und – noch viel mehr – direkt von Menschenhand getätigten Eingriffe am Menschen stets auch eine psychologische Bedeutung: Jede prüfende oder heilende Prozedur geht mit mehr ängstlich-pessimistischen oder eher tapfer-optimistischen Vorstellungen, Erwartungen, Wünschen und Hoffnungen von Seiten des Patienten einher. Angefangen vom tröstenden Zuspruch während einer Untersuchung bis hin zur beruhigenden Ermunterung vor einem ärztlichen Eingriff begleiten sie den Krankheitsverlauf und können ihn mehr oder weniger günstig beeinflussen. Schon der erste Eindruck beim Betreten einer Praxis oder eines Krankenhauses erzeugt quasi reflexhaft positive oder unangenehme Anmutungen: Weite, Helligkeit, Temperatur und Mobiliar der Einrichtung bestimmen ebenso Erwartungshaltung und Zutrauen des Hilfesuchenden wie das Verhalten des Personals. Noch mehr gilt dies für die Atmosphäre eines Sprechzimmers, die Behaglichkeit und Wohlgefühl oder Unbehagen und Abwehr hervorrufen kann.

Eine bedeutsame Rolle spielt – diesseits fachlicher Kenntnisse – bei der persönlichen Übermittlung von Informationen und Anweisungen die Persönlichkeit des konsultierten Spezialisten, da sie die zu einer Behandlung erforderliche Basis einer tragfähigen Patienten-Therapeuten-Beziehung konstituiert. Diese setzt auf beiden Seiten Eigenschaften und Einstellungen voraus, die zum Aufbau einer optimistisch-zuversichtlichen Einstimmung wichtig sind. Vorlaufende positive Erfahrungen (Priming) können im Sinne einer Konditionierung den erstrebten Behandlungserfolg fördern; als verstärkende Katalysatoren fungieren zudem die oben beschriebenen Einflüsse der unmittelbaren Umgebung.

Für ärztliche Psychotherapeuten bzw. Psychiater kann es allerdings zu einer Gratwanderung werden, ihre Patienten über (unerwünschte) Nebenwirkungen von Medikamenten oder Risiken körperlicher Eingriffe (z. B. Schlafentzug, Lichttherapie, transkranielle Magnetstimulation) aufklären zu müssen, ohne durch Beängstigungen und Zweifel den Behandlungserfolg zu unterlaufen (▶ Kap. 5).

Den vorbildlichen psychologischen Heiler kennzeichnen Merkmale wie Warmherzigkeit, Geduld und Kompetenz, die besonders von der humanistischen Psychologie herausgestellt wurden (▶ Kap. 11). Selbstsicheres Auftreten mit gewinnender Ausstrahlung ohne guruhafte Attitüde, ein ermutigendes Lächeln und eine klare, verständliche Sprache mit angenehmer Stimme, ein kräftiger Händedruck oder eine ermunternde Schulterberührung fördern eine positive Erwartungshaltung. Statussymbole und Requisiten wie Diplome, Testmaterial, Bücherwand, Medikamentenschrank, Kunstgegenstände und Pflanzen u. ä. im Sprechzimmer bzw. Behandlungsraum sollen affirmative Gefühle hinsichtlich Zuständigkeit und Professionalität des Arztes, Psychologen oder Therapeuten vermitteln.

Dass bereits Art, Form und Darbietung einer therapeutischen Intervention deren Wirksamkeit verstärken oder abschwächen können, ist aus der Plazeboforschung bekannt. Plazeboeffekte sind positive Veränderungen des subjektiven Befindens und/oder objektiv messbarer, körperlicher Funktionen, die lediglich der metaphorischen

Bedeutung einer Behandlung zugeschrieben werden. Sie begleiten – unterhalb der Schwelle bewusster Wahrnehmung – jede Art therapeutischen Handelns. Entsprechende Reaktionen, die nicht in erster Linie auf eine spezifische Therapie zurückzuführen sind, sondern auf deren psychosozialen Kontext, wurden bereits von Platon vermutet, demzufolge Kranke schon durch die Kraft des Wortes geheilt würden.

Die neuzeitliche Plazeboforschung begann 1830 im St. Petersburger Militärkrankenhaus mit der kontrollierten Verabreichung von Scheinmedikamenten (u. a. Pillen aus Mehl, Kakao, Milchzucker), während der bis zu 70 % der Probanden Besserungen verspürten. Nach heutigen Erkenntnissen spricht mindestens ein Drittel aller Patienten auf eine Plazebobehandlung an.

Plazebowirkungen beruhen auf einer Aktivierung von Selbstheilungspotenzialen über vegetative, immunologische und hormonelle Regelkreise. Sie beschränken sich nicht auf Leermedikationen, wobei Größe, Art, Farbe, Preis, Dosierung und Einnahmevorschriften der verabreichten Pillen/Pulver/Tabletten/Tropfen eine Rolle spielen, sondern sind auch bei anderen Pseudoeingriffen zu beobachten (z. B. chirurgischen Scheinoperationen, Scheininjektionen, Scheinakupunktur oder Praktiken der Alternativmedizin). Ihre Effizienz beruht auf dem Zusammenspiel von Vertrauen, Zuversicht, Erwartung, Fantasie und Beeinflussbarkeit des Empfängers (Suggestibilität) auf der einen Seite, und von Position, Sicherheit und Überzeugungskraft samt begleitenden „zeremoniellen" Handlungen des Therapeuten (Suggestivität) andererseits. Es gibt sogar indirekte, d. h. übertragbare Plazebowirkungen: Schon Berichte über verspürte (Neben-)Wirkungen vermögen nach Einnahme eines Scheinmedikaments eben jene auszulösen.

Die suggestivtherapeutisch essenzielle, persönliche Therapeuten-Patienten-Beziehung als entscheidend wirksamer Heilfaktor kann durch Chat-Dialoge im Internet oder andere virtuell-abstrakte Empfehlungen nur unzulänglich ersetzt werden. Sollte eine künftige psychologische Heilkunde durch computergenerierte, schematisierte Behandlungsvorschläge oder Verhaltensanweisungen per E-Mail auf die atmosphärischen, metatherapeutisch wichtigen Plazebowirkungen verzichten, würde eine zentrale Therapiekomponente preisgegeben (► Kap. 12)

Zur Ausschaltung von Plazeboeffekten werden bei der Erprobung neuer Medikamente bzw. neuartiger Behandlungsmethoden sog. Doppelblindstudien durchgeführt, bei denen Gruppen tatsächlich behandelter Personen solchen mit Scheinbehandlungen verglichen werden (Verum vs. Plazebo). Nicht erfasst wird dabei allerdings der Einfluss einer evtl. natürlichen bzw. Spontanbesserung, was durch eine möglichst große Anzahl von Probanden kompensiert werden soll. Zusammenfassende, analytische Übersichten aus homologen Einzelstudien zum Untersuchungsgegenstand sollen die Ergebnisse absichern und zu weitgehend objektiven, evidenzbasierten Schlussfolgerungen komprimieren (Metaanalysen).

Im Bereich der psychologischen Therapien ist die Sachlage komplizierter, da kaum homogene Vergleichsgruppen zusammengestellt werden können. Auch ist der Einfluss scheintherapeutischer Beschäftigungen der Plazebogruppe (z. B. unsystematische Betätigung, Spiel- oder Lesegruppe, Diskussionsrunde) schwer abgrenzbar. Der Einsatz kontrollierender Messverfahren in Form standardisierter, quantifizierender Tests und/ oder Fremdbeurteilungen durch mehrere Untersucher sind daher unerlässlich, um zu belastbaren Wirksamkeitsnachweisen zu gelangen. Auch bei Metaanalysen auf dem Gebiet der bzw. Psychotherapie und empirischen Sozialforschung gilt: Je größer die Stichproben, desto verlässlicher die Aussagen, je mehr systematische, kontrollierte Studien zur Fragestellung, desto repräsentativer das Fazit.

Gegenläufige Nozeboeffekte in Form von Unverträglichkeit oder anderer, unerwünschter Nebenwirkungen eines Scheinmedikamentes oder einer Pseudotherapie können demgegenüber bis zu einer spürbaren Verschlimmerung des Gesundheitszustandes reichen (nicht zu verwechseln mit der sog. Erstverschlechterung nach Behandlungsbeginn gemäß homöopathischer Lehrmeinung). Auch hier steuern Auftreten des Therapeuten, Beschaffenheit der Substanz und Empfänglichkeit des Patienten Intensität und Ausmaß der negativen Reaktionen, die sich von bloßer Übelkeit bis zu Kreislaufproblemen, allergischen Symptomen, Schwächezuständen und Schmerzattacken erstrecken können.

In religiös-spirituell orientierten Ethnien wie z. B. im westafrikanisch-haitischen Voodoo-Kulturkreis, in einigen indischen Bundesstaaten oder bei Naturvölkern sind (nozebische) Schädigungen durch schwarze Magie gefürchtet; vermeintliche Hexen werden verjagt und sogar getötet. Der Vorwurf eines durch satanische Unterstützung verursachten Schadenzaubers war während der inquisitorischen Verhöre im Rahmen der spätmittelalterlichen Hexenverfolgungen ein Hauptanklagepunkt, und noch heute beruhen finstere, destruktive Verwünschungen einer missliebigen Person auf magischen Fantasien (▶ Kap. 2).

Der Glaube an übernatürliche Einwirkungen, die das menschliche Schicksal bestimmen, hat seinen Ursprung wahrscheinlich in vorgeschichtlichen Mythologien. Er begleitet alle Phasen der Kultur- und Religionsgeschichte bis zur heutigen Esoterik und Parapsychologie. Das Grundbedürfnis nach Schutz und Sicherheit erklärt das Bestreben, dem rätselhaften Walten der Natur einem Urheber zuzuordnen und damit die Bedrohlichkeit einer allgegenwärtigen, konturlosen und unberechenbaren Macht abschätzen und einordnen, vielleicht auch abwehren zu können (▶ Kap. 1 und ▶ Kap. 2).

Die erforschbare Ordnung in der Natur wird immer abstrakter, je tiefer der Mensch in sie eindringt, damit immer weniger der sinnlichen Wahrnehmung und/oder dem anschaulichen Verstehen zugänglich. Konkrete private und berufliche Alltagserfahrungen, erst recht Schicksalsschläge wie Krankheit oder Unglück begleiten jedoch menschliches Leben und konfrontieren die Betroffenen mit Fragen nach deren Gründen, die von den Wissenschaften nicht beantwortet werden können. Je mehr und schneller technologische Errungenschaften, industrielle Revolution infolge Digitalisierung, Globalisierung von Kultur, Politik und Wirtschaft den modernen Menschen depersonalisieren, seine Identität relativieren und frustriert in der Massengesellschaft vereinsamen lassen, desto willkommener sind sinnvermittelnde, unkomplizierte Deutungen und Erklärungen der Geschehnisse in dessen Lebensraum, die ihm Halt und Orientierung geben sollen.

Trotz Aufklärung und beträchtlichem Zuwachs an naturwissenschaftlichen Erkenntnissen haben sich daher neben den großen, traditionellen Religionsgemeinschaften esoterische Vereinigungen auf transzendental-anthropologischer Grundlage konstituiert, in denen die spirituellen und emotionalen Bedürfnisse mit paratherapeutischen Lebensberatungen und pseudomedizinischen Heilsversprechungen panaxisch bedient werden. Das Erleben gleichgesinnter Gemeinschaften fördert zudem ein Wir-Gefühl von Solidarität und Stütze, durch ritualisierte, körperliche Übungen werden Selbstwert und Selbstgewissheit gesteigert.

Die erhebliche Resonanz der sog. New-Age-Bewegung (Growth movement) aus der humanistischen Psychologie wurde nicht zuletzt aus einem tiefen Unbehagen an der fried- und freudlosen, ökonomisierten Welt des 20. Jahrhunderts gespeist, dem durch intensiv erlebte, metaphysische Erfahrungen begegnet werden sollte. Mit dem Niedergang der Sannyasin-Kommunität des charismatischen Gurus Baghwan während der 1980er-Jahre verlor diese pseudoreligiöse Strömung weitgehend an Bedeutung. Weltumspannend ausgebreitet hat sich demgegenüber die vom Inder Maharishi M. Yogi in den 1970er-Jahren gegründete „Transzendentale Meditation", eine Bewegung mit dem Ziel, mittels bestimmter Yogaübungen nicht nur Depressionen, Ängste, ADHS, Spannungs- und Unruhezustände sowie vegetative und Schlafstörungen zu überwinden, sondern die Menschheit durch ein neues Bewusstsein in einen dauerhaften Zustand des Friedens und Wohlstands zu geleiten (▶ Kap. 2).

Eine besondere, komplexe Art der (Seelen-)Heilkunde begründeten der Philosoph Rudolf Steiner (1861–1925) und die Ärztin Ita Wegman (1876–1943) unter der Bezeichnung „Anthroposophische Medizin", die sich als komplementäre Ergänzung zur Schulmedizin versteht. Sie geht zurück auf Steiners esoterisches Gedankengebäude, eine metaphysisch-okkulte Weltanschauung, die naturwissenschaftliche und kosmologische Erkenntnisse mit Thesen aus der Astrologie, Alchemie, Theosophie, Homöopathie und fernöstliche Lehren verknüpft. Zu den Therapien, die in den anthroposophisch konzipierten Krankenhäusern praktiziert werden, zählen u. a. Heileurythmie, Misteltherapie (bei Krebs), Farbtherapie, rhythmische Massage und Kunsttherapie; über Plazeboeffekte hinausgehende, konsistente Heilungen wurden bisher allerdings nicht sicher nachgewiesen.

Weniger straff organisiert gibt es vielerorts Vereinigungen mit Angeboten ritualisierter Körper-Geist-Übungen aus dem tibetanischen Buddhismus, indischen Ayurveda und sibirischen Schamanismus, darüber hinaus feministisch orientierte Strömungen mit speziell matriarchalischer Orientierung. Neueren Ursprungs sind esoterische Praktiken wie z. B. Bioenergetische Analyse, Energetisches Heilen, Rebirthing, Rückführung, Chanelling u. ä. Als Lernziele der paratherapeutischen Szenerie werden etwa Bewusstseinserweiterung, Grenzerfahrung, Sinnfindung, Neues Denken, Energiearbeit, Wachstum, Transformation oder Quantenheilung beschrieben. Theoretische Grundlagen all dieser Initiativen sind vieldeutige, akausale Betrachtungsweisen, die hinsichtlich ihrer Heilungsansprüche unter Verzicht auf empirisch-wissenschaftliche Begründungen mit so größerer Überzeugungskraft vertreten werden. Bisweilen werden sie plakativ aktuellen naturwissenschaftlichen Erkenntnissen angepasst: Die derzeit nicht verstehbaren Erkenntnisse der modernen Physik oder Kosmologie werden als scheinbar plausible Erklärungsmodelle herangezogen und zu beeindruckenden Leerformeln modifiziert: Resonanz, Quantensprung, Emergenz, Hyperraum, Zeitreise, Konvergenz, Energiefeld etc. (▶ Kap. 2).

Die empirisch nicht beweisbare, daher umstrittene Wirksamkeit hochpotenzierter Verdünnungen in der Homöopathie wird gegenwärtig mit einer Art Verschränkungstheorie erklärt, die teilweise der Quantenmechanik entlehnt wurde: Subatomarer Informationstransfer aus der Ursubstanz in das „Gedächtnis" von Wasser oder Milchzucker. Gemäß homöopathischer Krankheitsauffassung sind nicht nur bei körperlichen, sondern auch bei fast allen psychischen Störungen Heilungen bzw. Linderungen zu erwarten, wenn das indizierte Konstitutionsmittel gefunden (und eingesetzt) wird.

Nach der homöopathischen Anamnese zur angenommenen „Verstimmung der Lebenskraft" gelangen pflanzliche, mineralische oder tierische Produkte in Form von Globuli, Tabletten oder Pulver zur Anwendung, die nach einem speziellen Verfahren (Verdünnung, Verschüttelung) hergestellt werden. Die Auswahl der Arznei folgt dem Ähnlichkeits- oder Simileprinzip („Ähnliches wird durch Ähnliches geheilt"), das der Arzt Samuel Hahnemann (1755–1843) hinsichtlich seiner Krankheitstheorie zugrunde gelegt hatte. Das Standardvorgehen der sog. Schulmedizin, Krankheitsursachen zu identifizieren und nach Möglichkeit auszuschalten, wird damit umgangen.

Im Brachland zwischen wissenschaftlich erprobter Psychotherapie und alternativer Parapsychotherapie hat sich das sog. neurolinguistische Programmieren (NLP) angesiedelt. Es handelt sich dabei um ein Konglomerat aus Kommunikationstechniken, das u. a. Elemente aus der klientenzentrierten (personenzentrierten) Therapie, Gestalttherapie, Familientherapie, Hypnotherapie, den Kognitionswissenschaften sowie dem Konstruktivismus verbindet. Ziele des NLP sollen eine Optimierung der Wahrnehmung, des Selbsterlebens und der Kommunikationsfähigkeit sein.

Im Bereich körperorientierter Therapien mit psychosomatischem Anspruch (▶ Kap. 9) finden sich des Weiteren folgende pseudomedizinische Offerten, deren hypothetischen Annahmen bisher nicht überzeugend verifiziert wurden:

- Akupunktur
  (Indikation: Auflösung von krankmachenden Blockaden des Lebensflusses Qi mittels Nadeleinstichen entlang definierter Körperlinien),
- Kraniosakrale Osteopathie
  (Indikation: Behebung von Funktionsstörungen aufgrund eines arrthymischen Pulsierens des Nervenwassers),

- Chiropraktik
  (Indikation: Beseitigung funktioneller Störungen des Bewegungsapparats durch paravertebrale Handgriffe),
- Kinesiologie
  (Indikation: Abbau von pathognomonischen Muskelverriegelungen durch Massagen bzw. Gleichgewichtsübungen) und
- Aqua-Energetik
  (Indikation: Beseitigung neuromuskulärer Blockaden in einem Wasserpool, teils unter Hyperventilation).

Angesichts der Erkenntnis, dass sich die persönlichen Lebensumstände oftmals auch mittels fachkompetenter, psychologischer oder sozialer Unterstützung nicht zufriedenstellend ändern lassen, sind scheintherapeutische Hilfsangebote zu Konkurrenzunternehmungen konventioneller Behandlungsmethoden geworden. Ihre Kennzeichen sind in der Regel fantasievolle, bisweilen transrationale Erklärungsmodelle, Präsentation als universelle Allheilmittel und fehlende bzw. mangelhafte wissenschaftlich-empirische Absicherungen, trotz gelegentlichen Verweisen auf entsprechende Studien in Kooperation mit ärztlichen bzw. psychologischen Institutionen (▶ Kap. 2). Der „Dachverband Geistiges Heilen" mit ca. 5000 Mitgliedern beruft sich jedenfalls auf eine Zusammenarbeit mit Ärzten, Heilpraktikern und Therapeuten und strebt – gemäß seinem Selbstverständnis als gleichberechtigter Partner von Schulmedizin und Naturheilkunde – eine Integration geistiger Heilweisen in das offizielle Gesundheitssystem an.

Der breitgefächerte, esoterisch-parapsychotherapeutisch bzw. alternativ-pseudomedizinisch aufgestellte Gesundheitsmarkt mit fließendem Übergang zur Wellnessindustrie vermittelt vielfältige Dienstleistungen, flankiert von Literatur, Vorträgen und Heilmitteln auf Tagungen, Messen und im Internet. Entsprechende Therapieangebote in Zeitschriften und Katalogen umfassen ein detailliertes Arsenal an Talismanen, Heilsteinen, Räucherwerk, Klangschalen, Pendeln, Tarotkarten, Horoskopsoftware etc. Zugehöriges Schrifttum wird in Deutschland in ca. 450 esoterischen Buchläden mit kontinuierlich wachsendem Angebot und Umsatz vermittelt. Trotz behaupteter Wissenschaftlichkeit existieren Qualitätsrichtlinien oder valide Wirkungsnachweise schon deswegen nicht, weil das heterogene Angebot keinerlei Vergleichsmöglichkeiten zulässt.

Angesichts potenzieller Gefährdung psychisch gestörter Menschen durch alternativtherapeutische Praktiken ist deren kritische Beurteilung aus Gründen psychohygienischer/präventiver Vorsorge angezeigt: Seelisch instabile Menschen können infolge schamanistischer, spiritistischer oder exorzistischer „Behandlungen" in eine schwere Krise geraten oder gar psychotisch werden. Besonders problematisch ist der Einsatz sog. bewusstseinserweiternder, meditativer Techniken in Kombination mit Fasten, Schlafentzug, sensorischer Deprivation und/oder der Einnahme von Rauschdrogen; der psychoseinduzierende Einfluss letzterer ist jedem Experten geläufig.

Als sog. Indoktrinationssyndrom bekannt sind emotionale Einengung, Regression, Verlust an Flexibilität und schließlich Veränderungen der persönlichen Wertmaßstäbe. Mitglieder radikal-fundamentalistischer Sekten werden meist unselbstständig und hörig; sie wirken nicht ausgeglichen und glücklich, sondern eher angespannt, getrieben und unruhig. In terroristischen Vereinigungen bietet die jeweilige Doktrin zudem Gelegenheit, für ein angeblich höheres Ziel, zerstörerisch die eigenen psychopathischen Neigungen ausleben zu können.

Eine Auseinandersetzung mit pseudotherapeutischen Arbeitstechniken und ihren Auswirkungen auf dem Gebiet der Heilkunde erscheint grundsätzlich auch deswegen erforderlich, weil aus Gründen allgemeiner, mentalhygienischer und sozialtherapeutischer Vorsorge das seit der Aufklärung freigelegte Terrain psychiatrisch-psychologischer Erkenntnisse nicht einer irrationalen Verwilderung überlassen werden sollte (▶ Kap. 11 und ▶ Kap. 12).

Therapeuteneigenschaften. Image

Theo R. Payk

© Springer-Verlag GmbH Deutschland 2017

T.R. Payk, *Psychologische Heilkunde*, DOI 10.1007/978-3-662-53820-3_5

Wer sich einem Spezialisten für psychische oder soziale Probleme anvertrauen will, muss meistens innere Widerstände überwinden. Der Hilfesuchende ist sich in der Regel darüber im Klaren, dass er aufrichtig und freimütig seine Gedanken, Gefühle und Wünsche einem fremden Menschen offenbaren soll, die er vielleicht nicht einmal engsten Bezugspersonen mitteilen würde. Umso mehr muss er sich auf Verständnis und Verschwiegenheit seines Gegenübers verlassen können.

Wie in keinem anderen Bereich der Heilkunde ist in den psychologischen und psychosozialen Therapien der Erfolg abhängig von – nur schwer objektivierbaren – Merkmalen der interaktionellen Beziehung zwischen Klienten und Therapeuten. Erst eine von Offenheit und Vertrauen getragene Atmosphäre schafft die Grundvoraussetzungen für eine nachhaltige Wirksamkeit therapeutischer Interventionen und sozialer Hilfen – unabhängig von allen rationalen Erklärungen zu Störungsmodellen und Therapiekonzepten (▶ Kap. 3 und ▶ Kap. 4).

Wie sind die Heilkundigen beschaffen, die sich berufen und befähigt fühlen, ihren Mitmenschen in seelischen Bedrängnissen oder sozialen Nöten zur Seite zu stehen, sich für sie einzusetzen? Was für Menschen sind Therapeutinnen und Therapeuten, von denen der Ratsuchende Hilfe und Beistand erhofft, sogar die Lösung seiner Lebensprobleme? Welche Eigenschaften und Erfahrungen sollte ein Aspirant auf dem Gebiet der psychologischen Heilkunde mitbringen?

Mangels Public Relations und/oder öffentlichen Interesses fehlt es vielfach an genaueren Kenntnissen über die Berufe des Psychiaters, Psychotherapeuten und Psychologen, zwischen denen daher meist nicht klar unterschieden wird. Besonders häufig werden Psychiater und Neurologen verwechselt, aber auch Psychotherapeuten und Psychologen, ganz zu schweigen von den übrigen Spezialisten auf den psychosozialen Feldern und denen, die sich lediglich als solche empfehlen. Fehlendes Wissen wird durch Fantasien ersetzt:

Nicht selten wird angenommen, dass der tägliche Umgang mit der bizarr-absonderlichen, verfremdeten Welt Geistesgestörter zur allmählichen Übernahme und Assimilierung von deren Denk- und Verhaltensweisen führt (▶ Kap. 5). Im Roman „Das Labyrinth" (2005) des Schriftstellers Gerhard Roth werden der fiktive Psychiater Pollanzy und sein ehemaliger, pyromanischer Patient und späterer Gehilfe Stourzh sich auf symbiotische Weise bis zur völligen Austauschbarkeit immer gleichartiger. Mit anderen Worten: Über kurz oder lang – so die verbreitete Meinung – wird der Psychiater zum Doppelgänger seines Patienten, falls er nicht schon von vornherein selbst psychisch auffällig war. In dieser Hinsicht teilt er mit dem „Irren" die Rolle des Objektes von Satire und/oder Belustigung. Im Kontrast zum „Psychologen" gehört er daher zum bevorzugten Ziel für Anekdoten über vermeintliche Marotten: Gutmütiger Spott, aber auch Ironie und Zynismus spiegeln sich in unzähligen Witzen und Karikaturen über den schrulligen Irrenarzt wider.

Während das hintergründige Bild vom typischen Psychiater trotz aller Entstigmatisierungskampagnen meist mit Disziplinierung und Repression konnotiert ist, werden dem Psychologen bzw. Therapeuten eher mitfühlendes Verständnis und Vertrauenswürdigkeit zugesprochen. Psycholog(inn)en, Psychotherapeut(inn)en sowie Sozialarbeiter/-innen werden von der Öffentlichkeit meist mit positiven Charakterzügen wie Einfühlungsvermögen, Anteilnahme und Rücksicht belegt, Psychiater/-innen demgegenüber oft mit undurchsichtigen Tätigkeiten, die Zweifel und Misstrauen erwecken. Während erstere eher für „Störungen" wie z. B. Depressionen, Ängste, Burnout oder Borderline – Ausdruck von jedermann nachvollziehbarer, unglücklicher Lebens- oder Arbeitsbedingungen – zuständig sind, werden letztere häufig als rigide Verwalter befremdlicher, irrationaler Anomalitäten abartiger Personen eingeschätzt, ohne deren Entstehungsgeschichte und Hintergründe wirklich aufzuhellen.

In der Tat gibt es trotz aller Überschneidungen realiter Schwerpunkte: Psychiater werden üblicherweise eher bei akuteren und/oder schwerwiegenderen Erkrankungen wie Psychosen, bipolaren Störungen, Suchtleiden oder hirnorganisch bedingten Ausfällen in Anspruch genommen, die einer medikamentösen Intervention bedürfen und/oder eine stationäre Einweisung erforderlich machen. Zur psychotherapeutischen Klientel gehören hingegen meist psychisch gestörte, nichtsdestoweniger mental bewegliche Personen, die vorrangig mittels Gesprächen und Übungen behandelt werden, etwa solche mit emotionalen und Persönlichkeitsproblemen. Psychosomatiker setzen sich mit seelisch bedingten Körperleiden auseinander, Sozialtherapeuten bieten entlastende Hilfen zur Bewältigung schwieriger Lebenssituationen an (▶ Kap. 9).

Allenfalls im engeren Bekannten- oder Freundeskreis erfährt man Genaueres über Therapeutinnen und Therapeuten von Menschen, die selbst Patienten waren oder sind – sog. Psychiatrie-Erfahrene. Versagens- und Schamgefühl bzw. die begründete Befürchtung, deswegen belächelt oder gar abqualifiziert und diskriminiert zu werden, lassen die Betroffenen meist schweigen. Wer erinnert sich zudem gern an krisenhaft-verstörende Phasen seines Lebens, die ihn – vielleicht sogar gegen seinen Willen – in eine psychiatrische Klinik gebracht haben?

Wie bereits erwähnt, wird die Qualität eines therapeutischen Bündnisses weitgehend von persönlichen Eigenheiten und Verhaltensweisen der Fachpersonen bestimmt. Wie erlebt und bewertet der Patient deren Auftreten und Erscheinung?

Schon der erste Eindruck ist prägend, und – wie die Ausdrucksforschung zeigt – meist nur schwer zu korrigieren. Selbst erheblich beeinträchtigte Menschen registrieren reflexartig-unbewusst die Körpersprache des Untersuchers, um sich ein Bild von der Person zu machen, der sie sich anvertrauen möchten (und sollen). Auch oder gerade psychisch Kranke erfassen im persönlichen Kontakt ziemlich genau Unechtheit oder Gezwungenheit des Gegenübers, ohne dies zu äußern; aufmerksam werden mögliche Anzeichen von Abgelenktheit, Hektik, Unentschlossenheit oder Skepsis wahrgenommen, noch mehr solche von Unmut, Ablehnung oder gar Antipathie. Besonders empfindlich reagieren sie auf Anspielungen, Zwischentöne, Taktlosigkeiten oder Täuschungen. Irritierend wirken übertriebene Freundlichkeit oder gar anbiedernde Komplimente. Konziliantes Duzen mag jenseits einer Arbeit mit Heranwachsenden oder Behinderten vielleicht den Eindruck einer partnerschaftlichen Verbundenheit auf Augenhöhe erwecken, verunsichert jedoch Patienten, die keine Kameradschaft erwarten, sondern Hilfe und Unterstützung durch einen souveränen, ihn anleitenden Spezialisten.

Solcherart Erfahrungen erschweren nicht nur die Diagnostik, sondern auch die unerlässliche Mitarbeit und Adhärenz der Hilfesuchenden. Dass sich aus therapeutischen Beziehungen langfristig bisweilen Freundschaften, sogar enge persönliche Verbindungen entwickeln können, steht auf einem anderen Blatt; in einem solchen Fall würde eine Weiterführung der Therapie allerdings gegen berufsethische Grundsätze verstoßen (▶ Kap. 6).

In einem Klinikbetrieb beobachten und bewerten die Patienten auch den Umgang des Personals miteinander, was letzterem gegenüber allerdings kaum je artikuliert wird. Sehr schnell werden Rangordnung und Machtposition der einzelnen Mitarbeiter eines Stationsteams eingeschätzt und (aus-)genutzt, das sich wie jede andere eingespielte Mannschaft gemäß soziodynamisch-hierarchischen Gesetzmäßigkeiten verhält. Allerdings zeigen sich die Patienten gegenüber Schwankungen im Befinden und in der Belastbarkeit der pflegerischen und therapeutischen Bezugspersonen durchaus nachsichtig bis mitfühlend und stellen sich pragmatisch darauf ein.

Der ideale Therapeut müsste – falls er das Bild von der biopsychosozialen, unauflösbaren Einheit „Mensch" verinnerlicht hat – sowohl ein weiser Menschenkenner und einfühlsamer Psychologe sein als auch ein souveräner, neurologischer Experte. Der klinische Alltag erweist sich jedoch als komplexer: Wer auf der Suche nach den Sitz des Geistes Hirne durchleuchtet oder deren Ströme misst, um dessen organischen Korrelate aufzuspüren, wird mangels Erfolg das philosophische Konstrukt „Seele" nicht in den Berufsalltag integrieren. Umgekehrt können psychologisch-psychotherapeutische Bemühungen ohne Grundkenntnisse über die Beschaffenheit des Zentralnervensystems und anderer Organfunktionen zu einem unrealistischen, erfolglosen Aktionismus führen. Diese Diversifizierung der Denk- und Arbeitsweisen beruht nicht nur auf pragmatisch-berufsökonomischen Erwägungen oder bestimmten individuellen Fähigkeiten, sondern auch auf grundsätzlich unterschiedlichen Auffassungen von der Natur geistig-seelischer Beschaffenheiten. Mit anderen Worten: Wer davon überzeugt ist, dass mentale Defizite durch organische Fehlfunktionen, speziell solche des Gehirns bzw. Hormonsystems, verursacht werden, dürfte als Interventionsform somatologisch begründete Behandlungen (z. B. eine Medikation) bevorzugen. Wer hingegen glaubt, dass es organunabhängige, sozusagen autarke Ausdrucks- und Erscheinungsformen des Geistes gibt, wird sein Therapieprogramm vielleicht eher auf anthropologischen oder psychosozialen Hypothesen aufbauen (▶ Kap. 2).

Mit der Ablösung des unitarischen „Nervenarztes" bzw. „Arztes für Neurologie und Psychiatrie", der für beide Seiten zuständig war, durch jeweils einen neurologischen und einen psychiatrisch/psychotherapeutisch/psychosomatischen Spezialisten wurde diesem Dilemma zumindest auf klinischem Gebiet Rechnung getragen: Während sich die naturwissenschaftlich sozialisierten, neuropsychiatrisch eingestellten Mediziner eher somatotherapeutisch orientieren, repräsentieren die psychotherapeutisch tätigen Ärzte zusammen mit ihren psychologischen Kollegen weitgehend den geistes- und gesellschaftswissenschaftlichen Bestandteil der Seelenheilkunde.

Die heutigen Erfordernisse der praktischen Arbeit mit psychisch Kranken lassen darüber hinaus die wachsende Bedeutung weiterer Professionen erkennen, die komplementär auf sozial- und milieutherapeutischem Gebiet tätig sind. Dieser dritte Sektor der psychiatrisch-psychologischen Spezialisierung soll den multifaktoriellen Entstehungsbedingungen psychischer Krankheiten ergänzend Rechnung tragen, die eine enge Zusammenarbeit aller beteiligten Berufsgruppen erfordern, ggf. unter vorlaufender bzw. begleitender Beratung durch einen erfahrenen Koordinator (▶ Kap. 8).

Unabhängig von allen Grundeinstellungen sollten gemäß dem gängigen Krankheitsmodell psychische Störungen im Alltag stets undogmatisch mehrdimensional behandelt werden; therapeutischer Pragmatismus wie berufliche Leitlinien bringen es mit sich, dass zum Wohle des Patienten eingesetzt wird, was erwiesenermaßen, d. h. evidenzbasiert, hilft. Insgesamt werden in Deutschland etwa ebenso häufig tiefenpsychologisch begründete wie verhaltenstherapeutische Methoden angewendet.

Gibt es bestimmte Eigenschaften, die besonders zum Beruf des Psychospezialisten befähigen? Auf den ersten Blick sind Psychiater, Psychotherapeuten und Sozialarbeiter nicht mehr oder weniger neugierig, couragiert, temperamentvoll, zuverlässig oder anspruchsvoll als andere Menschen. Bei Meinungsumfragen rangieren ärztliche bzw. soziale Berufe hinsichtlich ihrer Beliebtheit in der Regel auf den oberen Plätzen. Ihr Ansehen verdanken sie wahrscheinlich in erster Linie der Tatsache, dass sie sich in den Dienst der Gesundheitspflege stellen: Sie bieten einerseits individuelle Hilfe an, entlasten andererseits damit die Allgemeinheit. Ob die oft mühsame Arbeit in den Notaufnahmen, Flüchtlingsbetreuungen, Jugend- und Gefährdetenhilfen, Alten- und Pflegeheimen vom Großteil der Bevölkerung allerdings angemessen gewürdigt, überhaupt wahrgenommen wird, ist anzuzweifeln.

Innerhalb der therapeutischen Berufssegmente gibt es durchaus Unterschiede: Während sich in den klassischen psychiatrischen Niederlassungen – mit abnehmender Tendenz – mehr männliche als weibliche Therapeuten finden, verhält es sich in den psychologisch-psychotherapeutischen Praxen und soziotherapeutischen Einrichtungen umgekehrt. In den Kliniken und anderen, ähnlichen Behandlungsstätten ist das Verhältnis ausgewogen, allerdings nimmt – wie in den meisten akademischen Berufen – die Frauenquote zwar quantitativ zu, anteilig jedoch mit steigendem Einfluss, Gewicht und Rang des Aufgabenbereiches ab: Führungspositionen sind (noch) ganz überwiegend von Männern belegt, was nicht nur mit virilem Dominanzstreben, sondern auch mit der höheren Inanspruchnahme von Müttern bei der familiären Versorgung zusammenhängt. Immerhin besetzen Frauen in der ärztlichen Heilkunde inzwischen 16 % (Kinderheilkunde) bzw. 13 % (Psychiatrie/Psychotherapie) aller leitenden Stellen. In der Pflege überwiegt mit großem Abstand hingegen der weibliche

Sektor. Dass von den humanmedizinischen Fächern die psychiatrisch-psychologische Sparte zu denjenigen gehört, die insgesamt den größten Anteil an Frauen aufweist, dürfte sowohl mit deren besseren kommunikativen und psychosozialen Kompetenz als auch mit den geringeren Anforderungen an die körperliche Belastbarkeit zusammenhängen.

Die materielle Entschädigung ist für die Berufswahl sicherlich nicht entscheidend; innerhalb der Einkommensskala für akademische Heilberufe rangieren freiberufliche Psychiater, Psycho- und Ergotherapeuten sowie ambulante Pflegedienste im unteren Bereich. Alle anderen, festangestellten Therapeutinnen und Therapeuten aber auch Angehörige weiterer sozialer Heilberufe werden nach Tarif entlohnt. Auch Reputation und Prestige können schwerlich als Gründe für das berufliche Engagement angesehen werden. Außerhalb eines größeren Kongresses oder der medienwirksam bekannt gemachten Psychopathologie einer prominenten Person sind die Psycho-Fächer in der Öffentlichkeit kaum präsent – trotz der hohen Nutzung psycho-/soziotherapeutischer Leistungen. Mangels Lobby bleiben die Therapeuten nicht nur im Hintergrund, sondern haben auch wenig gesundheitspolitische Resonanz.

Selbst innerhalb der ansonsten standesbewussten Medizin treten Psychiater und Psychotherapeuten allenfalls als Randfiguren in Erscheinung. Psychiatrische und psychosomatische Konsile entlasten zwar – auch aus juristischen Gründen – die organmedizinischen Kollegen, werden aber oft mit distanzierter Skepsis betrachtet, falls sie nicht überhaupt für überflüssig gehalten werden. Nicht immer wird nach Suizidversuchen ein Psychiater auf die internistische oder chirurgische Intensivstation gerufen, trotzdem die prompte Übernahme psychisch auffälliger, lästiger, erst recht störender Patienten als selbstverständlich erwartet. Bisweilen ist der – mehr verschleiernd als entmythologisierend „Neurologe" genannte – Kollege als Übermittler unheilvoller Diagnosen willkommen.

Von den während rund 100 Jahren mit dem Nobelpreis bedachten knapp 200 Medizinern (zu 95 % Männer!) gab es bisher nur einen Psychiater: Im Jahr 1927 erhielt der Österreicher Julius Ritter v. Wagner-Jauregg (1857–1940) die hohe Auszeichnung für die von ihm entdeckte Fiebertherapie als erste erfolgreiche Behandlungsmethode Syphiliskranker durch eine künstliche Infektion mit Malariaerregern. 1904 hatte der russische Physiologe Iwan P. Pawlow (1849–1936), einer der Begründer der Verhaltensforschung und somit auch geistiger Miturheber der Verhaltenstherapie, den Preis für seine behavioristischen Forschungen bekommen.

Wer Psychospezialisten im Umgang mit ihresgleichen genauer beobachtet, wird häufig Unterschiede zu den handfesteren Kolleginnen und Kollegen aus anderen Bereichen der Heilkunde beobachten. Die Mehrzahl wirkt verhaltener und leiser, vielleicht auch individualistischer, ernster, komplizierter und neurotischer (?), wobei eine Tendenz zum eitlen Understatement erkennbar wird. Heiterkeit und Frohsinn scheinen eher rare Eigenschaften zu sein, erst recht unbekümmerte Ausgelassenheit; Anflüge von Humor sind oft nicht frei von ironisierenden Zwischentönen.

Anbiederungen an den sog. Zeitgeist mit seinen wechselnden Modezwängen und Life-style-Trends findet man kaum je, was – trotz psychiatriekritischer Reflexionen – vielleicht auf eine eher wertekonservativ-bewahrende Grundeinstellung zurückzuführen ist, aber auch Ausdruck einer berufsbedingten, fortwährenden Sublimierung und Selbstdisziplin sein kann. Spontane Reaktionen, geräuschvolle Auftritte und hemdsärmeliges Gebaren sind der Therapeutenzunft ebenso fremd wie medienwirksame Selbstinszenierungen. Wer durch Management, Teamarbeit und Unterricht kommunikativ trainiert ist, hat es im öffentlichen Einsatz meist leichter als der in seiner Einzelpraxis zurückgezogen tätige Berufskollege.

Ansonsten wird den psychologischen und sozialen Berufen keine besondere Publicity zuteil. Üblicherweise sind sie in der glücklichen Lage, ihre Arbeit und Leistungen nicht bewerben oder ins rechte Licht setzten zu müssen. Sog. Rankinglisten in Zeitschriften oder im Internet nach dem Muster „Wo finde ich den besten Psychiater oder Psychologen?", die berufliche Eignung und Befähigung etwa an der Zahl von Vorträgen, Publikationen oder Ämtern festmachen, sind für den hilfesuchenden Patienten nicht zielführend: Bekanntheit und Bestseller garantieren keinen Behandlungserfolg. Solcherart Bewertungen der beruflichen Qualifikation lassen außer Acht, dass wissenschaftliche Leistungen, Menschenkenntnis, therapeutisches Talent und praktische Erfahrungen weder eo ipso miteinander vergesellschaftet noch gegenseitig austauschbar sind.

Abzuwarten bleibt, ob Therapeutenbeurteilungen über das Internet verlässlichere Informationen bieten; negative Bewertungen müssen laut gerichtlicher Entscheidung begründet werden. Im Übrigen fehlt es an allgemein zugänglichen, neutralen und verständlichen Beratungen für Laien über Art, Form und Qualität von Therapieverfahren; häufig problematisch bzw. oft bis zur „Cyberchondrie" angsterzeugend sind desinformative Ratschläge und Kommentare zu Krankheiten aus den Web-Foren und -Chats („Dr. Google").

Therapeutinnen und Therapeuten sollen Freunde des Menschen und des Lebens sein – nicht als asketisch-selbstlose Samariter, sondern als ebenso sachlich-diszipli-nierte wie wohlwollend-zuverlässige, emotional stabile Begleiter der Hilfebedürftigen. Ihr Handeln sollte nicht von dritter Seite bzw. durch ideologische Einstellungen, kulturpolitische Einflüsse oder wirtschaftliche Zwänge fremdbestimmt werden. Nicht jeder ist für psychiatrisch-psychosoziale Tätigkeiten geeignet und sollte sich daher über seine persönlichen Stärken und Schwächen im Klaren sein, wenn er in dieser Richtung seine Berufswahl trifft. Neurobiologische, medizinpsychologische oder sozialrechtliche Kenntnisse lassen sich zwar mittels Unterricht und Studium aneignen und im Examen überprüfen, nicht jedoch charakterliche Eignung und moralische Ausrichtung für den Beruf eines Therapeuten, Pädagogen, Pflegers oder Sozialarbeiters. Die hierfür wichtigen Persönlichkeitszüge entwickeln sich im Rahmen einer jahrzehntelangen Sozialisation, angefangen mit den ersten Prägungen während der Kindheit.

Es überrascht vielleicht auf den ersten Blick, dass bei entsprechenden Recherchen auch eigene, schmerzliche Erfahrungen für die Berufswahl angegeben werden, z. B.

Bindungsdefizite, Fehlen oder Verlust eines Elternteils, Ortswechsel, Entwurzelung, sogar Heimerziehung. Viele Psychotherapeutinnen und -therapeuten stammen aus Familien, in denen es Schwierigkeiten gab: Spannungen, Rivalitäten, Streitigkeiten, Untreue, Behinderung von Geschwistern oder psychische Erkrankungen, wodurch sie sich als Kinder hilflos und überfordert gefühlt haben.

Oft war der Berufsweg zur Psychotherapie von dem Bedürfnis geleitet, anders zu leben, an sich zu arbeiten, sich zu verändern, eigene Probleme in den Griff zu bekommen, um selbst ein erfüllteres und glücklicheres Leben führen zu können.

Der New Yorker Psychotherapeut Albert Ellis (1913–2007), Mitbegründer der kognitiven Therapien (► Kap. 9), schilderte sich als extrem schüchternes Kind mit starken sozialen Ängsten, insbesondere Redeangst. Er befasste sich frühzeitig mit philosophischen Schriften und versuchte, durch Lesen Anregungen und Anstöße zur Überwindung seiner Handikaps zu bekommen; so probierte er schließlich Techniken wie Exposition und Desensibilisierung erfolgreich an sich selbst aus.

Langjährige Beobachtungen erlauben die Feststellung, dass es im Wesentlichen zwei Gruppierungen von Personen gibt, die sich für den Beruf des Psychospezialisten entscheiden:

Oftmals entwickeln sich schon zeitig Neugier und Interesse an Besonderheiten der menschlichen Psyche und an psychologischen Betrachtungsweisen. Viele spätere Psychotherapeuten beschäftigen sich schon als Kinder oder Jugendliche mit entsprechender Literatur und haben zeitig feste berufliche Vorstellungen, bisweilen geprägt durch das Elternhaus oder beeinflusst durch Vorbilder im Bekanntenkreis. Der Entschluss zum Studium der Medizin, Psychologie oder Sozialarbeit – forciert durch eine gute Abiturnote – zeichnet sich früh ab, bekräftigt durch Mitarbeit in Krankenhäusern oder anderen karitativen Einrichtungen, in Jugendgruppen oder in der Altenhilfe. Wie ein roter Faden ziehen sich Aufmerksamkeit und Engagement durch die weitere berufliche Sozialisation in Form von Famulaturen, Praktika, Hospitationen und Nachtdiensten. Die Betreffenden suchen auf Tagungen oder Kongressen Kontakt zu Fachkolleginnen und -kollegen. Im Studium erscheinen sie hochmotiviert, stellen gezielt Fragen und bitten um zusätzliche Informationen. Auf diese Weise bildet sich beizeiten ein stabiles Fundament für die künftige Tätigkeit aus Interesse am Menschen, Überzeugung und Wissbegier heraus.

Die eher kleinere Fraktion rekrutiert sich aus den Spätberufenen, d. h. solchen Personen, die bis zum Ende der Schulzeit noch keine definitive Entscheidung für ihren weiteren beruflichen Werdegang getroffen haben und sich in einer längeren Orientierungsphase befinden. Sie sind pflichtbewusst und wollen soziale Verantwortung tragen; manche waren mit psychischen Krankheiten im persönlichen Umfeld konfrontiert oder sogar selbst betroffen. Einzelne haben bereits eine Ausbildung hinter sich oder waren berufstätig, sind nicht zufrieden und wollen einen neuen Anlauf starten.

Andere überbrücken die Wartezeit auf einen Studienplatz mit einer zwischenzeitlichen Qualifikation, z. B. zum Krankenpfleger oder im Rettungsdienst. Sie sind vielseitig interessiert und sehen sich um, sind jedoch unentschlossen und wollen sich daher noch nicht festlegen; in die psychiatrische bzw. psychosomatische Klinik setzen sie nur zögerlich einen Fuß, um deren Klima zu prüfen. Vielleicht trauen sie sich die tatsächlichen oder vermeintlichen Belastungen nicht zu, die andere Disziplinen der Medizin mit sich bringen könnten. Den Bewerbungsunterlagen ist manchmal zu entnehmen, dass es bei den Ärztinnen und Ärzten bereits Weiterbildungsabschnitte in somatischen Fächern gegeben hat; insgesamt erfolgt der Wechsel zur Psychomedizin wahrscheinlich häufiger als umgekehrt.

In den vom Psychiater Michael Shepherd (1923–1995) vorgestellten Biografien prominenter Berufsgenossen gaben diese als Motivation für ihre Berufswahl in erster Linie wissenschaftliche Neugier an und den Wunsch, etwas sozial Nützliches leisten zu wollen. Letztlich bestimmend waren allerdings Mitgefühl für kranke und leidende Menschen, darüber hinaus Interesse an Biologie, Medizin und Philosophie. Anders erging es demgegenüber zunächst Sigmund Freud, der sein Medizinstudium mit Widerwillen beendete; obgleich überdurchschnittlich begabt, war er im Prüfungsfach Gerichtsmedizin durchgefallen. Nach dem Examen verblieb er zunächst als Assistent am physiologischen Institut der Wiener Universität, bis sein von ihm sehr geschätzter Lehrer Ernst v. Brücke ihn zu einer Änderung seiner Pläne bewegte. Obgleich ihn der Wechsel vom Neurophysiologen zum Psychotherapeuten später berühmt machen sollte, kennzeichnete er am Ende seines Schaffens pessimistisch den Beruf des Psychoanalytikers – neben dem des Pädagogen und Politikers – als wenig erfolgreich. Auch der Schriftsteller und Arzt Gottfried Benn (1886–1956), im elterlichen Pfarrhaus seelsorgerisch-sozialreformerisch geprägt, scheiterte nach einjähriger Assistenzzeit in der Psychiatrie der Berliner Charité. Er fühlte sich unsicher, blockiert und überfordert, war voller Selbstzweifel und litt an psychosomatischen Beschwerden. Desillusioniert wandte er sich – ebenfalls auf Empfehlung seines Chefs – der Pathologie und Dermatologie zu (▶ Kap. 7).

Die Wahrscheinlichkeit des Verbleibs auf therapeutischem Boden ist nach einer gewissen Eingewöhnung dennoch recht hoch. Die Mehrzahl der Kolleginnen und Kollegen arbeitet sogar noch im Rentenalter weiter, da die körperlichen Belastungen nicht ins Gewicht fallen. Die Gründe hierfür dürften weniger in erstarrtem Alltagstrott oder materiellen Bedürfnissen zu finden sein als vielmehr in einem bleibenden Interesse an einer vielseitigen, intellektuell herausfordernden Tätigkeit, deren Attraktivität trotz Ansprüchen an Kraft und Ausdauer sich dann viele nicht mehr zu entziehen vermögen. Meinungsumfragen zufolge würden die meisten wieder dieselbe Berufswahl treffen.

Insgesamt scheint es Eigenschaften zu geben, die für eine erfolgreiche, psycho- und soziotherapeutische Tätigkeit wünschenswert und nützlich sind, zumindest erleichtern sie die Arbeit und optimieren deren Effizienz. Hierzu gehören das Vermögen zu Präsenz mit ungeteilter Aufmerksamkeit („full awareness"), zu differenzierter Wahrnehmung, zu Offenheit und Authentizität, zu Festigkeit und Verlässlichkeit, zu Wertschätzung und Respekt, zu besonnenem Handeln und selbstkritischem Reflektieren. Kurzum: Der vorbildliche Therapeut kann gut zuhören, genau beobachten und das Verhalten seiner Mitmenschen zutreffend deuten. Er denkt nicht nur über sich und die Welt nach, sondern spürt auch intuitiv, was in anderen vorgeht. Seitens der humanistischen Psychologie werden als wichtigste Merkmale des Gesprächstherapeuten Echtheit, Warmherzigkeit und Empathie genannt. Helferattitüden in Form eines überprotektiven Aktivismus (sog. Helfersyndrom) sind eher hinderlich: Mitgefühl versteht sich von selbst, Mitleiden ist kontraproduktiv; ein Überengagement kehrt eine anfängliche Hochmotiviertheit über kurz oder lang meist um in Überdruss, Desinteresse und Widerwillen (▶ Kap. 11).

Recherchen zu der Frage, ob bestimmte Charaktereigenschaften von Psychoanalytikerinnen und -analytikern mit bestimmten Persönlichkeitstypen ihrer Klientel korrespondieren, lassen durchaus Zusammenhänge erkennen: Demzufolge wählen Therapeut(inn)en mit erhöhter narzisstischer Selbsteinschätzung bevorzugt anklammernde, depressive Patienten, solche mit mehr aggressiv getönter Dominanz tendieren hingegen zu eher schutzbedürftig anmutenden Personen. Ältere, erfahrene Analytiker/-innen erweisen sich als weniger anfällig gegenüber solchen Gefühlsregungen als Berufsanfänger. Die Ergebnisse können als Ausdruck von Selbststabilisierungsbedürfnissen der professionellen Helfer(innen) gedeutet werden.

Bei einer Überprüfung der Selbsteinschätzungen von Psychotherapeut(inn)en, die sich noch in Ausbildung befanden, stellte sich heraus, dass diejenigen, die sich selbst als eher ängstlich und zaghaft einschätzten, im Urteil ihrer Supervisorinnen und -visoren therapeutisch weniger kompetent erschienen; seitens der Patienten erhielten sie allerdings einen höheren Vertrauensvorschuss. Testpsychologisch waren bei den Kandidat(inn)en selbstbewusst-stabile, optimistische von ängstlich-unsicheren und narzisstisch-ehrgeizigen Persönlichkeitstypen zu unterscheiden.

Schwer zu beschreiben und noch schwerer zu erforschen sind die Auswirkungen der vieldeutigen Eigenschaft „Charisma", einer Amalgamierung aus Erscheinungsbild, Auftreten, Autorität und Ausstrahlung eines Menschen. Sie ist in der Therapie insofern von Bedeutung, als sie in Form einer suggestiven „Heilkraft" den Patienten verstärkt zu einer Aktivierung seiner eigenen Ressourcen verhelfen kann. Es geht dabei um mehr als bloße Zuwendung, verständnisvolle Anteilnahme oder therapeutische Kompetenz; vielmehr scheint es sich um eine Art Begabung zu handeln, die in besonderer Weise Selbstheilungskräfte freisetzt. Dieses Potenzial reicht über die bloße fachliche Befähigung hinaus und ist etwa dem Unterschied zwischen einem Musiker und einem Virtuosen vergleichbar. Schamanen und Medizinmänner kultivieren seit jeher die suggestiven Kräfte ihrer charismatischen Aura, um ihrem heilenden Auftrag möglichst erfolgreich nachzukommen, wobei die begleitenden, rituellen Zeremonien als wichtige Verstärker dienen.

Seeelenkundige Heiler und Helfer sind stets Kinder ihrer Zeit und Gesellschaft; ihr Leitbild wird mitbestimmt durch die Sitten und Gebräuche des jeweiligen Kulturkreises. Sie gleichen darin ebenso den Magiern der Vorzeit und Priesterärzten der Antike wie dem mittelalterlichen Medicus und neuzeitlichen Therapeuten. Die epochale Befreiung der Irren von ihren Ketten im Jahr 1793 in der Pariser Anstalt „Hospice de Bicêtre" auf Veranlassung deren Leiters Phillipe Pinel (1775–1826) und die englische No restraint-Reformpsychiatrie mit Verzicht auf Zwangsmittel am Ende des 18. Jahrhunderts sind ohne die gesellschaftlichen Umwälzungen im Gefolge der französischen Revolution 1789 ebenso wenig denkbar wie überhaupt der Aufbruch zu einer menschengerechten Umgestaltung des Irrenwesens in den übrigen europäischen Ländern zu Beginn des 19. Jahrhunderts.

Die humanistische Psychologie der zweiten Hälfte des vorigen Jahrhunderts erweiterte das reduktionistisch-mechanische Prinzip der frühen Lerntherapien zu einer von Autonomie, Entwicklung und Wachstum der Persönlichkeit geleiteten Betrachtungsweise. Als Teil der Kulturrevolution während der 1960/1970er-Jahre bereicherte sie das psychoanalytische Methodenspektrum um gruppendynamische, interaktionelle und körpertherapeutische Varianten.

In der Verhaltenstherapie löste während der letzten Jahrzehnte die sog. emotive Wende die kognitive ab, einhergehend mit einem mehrdimensionalen, integrativen Vorgehen bei der Diagnostik und Therapie (▶ Kap. 9).

Mit dem immensen Aufschwung der Hirnforschung während der letzten 50 Jahre ging eine spürbare Re-Biologisierung der klinisch-empirischen Psychologie und Psychiatrie einher, vergleichbar dem suggestivtherapeutischen Enthusiasmus des 19. Jahrhunderts. Die Entdeckung der Psychopharmaka gegen Mitte des 20. Jahrhunderts verwandelte die psychiatrische Versorgungslandschaft von Grund auf; ohne sie wäre die Psychiatriereform ab den 1970er-Jahren mit Schaffung komplementärer, außerstationärer Behandlungsstätten nicht umsetzbar gewesen (▶ Kap. 9).

Rückblickend wechselten sich Fortschritte und Rückschritte einander ab – so hatten die sozialdarwinistischen Theorien der Vererbungsforscher im 19. und 20. Jahrhundert verheerende Auswirkungen auf das Menschenbild und Humanitätsideal: Die Mithilfe von Psychiatern und Pflegern an der Ermordung psychisch Kranker und Behinderter während der Nazizeit war letztlich Ausdruck einer entsprechend gelenkten Gesellschaftspolitik mit der fixen Idee von einer erbgesunden „reinen Rasse". Niemals wäre den Vordenkern, Tätern und ihren Handlangern in den Sinn gekommen, ihre Taten als Verbrechen zu begreifen – im Gegenteil fassten sie ohne jegliches Unrechtsbewusstsein die „Ausmerze lebensunwerten Lebens" als notwendigen Beitrag zur Volksgesundheit auf.

Eine therapeutische Beziehung gedeiht nur auf dem Boden gegenseitiger Achtung vor der Meinung des Gegenübers, auch wenn diese befremdlich erscheint oder der eigenen Weltanschauung zuwiderläuft. Insofern bedeutet der Lernprozess, den der weltoffene Therapeut gemeinsam mit seinem Klienten durchläuft, immer auch Erfahrung, Entfaltung und Wachstum seiner selbst – je aufmerksamer und neugieriger, desto größer die Erweiterung des eigenen Horizonts. Wer sich entschlossen hat, die

Tiefen des menschlichen Herzens zu ergründen, wird im Laufe seiner beruflichen Tätigkeit mehr und mehr zu Geduld und Gelassenheit gegenüber seinen Mitmenschen erzogen. Oft entdeckt er hinter glatten Fassaden und höflichen Formulierungen nicht nur geheime Sehnsüchte und Wunschträume, sondern stößt auch auf düstere Fantasien und lernt destruktive Charakterverformungen kennen; manchmal erblickt er sich selbst wie in einem Spiegel. Die Zunahme an Toleranz und Nachsicht verhilft zu einem realistischen Blick auf die Unzulänglichkeiten der eigenen Leistungen und Lebensgestaltung, überhaupt auf die menschliche Existenz in all ihrer Fehlerhaftigkeit, Fragilität und Eitelkeit. Das Klischee vom tiefsinnig-allwissenden Therapeuten, der alles durchschaut und sich bei eigenen Lebensproblemen selbst am Schopf aus dem Sumpf ziehen kann, ist allerdings ein Mythos (▶ Kap. 12).

Es ist leicht nachvollziehbar, dass ein pessimistischer Therapeut nicht überzeugend Zuversicht vermitteln, ein selbstverliebter nur schwerlich echte Anteilnahme zeigen, ein mit Partnerschaftskonflikten belasteter allenfalls auf unpersönlich-intellektueller Ebene Eheberatung bieten kann; Selbstbezogenheit, Narzissmus, Frustration und Zynismus hemmen jegliche therapeutische Zuwendung. Im Roman „Lichtjahre entfernt" (2009) lässt der Psychologe und Schriftsteller Rainer Merkel seinen Protagonisten, den chaotischen, arroganten, unaufrichtigen und daher nicht besonders sympathischen Familientherapeuten Thomas Kaszinski an seinen eigenen Lebens- und Beziehungskonflikten kläglich scheitern.

Therapeutinnen und Therapeuten dürfen sich im Gegensatz zu ihren Schützlingen keine besonderen Marotten erlauben – sie müssen zumindest im therapeutischen Setting ihre Impulse, Verstimmungen oder Irritationen diszipliniert unter Kontrolle halten, auch wenn sie es mit anspruchsvollen und lästigen, manchmal schwer erträglichen, bisweilen sogar gefährlichen Personen zu tun haben. Wenn sich im Einzelfall anfängliche Vorbehalte – etwa während der ersten Probesitzungen – zu spürbaren Aversionen verdichten, sollte eine Weiterbehandlung kritisch überdacht und im Zweifelsfall aufgegeben werden.

Außerhalb notfallmäßiger Krisenintervention ist dies erlaubt und sogar geboten; ungeachtet Bedürfnissen oder Wünschen gleich welcher Art gibt es keinen Behandlungszwang, d. h. von Seiten der Patienten weder einen rechtsverbindlichen Anspruch auf eine bestimmte Behandlung noch auf einen speziellen Therapeuten. Ebenso ist deren Recht auf Einblick in ihre Krankenakte limitiert: Persönliche Bewertungen oder fremdanamnestische Angaben müssen nicht zwangsläufig offengelegt werden.

Das Bild des Psychiaters, Psychotherapeuten und psychiatrischen Pflegepersonals wird in der öffentlichen Meinung nur zu einem kleinen Teil durch ein authentisches Urteil aufgrund eigener Erfahrungen als Patient, mitbetroffener Angehöriger oder naher Freunde geprägt. Die meisten Menschen beziehen ihre Kenntnisse über psychiatrisch-psychotherapeutisches Arbeiten nicht aus persönlichen Erlebnissen, sondern mittelbar aus bruchstückhaften Kolportagen, die weitgehend der medialen Nachrichtenwelt oder literarischen Fiktionen entstammen. Die Darstellung ist infolgedessen abhängig von deren Zweck und Zielrichtung: In einem Kitschroman wird eine andere Figur vom Seelenheiler gezeichnet als in einem Psychothriller; in der Trivialliteratur reicht die Bandbreite der üblicherweise präsentierten Klischees vom umgänglichen Beichtvater bis zum zwielichtigen Manipulator. Aus dramaturgischen Gründen wird vorzugsweise eine Psychosekrankheit bzw. was jeweils darunter verstanden wird, als Stoff für ein besonders beängstigendes, unberechenbares Geschehen ins Spiel gebracht.

In den sachkundig recherchierten, fachlich korrekten Beiträgen anspruchsvollerer Medien wird meist qualifiziert über den Umgang mit den häufigsten psychischen Problemen berichtet: Depressionen bzw. Burnout, Ängste, ADHS (Aufmerksamkeitsdefizit-/Hyperaktivitätsstörung), Süchte und süchtiges Verhalten, Partnerschaftsprobleme, psychosomatische Leiden, Demenzkrankheiten. Außer im Wissenschaftsteil einiger seriöser Journale oder faktenorientierter Fernsehdokumentationen sind allerdings kaum je sachliche und korrekte Informationen über Selbstverständnis, Methoden und Ziele psychiatrischen und psychotherapeutischen Handelns zu finden; von Einladungen zu Informationsveranstaltungen, Fachvorträgen und wissenschaftlichen Tagungen wird nur selten Gebrauch gemacht.

Die Boulevardpresse interessiert sich hauptsächlich für scheinbar rätselhafte Verhaltensabnormitäten tatsächlich oder vermeintlich gefährlicher, psychisch Kranker. Außenstehende klären die in der Psychiatrie Tätigen und Betroffene dann darüber auf, worauf es bei der Behandlung psychischer Gestörtheit ankommt. Bei dieser Gelegenheit werden Psychiater oder Psychologen bisweilen auf zwei Prägnanztypen reduziert: Entweder werden ihnen bei Straftaten psychisch Kranker Inkompetenz und Nachlässigkeit vorgeworfen, oder sie fungieren als Vertreter von Repression in Form von Freiheitsberaubung und Zwangsbehandlung. Psychiatrische Unterbringungen populärer Bürger werden hochgespielt, verbunden mit Spekulationen über Entstehung und Hintergründe ihrer auffälligen Verhaltensweisen wie z. B. unglückliche Kindheitserlebnisse oder Burnout infolge permanenter Überlastungen.

Im Zusammenhang mit einer unterstellten Psychiatrisierung fehlt meist nicht der Hinweis auf die vermeintlich verheerenden Folgen bestimmter Behandlungen („Vollgepumptwerden"). Die früher angeprangerten Elektroschocks haben indes an Aufmerksamkeit verloren; ihre bisweilen lebensrettende Wirkung (z. B. beim malignen neuroleptischen Syndrom) wurde ohnehin verschwiegen, weil sie ideologisch nicht passend einzuordnen war. Möglicherweise hat dadurch auch unter den Ärzten die Bereitschaft abgenommen, ohne rechtliche Absicherung durch eine gesetzliche Betreuung notwendige, aber nicht ungefährliche Behandlungen psychisch Beeinträchtigter vorzunehmen; zumindest könnte dies die deutliche Zunahme der gerichtlich angeordneten Unterbringungen bzw. Betreuungsfälle während der letzten 20 Jahre miterklären (► Kap. 10).

Die Janusköpfigkeit der Berichterstattung tritt indessen auf der anderen Seite angesichts – in Wirklichkeit sehr seltener – Gewalttätigkeiten oder anderer, missliebiger Verhaltensweisen aus einer Klinik entlassener oder entwichener Patienten zutage. In diesen Fällen werden rasch Verdächtigungen über unzulängliche Diagnostik und inkompetente Therapie erhoben, assoziiert mit Mutmaßungen über angeblich zu lasche Kontrollen und/oder zu laxe Sicherungsvorkehrungen.

Vor allem Psychiater, Psychologen, Sozialarbeiter und Pflegepersonal in den forensischen Anstalten befinden sich stets auf einem schmalen Grat zwischen dem Vorwurf von Bagatellisierung und Fahrlässigkeit einerseits und dem der Repression und Disziplinierung andererseits. Bei Ausbruch eines Maßregelpatienten werden in der Lokalpresse vermeintliche Nachlässigkeiten der Beaufsichtigung unterstellt, erst recht bei Bekanntwerden einer kriminellen Vorgeschichte. Misstrauisch wird das Verhalten entlassener Straftäter beobachtet, obgleich deren Delinquenz dem Bevölkerungsdurchschnitt entspricht. Nach wie vor wird die Errichtung oder Erweiterung eines psychiatrischen Krankenhauses mit Skepsis verfolgt, erst recht die einer forensischen Klinik, gegen die sogar Bürgerinitiativen mit Protestaktionen gestartet werden.

Zum einen wird zwar durchaus anerkannt, dass sich die in der Forensik Tätigen um eine von der Gesellschaft wegen ihrer potenziellen Gefährlichkeit abgelehnten bzw. ausgegrenzten Minderheit kümmern. Zum anderen wird jedoch wegen ihrer heiklen, sanktionierten Wächterfunktion kontrolliert, ob sie dem Bedürfnis der Allgemeinheit nach Schutz und Sicherheit tatsächlich voll nachkommen. Dieser Konflikt wird sich in Zukunft umso mehr verschärfen, je häufiger nach richterlicher Entscheidung auch gefährliche Sexual- und Gewaltstraftäter in Spezialinstituten unter Ausschöpfung aller psychotherapeutischen und psychosozialen Mittel resozialisiert werden sollen – trotz fehlender intrinsischer Motivation, negativer Sozialprognose und personeller Defiziten.

Eine gewisse Sonderstellung zwischen Kritik und Anerkennung nehmen Psychiater und Psychologen ein, wenn sie bei Gericht als forensische Gutachter auftreten. Einerseits sind sie gehalten, ihre Beurteilungen nach bestem Wissen und Gewissen anzugeben, d. h. justiert am aktuellen Stand der diagnostischen und prognostischen Erkenntnisse. Andererseits kann es durchaus Differenzen in der subjektiven Wahrnehmung und Bewertung psychopathologischer Sachverhalte geben (▶ Kap. 3). Ohne ausreichende Erfahrung können Gutachter im Spannungsdreieck juristischer Spitzfindigkeiten zwischen Staatsanwaltschaft, Richter und Verteidigung unter Druck geraten, was bei der Verhandlung von Gewaltdelikten oder anderen Kapitalverbrechen von der Öffentlichkeit aufmerksam registriert wird. Dies kann zur Folge haben, dass die forensischen Spezialisten ebenso häufig als weltfremd taxiert wie als voreingenommen kritisiert werden.

Die Problematik mancher publizistischer Reaktionen wird auch am Beispiel suizidaler Patienten erkennbar: So werden auf der einen Seite unter Verweis auf die Menschenrechte apodiktisch Autonomie und Selbstbestimmung gefordert. Auf der anderen Seite sieht sich die therapeutische Bezugsperson im Falle einer tatsächlichen Selbsttötung eines Patienten dem Vorwurf ausgesetzt, Warnhinweise übersehen oder bagatellisiert zu haben, d. h. ihrer Sorgfaltspflicht nicht genügend nachgekommen zu sein.

Davon abgesehen werden immer wieder Suizidversuche, erst recht Suizide prominenter Personen ohne Rücksicht auf deren Privatsphäre ausgiebig bekannt gemacht und ohne Detailwissen kommentiert, u. a. mit dem Risiko, dass hierdurch Nachahmungen Vorschub geleistet werden kann (sog. Werther-Effekt) – entgegen den Empfehlungen des Deutschen Presserats zur Berichterstattung über Suizidenten, der diesbezüglich zur Zurückhaltung mahnt.

Spätestens seit im Drama „Woyzeck" von Georg Büchner (1813–1837) der kaltherzige Doktor den wahnkranken Protagonisten mit einer Erbsendiät zu kurieren sucht, gibt es in der Literatur karikierend-überzeichnende Darstellungen aus der Psychiatrie. Im Roman „März" von Heinar Kipphardt wird der Klinikchef Professor Feuerstein als eitler, von sich überzeugter und selbstgefälliger Herrscher über sein Imperium charakterisiert. Das Buch „Teufelsberg" von Sophie Dannenberg zeichnet ein deprimierendes Bild der Psychiatrie als Mosaik aus Fehldiagnosen, Hilflosigkeit und Schikanen.

In den antipsychiatrisch inspirierten Filmen und Fernsehserien der 1960er- bis 1980er-Jahre überwogen die Stereotype vom autoritären, manipulativen und sogar gewalttätigen Psychiater und Psychotherapeuten. In „A Clockwork Orange" („Uhrwerk Orange") von 1971 werden sie als Handlanger von Justiz und Gesellschaft dargestellt, die ihre angeblich abnormen Mitbürger in den Heilanstalten mittels brutaler, verhaltensmodifizierender Aversivmethoden „umprogrammieren" lassen. Weltweit große Resonanz erzeugte der 1975 gedrehte Kultfilm „One flew over the Cuckoo's Nest" („Einer flog über das Kuckucksnest"). Hier wird gezeigt, wie der (vermeintliche) Patient McMurphy mit einer Elektroschockbehandlung bestraft werden soll, weil er gegen die unmenschlichen Unterbringungs- und Behandlungsmethoden rebelliert. Wegen seiner Renitenz wird er einer Lobotomie unterzogen, die in ihm jeglichen Widerstand bricht (▶ Kap. 9).

Mit der allmählichen Versandung psychiatriekritischer Ressentiments in Literatur und Kunst wurden die Darstellungen zum psychiatrischen Szenarium objektiver, erkennbar an ausgewogen-sachgerechten Produktionen: Der US-amerikanische Spielfilm „A Beautiful Mind – Genie und Wahnsinn" (2001) gibt das Schicksal des Mathematikgenies (und späteren Nobelpreisträgers) John Nash wieder, der aufgrund einer Paranoia auf einer geschlossenen Abteilung untergebracht war. In „Take Shelter" („Ein Sturm zieht auf") von 2011 wird die erfolgreiche Intervention eines Psychiaters bei einem Wahnkranken realistisch dargestellt. „Hirngespinster" (2014) ist ein deutsches Filmdrama über das Leben eines Psychosekranken, der nach seiner Entlassung aus der Psychiatrie und Abbruch der Medikation nicht den Weg zurück in ein normales Leben schafft.

Weitere, unvoreingenommen-realistische, sachgerechte Dokumentationen aus jüngster Zeit sind u. a. Berichte Psychosekranker unter dem Titel „Raum 4070" (2006) und „Nicht alles schlucken" (2015). Der autobiografische Film „Schnupfen im Kopf" (2010) zeigt ein ungeschminktes Selbstporträt, das Einblick in eine psychotische Welt und damit einhergehender Stigmatisierung erlaubt. „Blender" (2015) ist ein Dokumentarfilm, in dem Bewohner eines Heims für psychisch Kranke freimütig und authentisch über ihr Leben berichten. „Die Mitte der Nacht ist der Anfang vom Tag" (2016) referiert anhand des Schicksals Betroffener das Leben mit einer Depression. Gleichzeitig macht der Film auf Vorurteile aufmerksam, erweckt Verständnis und ermutigt zu therapeutischen Schritten in jeder Richtung.

Ethische Prinzipien. Berufsordnungen

Theo R. Payk

© Springer-Verlag GmbH Deutschland 2017
T.R. Payk, *Psychologische Heilkunde*, DOI 10.1007/978-3-662-53820-3_6

Nicht jeder, der in einer Illustrierten, im Fernsehen oder per Internet psychologische Ratschläge gibt, ist ausgebildeter Psychotherapeut – Psychologe, Therapeut, Berater, Mentor oder Coach darf sich (in Deutschland) jede Person nennen. So ist es nicht überraschend, dass mit Blick auf die widrigen Begleiterscheinungen unserer Leistungs- und Profilierungsgesellschaft auch aus fachfremden, bisweilen weit abgelegenen Arbeitsbereichen alle möglichen Lebenshilfen angeboten werden. Häufig mit einem pseudowissenschaftlichen Etikett versehen, scheinen sie einer Mixtur aus eigenen Erfahrungen und populärpsychologischen Kenntnissen zu entstammen. Falls sie keine profitgeleiteten Instruktionen zu laienhaft-unkritischen, sachlich nicht vertretbaren Selbstbehandlungen beinhalten, können sie im Einzelfall sicherlich als Impulsgeber für eine Reflexion der eigenen Lebensweise genutzt werden; als Ersatz für eine fachkompetente Begleitung durch seelische Krisen eignen sie sich nicht (▶ Kap. 4).

Die hauptberuflich psycho- und/oder soziotherapeutisch arbeitenden Spezialisten haben die Aufgabe und den Auftrag, psychische Störungen zu erkennen und zu behandeln, evtl. ihrem (Wieder-)Auftreten präventiv vorzubeugen. Darüber hinaus sind notfalls rehabilitative bzw. inkludierende Schritte in die Wege zu leiten und zu überwachen. Als Fachleute sind sie dabei verpflichtet, zur Lösung des Problems „Erkrankung" bzw. „Störung" und deren Begleit- und Folgeerscheinungen die auf ihrem Gebiet erprobten, offiziell anerkannten Methoden einzusetzen. Hierzu müssen sie sich einerseits mittels Ausbildung und Examen qualifiziert haben, andererseits eingehend mit der betroffenen, leidenden Person und ihrer Lebenssituation befassen. Für das berufliche Denken und Handeln sollte grundsätzlich der Leitsatz maßgeblich sein, Patientinnen und Patienten zügig aus den Fesseln ihrer Ängste und Bedrückungen, Obsessionen und Verirrungen zu befreien, ihnen zumindest ihr Schicksal zu erleichtern. Ob das gelegentlich empfohlene, medikamentenfreie „Ausleben" z. B. einer wahnhaften oder manischen Psychose eine Rückkehr in die Realitäten das Alltags erleichtern kann, hängt von der Leidensfähigkeit der Betroffenen und ihrer Bezugspersonen ab. Den Weg einer erfolgreichen Therapie kennzeichnet idealiter ein Zuwachs an Autonomie, Selbstverantwortung, Lebensqualität und Leistungsfähigkeit – wichtige Voraussetzungen für ein Leben in der Gesellschaft.

Persönliche Weltanschauung, moralische Grundüberzeugungen und eigene Lebenserfahrungen der Therapeutinnen und Therapeuten prägen wie bei allen Menschen deren Menschenbild und Wertesystem. Darüber hinaus werden Zielsetzung, Perspektive und Umsetzung der therapeutischen Arbeit stets hintergründig mitbestimmt durch Sitten und Gebräuche jenseits des fachlichen Horizontes.

Ein prägnantes Beispiel für die enge Verknüpfung von Gesinnung und therapeutischem Engagement liefert die aktuelle Debatte um die (aktive) Sterbehilfe für lebensmüde Menschen: Aus dem Umgang mit psychisch Kranken ist bekannt, dass die Suizidwünsche am Leben Verzweifelnder in den meisten Fällen – nicht ausdrücklich geäußerte bzw. erfüllte – Bitten um Nähe und Zuwendung bedeuten. Diese nachvollziehbaren Wünsche depressiver oder Schmerzpatienten nach Erleichterung oder

Beendigung ihres quälenden Zustandes sollten ernst genommen werden. Ob ihnen eine wirklich freie Willensentscheidung für den Tod zugrunde liegt, kann erst nach suffizienter Behandlung beurteilt werden; statt einer Assistenz zum Sterben benötigen die Betroffenen in erster Linie (palliativen) Beistand und Hilfe.

Noch nie in der Geschichte der Seelenheilkunde war das psychologische und psychiatrische Behandlungsrepertoire so umfangreich und differenziert, humanitär und personalisiert gestaltet wie gegenwärtig (▶ Kap. 9). Ein Rückblick lässt jedoch erkennen, dass es immer wieder Phasen folgenschwerer Irrtümer und Abwege gab. Zu ihnen gehörten u. a. die bereits erwähnten Verfolgungen vermeintlicher Hexen oder die körperlichen Züchtigungs- und Zwangsmittel in der Psychiatrie bis zur ersten Reformwelle Ende des 18. Jahrhunderts (▶ Kap. 1). Die bisher unbegreiflichste Verkehrung des Hippokratischen Heilungs- und Lebensschutzprinzips in sein Gegenteil brachte die monströse, als Rassenhygiene deklarierte Vernichtungsideologie des Nationalsozialismus, die sich nicht nur gegen die Juden, sondern unter der Bezeichnung „Euthanasie" auch gegen psychisch Kranke richtete. Die theoretischen Grundlagen für die radikale Ausmerze lassen sich bis in die sozialdarwinistisch inspirierte Degenerationslehre, Erbbiologie und Dysgenetik des 19. und frühen 20. Jahrhunderts zurückverfolgen.

Zwischen 1939 und 1945 fielen im damaligen deutschen Reich und in den okkupierten Ostgebieten mindestens 160.000, tatsächlich oder vermeintlich unheilbar kranke Erwachsene und Kinder den Massenliquidierungen zum Opfer; darüber hinaus wurden KZ-Häftlinge zu Objekten qualvoller pseudomedizinischer Versuche entwürdigt, meist mit tödlichem Ausgang. Außerdem wurden etwa 400.000 Personen – größtenteils psychisch Kranke und Behinderte – zwangssterilisiert. An der Planung, Vorbereitung und Durchführung der Massentötungen waren Psychiater und Pflegepersonal maßgeblich beteiligt.

Die nationalsozialistischen Verbrechen auf medizinischem Gebiet gaben nach dem 2. Weltkrieg im Zusammenhang mit dem sog. Nürnberger Ärzteprozess von 1947 den Anstoß zur Formulierung des „Nürnberger Kodex". Dieses Regelwerk, an dessen Ausarbeitung der österreichische, in die USA emigrierte Nervenarzt Leo Alexander (1905–1985) wesentlich beteiligt war, beinhaltet u. a. bis heute verbindliche, ethische Richtlinien zur Vorbereitung und Durchführung medizinischer, psychologischer und anderer wissenschaftlicher Studien am Menschen.

Die Vorschriften des Kodex heben besonders ab auf die Abhängigkeit Kranker, denen aus Respekt vor deren Würde und Einzigartigkeit ebenso mit fachlicher Seriosität wie weltanschaulicher Neutralität zu begegnen ist. Fundamentalistisch-religiös geprägte Überzeugungen oder politdogmatische Einstellungen lassen sich daher nicht mit einem Berufsethos vereinbaren, das Maxime wie Verantwortung, Mitgefühl, Toleranz und Unabhängigkeit besonders betont.

Mehr als jeder andere auf dem Gebiet der Heilkunde kann der psychiatrisch-psychotherapeutisch Tätige daher nur glaubhaft und effizient arbeiten, wenn er sich aus Überzeugung einer Magna Charta geistig-seelischer und sozialer Gesundheit verpflichtet fühlt. In der UN-Menschenrechtsdeklaration von 1948, bekräftigt durch das „Genfer Gelöbnis" des Weltärztebundes (World Medical Association – WMA), heißt es in Rückgriff auf den Hippokratischen Eid und in Anlehnung an den Kodex u. a., sich bzgl. der ärztlichen Pflichten nicht beeinflussen zu lassen von Alter, Krankheit oder Behinderung, Konfession, ethnischer Herkunft, Geschlecht, Staatsangehörigkeit, politischer Zugehörigkeit, Rasse, sexueller Orientierung oder sozialer Stellung des Patienten; zudem wird die Verschwiegenheitsverpflichtung besonders betont. Auf den Kongressen der World Psychiatric Association (WPA) in Honolulu 1977 und Wien 1983 wurde die „Deklaration von Hawaii" verabschiedet bzw. bekräftigt – eine Art Kanon für psychiatrisch-psychotherapeutisches Arbeiten. Darin sind folgende Punkte hervorgehoben:

1. „Aufgabe der Psychiatrie ist die Pflege der seelischen Gesundheit, die Förderung der persönlichen Entwicklung des Menschen mit dem Ziel der Selbstverantwortung und Selbstbestimmung in Freiheit …"

2. „Die therapeutische Beziehung zwischen Patienten und Psychiater beruht auf einer beidseitig verpflichtenden Vereinbarung, die Zutrauen und Vertraulichkeit, Offenheit und Zusammenarbeit sowie gemeinsame Verantwortlichkeit erfordert …"

3. „Gegen den erklärten Willen oder ohne Zustimmung des Patienten sind keine ärztlichen Handlungen erlaubt; es sei denn, er verfügt infolge seiner psychischen Erkrankung oder Behinderung nicht über die erforderliche Freiheit der Willensentscheidung, d. h. er vermag nicht zu erkennen, was in seinem wohlverstandenen eigenen Interesse erforderlich ist, … Zwangsmaßnahmen sind daher stets nur im Interesse des Patienten und nur so lange wie unbedingt erforderlich anzuwenden …"

4. „Der Psychiater darf sein berufliches Wissen und Können niemals zur Misshandlung von Einzelpersonen oder Gruppen benutzen … Er darf sich nicht an einer Zwangsbehandlung beteiligen, die nicht aufgrund des Krankheitszustandes erforderlich ist. Wenn vom Patienten oder von dritter Seite Maßnahmen verlangt werden, die gegen wissenschaftliche oder ethische Prinzipien verstoßen, muss er seine Mitwirkung verweigern …".

In den vom deutschen Berufsverband (BDP) und von der Deutschen Gesellschaft für Psychologie (DGPs) herausgegebenen „Ethischen Richtlinien" wird in diesem Sinne u. a. darauf hingewiesen, dass Psychologinnen und Psychologen dazu verpflichtet seien, in der praktischen Ausübung ihres Berufs zu jeder Zeit ein Höchstmaß an ethisch verantwortlichem Verhalten anzustreben. Sie sollen die Rechte der ihnen beruflich anvertrauten Personen nicht nur respektieren, sondern ggf. auch zum Schutz dieser Rechte aktiv werden. Zu ihren Aufgaben gehört, das Wissen über den Menschen zu vermehren und ihre Kenntnisse und Fähigkeiten zum Wohle des einzelnen und der Gesellschaft und für die Erhaltung und den Schutz fundamentaler menschlicher Rechte einzusetzen.

Besondere Anforderungen an Ethos, Menschenbild und Berufsrecht stellen sog. fremd- bzw. gemeinnützige Erprobungen neuer Heilverfahren oder Arzneimittelstudien an Patienten dar, d. h. solche, von denen (auch) andere Kranke profitieren könnten. Soweit die Versuchspersonen einwilligungs- und zustimmungsfähig sind, gelten die Empfehlungen der sog. Deklaration von Helsinki der WMA aus dem Jahr 1964. In Deutschland sind sie Bestandteil der Berufsordnung für Ärzte, die im Übrigen die Empfehlungen der Europäischen Berufsordnung zur ärztlichen Ethik von 1997 übernommen hat. Die erforderlichen Voraussetzungen für wissenschaftliche Studien an Menschen wurden zusammengefasst wie folgt kanonisiert:

- Einwilligungserklärung nach Aufkärung („informed consent"),
- Genehmigung durch eine unabhängige Ethikkommission,
- Vorrang der Gesundheit des Probanden vor Interessen der Wissenschaft,
- Nichtveröffentlichung von Ergebnissen aus unethischen Versuchen.

In der UNESCO-Erklärung von 2005 wurde dieser Verfahrensweise im Großen und Ganzen zugestimmt, ebenfalls dem Einsatz von Plazebos, wenn keine Gefährdung für ernsthafte bzw. bleibende Schäden zu erwarten ist.

Anders verhält es sich bei Vorliegen von Einwilligungsunfähigkeit (juristisch Bestandteil der Geschäftsunfähigkeit) potenzieller Probanden, d. h. wenn aufgrund der psychischen Beeinträchtigung – etwa bei einer fortgeschrittenen Demenz oder einer ausgeprägteren geistigen Behinderung – von ihnen keine freie Entscheidung getroffen werden kann. Die von der WMA 2008 in Seoul (Korea) bzw. 2013 in Fortaleza (Brasilien) beschlossenen Revisionen der Helsinki-Erklärung empfehlen diesbzgl. die ersatzweise Zustimmung durch einen gesetzlichen Vertreter.

Ähnlich lauten die Empfehlungen der Europäischen Bioethikkonvention von 1996 sowie die der Zentralen Ethikkommission bei der Bundesärztekammer von 1997, der zufolge die Erforschung neuer Behandlungsmethoden an nicht einwilligungsfähigen Personen gerechtfertigt sei, wenn für diese damit ein erheblicher Nutzen bei gleichzeitig minimalem Gesundheitsrisiko verbunden ist, und der gesetzliche Vertreter bzw. Betreuer nach ärztlicher Information unter Berücksichtigung des mutmaßlichen Willens des Betroffenen zugestimmt hat. Insoweit decken sich die Kriterien mit denen einer Patienten-Vorsorgevollmacht hinsichtlich ärztlicher Eingriffe im Falle krankheitsbedingt fehlender Geschäfts- bzw. Entscheidungsfreiheit (▶ Kap. 4).

Mit dem „4. Gesetz zur Änderung arzneimittelrechtlicher und anderer Vorschriften" hat der Deutsche Bundestag 2016 gemeinnütziger Forschung unter der Voraussetzung zugestimmt, dass die teilnehmenden Personen sich zuvor in noch einwilligungsfähigem, d. h. geschäftsfähigem Zustand nach umfassender Aufklärung zur Teilnahme bereit erklärt haben, wenn sie dadurch zu einer besseren Behandlungsmethode ihrer Krankheitsart beitragen können. Im Fokus stehen auf psychiatrischem Gebiet besonders an – bislang nicht heilbarer – Alzheimer-Demenz im fortgeschrittenen Stadium leidende Menschen, die zwangsläufig zum Verlust der Einwilligungsfähigkeit führt.

Das Dilemma ist offensichtlich: Ohne klinische Erprobung neuer Behandlungsmöglichkeiten bzw. Medikamente an Erkrankten (Phase III einer Studie) ist keine Aussage über deren Wirksamkeit und/oder Verträglichkeit möglich – angesichts der stetig wachsenden Anzahl Demenzkranker nicht nur ein sozioökonomisches Problem, sondern auch eine fatale Situation für alle Betroffenen, zu denen indirekt auch die mitleidenden Angehörigen zählen.

Wenig plausibel erscheint in diesem Zusammenhang, dass die öffentliche Kritik an klinischer Forschung in der Psychiatrie sich vorzugsweise gegen biologische, vor allem pharmazeutische Studien richtet, hingegen den – unter Umständen nicht minder risikoreichen – psychologischen bzw. psychotherapeutischen Behandlungsversuchen keine nennenswerte Aufmerksamkeit widmet. Vermutlich herrschen über Begleit- und Folgewirkungen psychologischer Einflussnahme nur vage Vorstellungen, obgleich durchaus Erkenntnisse über die bedenklichen Folgen z. B. unsachgemäß oder missbräuchlich eingesetzter Suggestivpraktiken oder verhaltenstherapeutischer Konfrontationen vorliegen.

Medizinische Forschung bewegt sich im Spannungsfeld zwischen Wissensdrang, Gemeinnutz und Menschenwürde. Ethikkommissionen, angesiedelt bei den jeweiligen Landesärzte- und Psychotherapeutenkammern oder den Universitäten, haben die Aufgabe, sowohl Probanden vor unnützen oder gar gefährlichen Experimenten zu schützen als auch den Wissenschaftlern Rechtssicherheit zu geben. Dennoch kann vermutlich Forschung, die angesichts unzähliger, potenziell gefährdeter und bereits erkrankter Menschen notwendig ist, nie ganz frei von Risiko sein, da jeweils unentdecktes Neuland betreten wird. Im Bereich der psychologischen Heilkunde können Tierversuche oder Computersimulationen (Doppelblind-)Studien an Menschen mit einer Verum-Plazebo-Dichotomie zwar ergänzen, aber nicht ersetzen. Es sollte selbstverständlich sein, dass wissenschaftliches Streben nach neuen Erkenntnissen unbeeinflusst von Auftraggebern, Sponsoren und Mäzenen bleibt; Drittmittelprojekte können sich als zweischneidige Angelegenheit erweisen, wenn z. B. merkantile oder gesundheitspolitische Interessen im Spiel sind.

Die o. a., von der WMA und WPA als berufsethisch verbindlich herausgegebenen Leitlinien wurden aus ideologischen bzw. politischen Gründen auch nach 1948 wiederholt missachtet. So bediente man sich spätestens ab Mitte der 1960er-Jahre bis zur Perestroika in der UdSSR parteikonformer Psychiater und Psychologen, um Dissidenten bzw. Regimegegner zu diskreditieren und/oder gar auszuschalten. Unter Verwendung eines politisch konstruierten Schizophreniebegriffs (z. B. „Reformwahn") wurden Hunderte oppositioneller Bürger von psychiatrisch-psychologischen Gutachtern aufgrund ihrer angeblichen Geistesstörung für unzurechnungsfähig erklärt bzw. bei angeblich fehlender Krankheitseinsicht auf unbestimmte Zeit in forensischen Spezialeinrichtungen (Strafkliniken) zwangsuntergebracht. Strategie und Ergebnis der psychiatrischen Begutachtung wurden jeweils vom Staatssicherheitsdienst KGB vorgegeben.

Ein anderes Kapitel psychiatrischer Verfehlungen bezieht sich auf die verhängnisvolle Verstrickung von Psychiatern und Psychotherapeuten bzw. Psychologen in die repressiven Kontroll- und Überwachungsmachenschaften des DDR-Regimes. Die Bandbreite der Hilfsdienste sog. inoffizieller Mitarbeiter (IM) des Ministeriums für Staatssicherheit („Stasi") aus diesen Berufsgruppen reichte von Bespitzelungen im Kollegenkreis und Schweigepflichtverletzungen bei Patienten bis hin zur existenziellen, systematischen „Zersetzung" als „feindlich-negativ" deklarierter Oppositioneller: Im Rahmen eines eigens vom Staatssicherheitsdienst (SSD) an dessen Hochschule in Potsdam-Golm geschaffenen Aufgabenbereiches „Operative Psychologie" wurden die einzelnen Schritte eines Programms zur psychologischen und sozialen Zerstörung, d. h. Kontrolle, Verleumdung, Diffamierung und Entwürdigung einschließlich schikanierender Verhörmethoden entwickelt. Ziel war ein „Geständnisses" staatskritischer bzw. der Republikflucht verdächtigter Bürger als Vorbereitung zu deren Ausschaltung mittels pseudojuristischer Repressalien bis zu jahrelanger Haft.

Eine Verletzung der Verschwiegenheitsverpflichtung (sog. Schweigepflicht) stellt nicht nur ein schwerwiegendes moralisches Vergehen, sondern auch einen tiefgreifenden Verstoß gegen alle heilkundlichen Berufsvorschriften dar. Ein solcher Vertrauensbruch zerstört nicht nur irreparabel jede therapeutische Beziehung, sondern hinterlässt beim Patienten/Klienten tiefe Verunsicherung, Enttäuschung und Frustration bis hin zu seelischen Krisen. Schweigepflichtsdelikte werden sowohl straf- wie berufsrechtlich verfolgt; laut § 203 StGB wird in Deutschland bestraft, wer als Angehöriger eines Heilberufs ein ihm anvertrautes oder sonst wie bekannt gewordenes, fremdes Geheimnis offenbart. Nur in seltenen Fällen ist die Pflicht zur Verschwiegenheit aufgehoben, etwa zum Schutz eines höherwertigen Rechtsgutes im Sinne eines rechtfertigenden Notstands gem. § 34 StGB (z. B. wenn sich aus dem Patientenkontakt Hinweise auf die Vorbereitung eines Verbrechens oder auf Kindesmisshandlungen ergeben).

Desgleichen stellen erotisierende bzw. sexuelle Beziehungen zwischen psychisch Kranken und ihrem Therapeuten nicht nur schwere Übertretungen der Berufsordnung dar, sondern gemäß § 174c StGB ebenfalls Straftatbestände. In schätzungsweise ein bis fünf Prozent der psychotherapeutischen Behandlungsfälle ist von sexuellen Übergriffen auszugehen; sie kommen am häufigsten im Rahmen sog. Erlebnis- und Körpertherapien vor. Hinsichtlich der Berufszugehörigkeit rangieren psychologische vor ärztlichen Therapeuten; die weitaus meisten sind Wiederholungstäter, die sich zudem keiner regelmäßigen Supervision oder anderen externen Kontrollen unterziehen. Dass Männer weitaus in der Überzahl sind, mag zum einen mit deren gesteigerten, libidinösen Anregbarkeit zusammenhängen, zum anderen mit der evolutionssoziologisch bedingten, weiblichen Empfänglichkeit gegenüber Erfolg, Macht und (vermeintlicher) Stärke, die der Therapeut gegenüber seinen abhängigen Klientinnen verkörpert.

Aus tiefenpsychologischer Sicht entspringt der männliche Kontrollverlust einer fehlgeschlagenen Sublimierung, d. h. dem unabdingbaren Verzicht auf die Umsetzung eigener sexueller Triebimpulse; bei den Täterinnen könnten mütterliche Fürsorge-

und Zuwendungsinstinkte eine Rolle spielen. Die meisten Täter/-innen befinden sich zum Zeitpunkt der sexuellen Kontaktanbahnung in einer seelisch labilen Verfassung; auslösend sind meist narzisstische Bedürftigkeit und persönliche Lebenskrisen (z. B. Gefühl einer midlife-crisis, Partnerschaftsprobleme, fehlende Beziehung, Mangel an Sozialkontakten).

In formaler Hinsicht beruhen diese Grenzüberschreitungen zum einen auf dem Nichtbeachten der Abstinenzregel, die jeglichen privaten Kontakt mit Patientinnen und Patienten verbietet; erotische Anspielungen bzw. Ambitionen von deren Seiten sind in der Therapiestunde zeitig zu thematisieren. Persönliche Kontakte sollen noch mindestens ein Jahr nach Beendigung einer Behandlung vermieden werden. Zum anderen birgt eine mangelhafte Reflexion des Behandlungsverlaufes die Gefahr einer emotionalen Verirrung auf ein Gebiet jenseits professioneller Grenzen. Freud reagierte auf die „therapeutische Entgleisung" seines Mitarbeiters C. G. Jung gegenüber dessen Patientin Sabina Spielrein mit einem nachdrücklichem Verweis auf die Notwendigkeit einer straffen Kontrolle von Gegenübertragungsauswirkungen (▶ Kap. 9).

Sexuelle Beziehungen bzw. ein Liebesverhältnis lassen sich nicht mit berufsethischen Prinzipien vereinbaren, auch wenn sie als einzigartig bereichernde Erfahrung empfunden werden mögen. Enttäuscht, verzweifelt und zutiefst verletzt brechen die Patientinnen und Patienten früher oder später die regelwidrige Behandlung ab. Gelegentlich erstatten sie Anzeige, im Einzelfall wird der Therapeut bestraft; die Approbation oder Zulassung kaum je entzogen. Bei drohender Aufdeckung wird die Verantwortung der angeblich verführenden oder zuwendungsbedürftigen Klientin zugeschoben, falls – wie gesagt – deren Behauptungen nicht überhaupt als pathologische Fantasieprodukte bestritten werden.

Bei den Betroffenen hinterlassen sexuelle Eskapaden bzw. Affären in der Therapie durchgehend Frustration und Depressionen bis zu Suizidalität, Beziehungsproblemen und psychosomatischen Beschwerden. Mit Verzögerung erwachsen daraus später Verbitterung, Rückzug und Hass auf den Therapeuten, verbunden mit dem bleibenden Gefühl, gezielt ausgenutzt oder sogar ausgebeutet worden zu sein.

Zum sexuellen Missbrauch in der Therapie nehmen die Leitlinien des „Ethikvereins – Ethik in der Psychotherapie", der bei Grenzüberschreitungen in der Therapie beratend Hilfestellung gibt, dahingehend Stellung, dass in einer psychotherapeutischen Behandlung oder Ausbildung keine sexuellen Beziehungen mit Patientinnen und Patienten, Ausbildungskandidat(inn)en oder Supervisand(inn)en erlaubt sind. Eine Behandlung oder Ausbildung darf auch nicht in der Absicht beendet werden, eine solche Beziehung aufzunehmen.

Die bisweilen hohe emotionale Intensität therapeutischer Interaktionen mahnt gleichzeitig allerdings zu besonderer Sorgfalt von dritter Seite bzw. Behörden bei evtl. Vorwürfen sexuellen Missbrauchs; aus der Forensik sind mögliche Verfälschungen von Erinnerungsinhalten bekannt, sogar pure Erfindungen insbesondere gekränkter, emotional instabiler und histrionischer (hysterischer) Personen. Im Rahmen körperbezogener Untersuchungs- und Behandlungsmethoden werden diesbzgl. Anschuldigungen am ehesten im Zusammenhang mit medikamentösen Eingriffen oder Hypnoseverfahren erhoben.

Ebenfalls in persönlichen Defiziten des Therapeuten begründet ist der verdeckte, kaum je nachzuweisende, narzisstische Missbrauch. Wenn Therapeutinnen und Therapeuten nicht loslassen können oder wollen, verstoßen sie sowohl gegen moralische Prinzipien wie gegen berufsethische/standesrechtliche Regeln. Gekleidet in pseudotherapeutisch verbrämte, manipulative Beeinflussungen, zeigt sich narzisstisches Fehlverhalten z. B. im Aufbau einer unnötig engen und zeitlich überdehnten Bindung im Therapiemanagement mit der Folge einer emotionalen Abhängigkeit der Klientinnen und Klienten, die deren Stabilisierung und Verselbstständigung de facto konterkariert.

Eine ausufernde „Übertherapie" kann sich als pathologische Regression bzw. ausbleibender Zuwachs an Autonomie bemerkbar machen, und/oder sich in Bedrücktheit, zwanghaften Grübeleien und übersteigertem Misstrauen bis hin zu wahnhaften Gedanken sowie körperlichen Beschwerden äußern. Eine solcherart aus dem Ruder gelaufene Entwicklung erfordert eine umgehende Beendigung der Behandlung unter Sicherstellung einer anderweitigen, professionellen Weiterbetreuung der betroffenen Person, die nun besonders verletzlich und schutzbedürftig ist (▶ Kap. 5 und ▶ Kap. 7).

Zu narzisstischem Missbrauch neigen offenbar Therapeutinnen und Therapeuten, die ein mangelhaftes Selbstwertgefühl und/oder fachliche Unsicherheit durch Anerkennung und Bestätigung zu kompensieren suchen. Auch voyeuristische Neugier oder unbewusste Macht- und Kontrollansprüche begünstigen derartige Fehlverhaltensweisen, manchmal verbergen sich hinter in die Länge gezogenen Therapien finanzielle Interessen. Im Gegensatz zum sexuellen Missbrauch fehlen den abhängigen Patientinnen und Patienten hier Einblick und Einsicht in die psychologischen Hintergründe des manipulativ-destruktiven Therapeutenverhaltens; noch weniger sind sie imstande, daraus eine Schädigung abzuleiten und zu beweisen.

Die Leitlinien des oben genannten Ethikvereins führen hierzu u. a. aus, dass – in Kenntnis des Machtgefälles – für jede Form von Grenzüberschreitung durch Machtmissbrauch, weltanschauliche und/oder religiöse Indoktrination während einer psychotherapeutischen Behandlung oder Ausbildung ausschließlich der/die Therapeut/-in verantwortlich ist. In eine ähnliche Kategorie gehören etwa die Instrumentalisierung Schutzbefohlener aus ideologisch-politpsychologischen Gründen, deren Ausnutzung zu privaten Zwecken oder die kommerzielle Verwertung ihrer Krankheitsgeschichten ohne deren ausdrückliche Zustimmung (▶ Kap. 7).

Im Übrigen wird lediglich während der psychoanalytischen Lehranalyse die Frage nach der charakterlichen Eignung als Therapeut/-in hinterfragt. Ansonsten gibt es keine Qualitätskontrollen hinsichtlich der persönlichen Befähigung zur Ausübung psychologischer/sozialer Heilkunde – im Gegensatz zum fachlich üblichen, lediglich organisatorisch-handwerklichen Qualitätsmanagement (QM) im Praxisbetrieb. Eine Kassenzulassung wird undifferenziert davon abhängig gemacht, dass keine besonderen psychischen Defekte bzw. eine Suchterkrankung des Antragstellers vorliegen.

Gelegentlich behaupten paranoide oder persönlichkeitsgestörte Patienten, zu (medikamentösen) Erprobungen als „Versuchskaninchen" missbraucht worden zu sein. Es ist denkbar, dass durch Psychopharmaka hervorgerufene, unerwünschte Begleitwirkungen als bewusst herbeigeführte, psychische und/oder körperliche Beeinflussungen erlebt werden; der verordnende Arzt sollte daher bei Wiedervorstellungen immer wieder in dieser Richtung nachfragen, aufklären und notfalls irrige Vorstellungen korrigieren. Dessen ungeachtet ist generell bei Mehrfachverschreibungen von einer Compliancequote nicht über 50–60 % auszugehen; eigenmächtige Medikationsunterbrechungen kommen vor allem bei älteren oder überkritischen Patientinnen und Patienten vor, schon zur Vermeidung tatsächlicher oder vermeintlicher, unangenehmer Nebenwirkungen.

Stets enttäuschend für Patienten ist es, wenn in der Sprechstunde oder während Krankenhausvisiten Versprechungen gemacht werden, die später nicht eingehalten werden (können). Da oft schon vage Hinweise oder Vertröstungen als feste Zusicherungen aufgefasst werden – umso mehr, je höher der Rang in der Hierarchie einer Institution oder die Reputation eines Behandlers sind – ist jeder diesbzgl. Satz sorgfältig abzuwägen. Um Missverständnisse erst gar nicht aufkommen zu lassen, sind von vornherein Offenheit und Ehrlichkeit notwendig bzw. zeitige Korrekturen, wenn Zusagen hinfällig werden, z. B. warum entgegen ersten Einschätzungen noch weitere Untersuchungen erforderlich sein werden, welche Erwartungen vielleicht unrealistisch sind, weswegen die Therapie nicht fortgeführt werden sollte, wieso die Entlassungsvoraussetzungen bisher nicht erreicht wurden.

Wie in anderen Ländern werden auch in Deutschland täglich Menschen gegen ihren Willen einem psychiatrischen Fachkrankenhaus zugeführt und dort festgehalten bzw. eingesperrt. Sowohl für den aufnehmenden Arzt und das Personal als auch für die Betroffenen ist dies ein Vorgang, der seit jeher umstritten war und stets unerfreulich ist. Nicht zuletzt dadurch ist bis heute das Bild vom Psychiater in der Öffentlichkeit mit Zwang, Repression und Verwahrung assoziiert.

Auch wenn die bereits angesprochene Verstärkerfunktion der medialen Multiplikatoren in Rechnung gestellt wird, liegen dieser Einschätzung sicher nicht nur ärgerliche Einzelschicksale infolge verhängnisvoller Fehldiagnosen zugrunde, die im Übrigen nicht durch eine falsch verstandene, berufsethische Kollegialität relativiert werden sollten. Vielmehr beruht sie auf kollektiven Erinnerungen an Epochen eines menschenunwürdigen Umgangs der ausgrenzenden Verwahrpsychiatrie, insbesondere die unsäglichen, oben beschriebenen Erfahrungen aus der Nazi-Diktatur, welche die gesamte deutsche Psychiatrie in Misskredit gebracht haben. Schließlich sind die Patiententötungen in jüngerer Zeit innerhalb von Krankenhäusern, zu denen auch psychiatrische Einrichtungen gehörten, nicht in Vergessenheit geraten.

Zwangsmaßnahmen sind stets gravierende Eingriffe in die Persönlichkeitsrechte der Betroffenen, die mit großen emotionalen Spannungen für sie und ihre Angehörigen einhergehen, aber auch für das Behandlungs- und Pflegeteam. Dementsprechend reagieren die Patienten – nicht selten in Handfesseln von der Polizei in die Psychiatrie gebracht – mit Aggressivität, Anspannung oder Angst, soweit sie in der Lage sind, das Geschehen adäquat zu erfassen. Für den Psychiater ist die Lage dann besonders prekär, wenn er einerseits die Einweisung selbst befürwortet hat, andererseits die weitere Therapie gegen den Willen und erst recht ohne die Einwilligung, geschweige denn Motivation des Betroffenen durchführen soll.

Vorrangiges Ziel nach der stationären Aufnahme ist es daher, so rasch wie möglich eine Verständigung über die Notwendigkeit einer Behandlung und eine Einwilligung in die erforderlichen – meist labordiagnostischen/apparativen und pharmakologischen – Maßnahmen herbeizuführen, damit der Freiheitsentzug beendet werden kann. So gut wie immer lässt sich dies nach einem, manchmal nur Stunden, meist nur wenige Tage dauernden, transparenten Therapie- und Betreuungsregime im geschützten Rahmen erreichen.

Im nach § 63 StGB richterlich angeordneten Maßregelvollzug gelten naturgemäß andere Regeln; hier geht es um eine therapeutische Korrektur bei Straftätern, die aufgrund einer psychischen Störung ganz oder teilweise schuldunfähig waren oder sind. Der Prozess einer dazu erforderlichen Krankheitseinsicht, Reflexion und Neuorientierung ist nicht nur mühevoll, sondern auch dessen Resultat – insbesondere bei Persönlichkeitsstörungen - schwer vorhersagbar. Unterbringungen in einer forensischen Einrichtung werden daher unbefristet vorgenommen, allerdings regelmäßig gutachterlich überprüft; bei suchtkranken Tätern in einer Entziehungsanstalt gem. § 64 StGB ist hingegen der Aufenthalt auf höchstens zwei Jahre beschränkt (▶ Kap. 7).

Mit der beruflichen Sozialisation wachsen fachliche Kenntnisse und Erfahrungen; die Zunahme an Kompetenz und Fachwissen verbessert wiederum den Behandlungserfolg, wodurch das Gefühl einer sinnvollen, nützlichen und effektiven Tätigkeit bekräftigt wird. Jeder Gewinn eines Patienten an Selbstständigkeit und seelischer Stabilität, schließlich Freude am Leben und Schaffen, signalisiert dem Therapeuten, dass die „Richtung stimmt", sich die Mühen gelohnt haben. Ohne diese immaterielle Gratifikation für Engagement und geleistete Arbeit würde die Balance zwischen emotionaler Belastung und von Zuversicht getragener Motivation über kurz oder lang auf eine harte Probe gestellt. Der Berufsalltag kann dann zu einer kaum erträglichen Bürde werden, umso mehr, je weniger ausgleichend private Ressourcen der Selbstfürsorge zur Verfügung stehen (▶ Kap. 11).

Nicht verwunderlich ist, dass umgekehrt therapeutische Misserfolge, erst recht solche mit dem bestürzenden Verlust eines Patienten durch Suizid, Selbstverständnis und Sicherheit des Behandlers nachhaltig beeinträchtigen können. Auch wenn die Vernunft sagt, dass nicht jeder existenziell Leidende zu retten ist, bleiben derartige tragische Verläufe ein Leben lang unvergessen.

Kann der psychologisch/sozial Heilkundige Selbstständigkeit, Unabhängigkeit und Authentizität verkörpern, wenn er konformistisch im Sog des Mainstreams mitschwimmt? Trifft er seine diagnostischen und therapeutischen Entscheidungen unabhängig von direkten oder indirekten Vorteilen und Vergünstigungen? Wofür steht er mit seiner Person und seinen Prinzipien ein? Und schließlich: Welche ethische Orientierung soll er vertreten, wenn er selbst keine wohlwollend-freundliche, humanitär angelegte Werteordnung verinnerlicht hat?

Seit es Menschen als auf einander bezogene Wesen gibt, wird aus pragmatisch-vernünftigen Überlegungen wie emotionalen Bedürfnissen ein allseits verträgliches Zusammenleben durch gegenseitige Abmachungen und Vereinbarungen geregelt. In einer solchen Kommunität sollte jeder einen Platz haben, der ihm ein zufriedenstellendes Leben ermöglicht. Mit den hierzu notwendigen Voraussetzungen wie Sicherheit, Bildung, Gerechtigkeit, Teilhabe und Freiheit haben sich Therapeutinnen und Therapeuten täglich auseinanderzusetzen, vor allem, wenn Missstände zu psychosozialen/gesellschaftlichen Konflikten mit zwangsläufig daraus resultierenden, negativen Auswirkungen auf die seelische Gesundheit führen.

Der Frankfurter Psychoanalytiker und Soziologe Erich Fromm beschrieb nach seiner Rückkehr aus dem amerikanischen Exil in den 1970er-Jahren den tristen, menschenfeindlichen Irrweg einer kranken, „nekrophilen Gesellschaft" des gierigen Besitzenwollens (des „Habens") zur Befriedigung kurzlebiger Genüsse, um Empfindungen der Selbstentfremdung und Wertlosigkeit durch Konsum, Verbalismus und narzisstische Selbsttäuschung zu überspielen. Der Einzelne, gleichzeitig reglementiert und entmündigt im Massenbetrieb, erfahre sich nicht mehr als Initiator seines Handelns; statt einer gesunden Selbstakzeptanz entstehe ein „Pseudo-Selbstbewusstsein". Fromm setzte der destruktiven Gesellschaft die Vision einer lebensbejahenden, „biophilen" Gemeinschaft (des „Seins") entgegen, gekennzeichnet vom Geist der Individualität, Selbstbestimmung, Kreativität, Friedfertigkeit und Solidarität. Insofern wurde er zu einem wichtigen Avantgardisten der humanistischen Psychologie und Psychotherapie.

Umgang mit Patienten. Zwangsmaßnahmen

Theo R. Payk

© Springer-Verlag GmbH Deutschland 2017

T.R. Payk, *Psychologische Heilkunde*, DOI 10.1007/978-3-662-53820-3_7

Wer sich für den Beruf eines Psychiaters, klinischen Psychologen bzw. Psychotherapeuten oder Sozialarbeiters entscheidet, hat sich wahrscheinlich zuvor darüber informiert, welche Vielfalt an Entstehungshypothesen für die psychische Störung existiert, die ihm in der Sprechstunde, Beratungsstelle oder im Krankenhaus begegnen wird. Der Grund hierfür liegt zum einen in den historischen Entwicklungen mit ihren unterschiedlichen kulturellen Einflüssen und kontextabhängigen, wissenschaftlichen Betrachtungsweisen von Gesundheit und Krankheit. Zum anderen erfordern die Mannigfaltigkeit menschlichen Denkens, Erlebens und Verhaltens bzw. deren pathologische Veränderungen eine möglichst breite Palette an diagnostischen und therapeutischen Methoden, um notfalls korrigierend Einfluss nehmen zu können (▶ Kap. 9).

Bei seinen Bemühungen, Hintergründe der Erkrankung aufzuklären, die er einordnen und behandeln soll, wird ihm deutlich werden, dass ein Krankheitsgeschehen auf geistig-seelischem Gebiet immer Ausdruck eines multikausalen Geschehens ist, das durch biologische, psychologische und soziale Faktoren bestimmt wird (▶ Kap. 3). Er begreift das sich ihm darbietende Krankheitsbild als komplexes, vielschichtiges Geschehen und wird sich daher auch mit den verschiedenen Therapiemodellen kritisch auseinandersetzen, um eine rationale Entscheidung für ein erfolgreiches, fachlich einwandfreies Vorgehen treffen zu können. Eine Verkürzung therapeutischen Denkens und Handelns auf eindimensionale Konzepte wäre dabei ebenso unprofessionell wie ein Experimentieren mit vielversprechenden Allheilmitteln oder vermeintlich verkannten Außenseitermethoden. Im diagnostischen und therapeutischen Fokus steht ohnehin nicht isoliert die Störung eines einzelnen psychischen Funktionsbereiches, sondern die ganze Person als unteilbare Einheit von Körper und Geist, Leib und Seele samt Lebensgeschichte und Interaktionen mit ihrem sozialen Umfeld.

Grundlage einer vertrauensvollen und tragfähigen Therapeut-Patienten-Beziehung ist die vorbehaltlose Wertschätzung des Rat oder Unterstützung suchenden Gegenübers als gleichwertigen und ebenbürtigen Angehörigen derselben Spezies Mensch – mit denselben genetischen Wurzeln und ähnlichen Grundbedürfnissen. Diese selbstverständliche, gegenseitige Akzeptanz ist allerdings nicht auf die Ebene fachlicher Kompetenz übertragbar: Ein mitfühlender, freundschaftlicher Umgang ersetzt keine professionelle Therapie, kameradschaftliche Attitüden sind kontraproduktiv. Der Hilfesuchende erwartet vom Spezialisten Information, Beratung, Entlastung oder Befreiung, oder vielleicht auch nur eine Projektionsfläche für seine Übertragungsfantasien, jedoch keine brüderliche Solidarität (▶ Kap. 6).

Der bereits zitierte Reformer Reil schrieb in seinem 1803 erschienenen Lehrbuch über die Behandlung psychischer Krankheiten ("psychische Curmethode") u. a., dass der Kranke volles Zutrauen zu seinem Seelen-Arzt haben müsse, dieser wiederum benötige Autorität, erkennbar an seinem Auftreten und seiner Überzeugungskraft. Als medizinische Leiter bzw. Ärzte für die königlich-sächsische Heil- und Pflegeanstalt Sonnenstein bei Pirna wurden zu Beginn des 19. Jahrhunderts Männer gesucht, die Durchsetzungsvermögen, Scharfblick, Neugier, Beharrlichkeit, Erfahrung, Geduld und Kraft mitbringen sollten – angesichts der damals beschwerlichen Tätigkeit nachvollziehbare Kriterien.

Die wenigen, bisher vorliegenden Untersuchungen zu der Frage, wie sich Patienten ihre Therapeut(inn)en wünschen, ergeben im Großen und Ganzen folgendes Bild: Sie sollen einfühlsam, klug und tatkräftig sein, Verantwortung tragen wollen und sich auf ihre Klientel ohne Vorbehalt einlassen können. Sie sollen natürliche Autorität besitzen, Ruhe und Besonnenheit ausstrahlen, emotionalen Halt bieten und Sinn für Humor haben, dabei gleichzeitig zuverlässig, kreativ und selbstkritisch sein. Neben fachlicher Kompetenz einschließlich Offenheit gegenüber Weiterentwicklungen erwartet der Patient kurzum Verständnis, Anleitung, Führung und Fürsorge – ein hoher, bisweilen unrealistischer Anspruch, der sicherlich die Figur der Therapeutin oder des Therapeuten idealisiert und in vielen Fällen Vorbildfunktion hat („Lernen am Modell" nach A. Bandura ▶ Kap. 9).

Die therapeutische Atmosphäre sollte nicht gekennzeichnet sein durch eine abwartend-passive oder permissiv-übertolerante Haltung, sondern durch eine ebenso souveräne wie achtsame Interaktion mit den Patient(inn)en. Indes: Auch wenn Duldsamkeit nicht Duldung bedeutet, Verstehen und Verständnis nicht dasselbe sind, und Toleranz nicht heißt, keinen eigenen Standpunkt zu haben, verstellen auf der anderen Seite präpotente Besserwisserei mit dozierendem Belehren nicht nur den Zugang zum Patienten, sondern engen auch den therapeutischen Handlungsspielraum ein. Verpönt ist ebenfalls ein Verhalten, das die fachliche, persönliche Verantwortung pauschal durch Verweise auf Formalitäten verschleiert, hinter Teamentscheidungen versteckt oder an komplementäre oder Pflegedienste delegiert.

Auch Psychiater und Psychotherapeuten sind nicht immer gleichbleibend „gut drauf", und – scheinbar stets aufgeräumt – voller Aufmerksamkeit und Optimismus im Berufsalltag verfügbar. Missmut, Unaufmerksamkeit, Ungeduld, und Verärgerung sind nachvollziehbar, wenn Klienten unhöflich oder fordernd auftreten, sich in Nebensächlichkeiten verlieren, sich gleichzeitig hartnäckig unkooperativ verhalten. Querulanten, Angeber und Simulanten können nervtötend sein – aggressive, hysterische, täuschende, unpünktliche, langatmige oder unmotivierte Patienten kosten Kraft und Zeit.

Setzen sich Widerwillen und Widerstand mit aversiven Gedanken gegenüber derartigen Personen fest, ist eine effiziente Therapie nicht zu erwarten. Selbstreflexion, Supervision, Balint-Arbeit, Stressmanagement und Teamgespräche sollen helfen, unbewusste Widerstände, unerklärliche Hindernisse, destruktive Fallen in der therapeutischen Beziehung wahrzunehmen und aufzuarbeiten. Im Einzelfall kann dies deren Beendigung zur Folge haben, wenn sich kein Ansatz für entschärfende Korrekturen ausmachen lässt. Resultieren aus unfruchtbaren, aufreibenden Therapien anhaltende Überlastungssymptome in Richtung eines Burnouts, werden zusätzlich Bemühungen einer Gegensteuerung erforderlich. Wer fortlaufend auf Kosten seiner eigenen Gesundheit arbeitet, gehört sicherlich selbst in eine Beratung; notfalls muss er seinen Beruf aufgeben oder in eine andere Sparte wechseln (▶ Kap. 11).

Aufdecken, Beobachten und Bewerten psychischer Störungen erfordern unvoreingenommenes Wahrnehmungs- und wertschätzendes Einfühlungsvermögen, deren Benennen und Beschreiben den Gebrauch präziser Begriffe in einer allgemeinverständlichen Sprache. Gewichtung und diagnostische Zuordnung vorgefundener Abweichungen setzen fachliches Urteilsvermögen und eine gewisse Breite an Vergleichsmöglichkeiten aufgrund beruflichen Trainings voraus. Die psychosoziale Kompetenz des Therapeuten zeigt sich am Umgang mit seiner Klientel, der von Bedachtsamkeit, Achtung und Toleranz angesichts der Einzigartigkeit individueller Biografien geleitet sein sollte. Die dadurch geprägte Besonderheit der persönlichen Therapeuten-Patienten-Beziehung kennzeichnet die Grundlage einer konstruktiven, interaktionellen Psychopathologie (► Kap. 3 und ► Kap. 5).

Wie die Kulturgeschichte zeigt, wurde (und wird) immer wieder versucht, auf Wissenschaft und Forschung (gesellschafts-)politisch Einfluss zu nehmen – umso mehr, je weiter diese vom Ideal naturwissenschaftlich-exakter Empirie entfernt sind. Auch die psychologische Heilkunde ist als grenzüberschreitende Disziplin zwischen Biologie, Geisteswissenschaft und Gesellschaftskunde stets der Gefahr sachfremd motivierter Zugriffe ausgesetzt. Psychiatrische Diagnosen bzw. Krankheitsmodelle sind nicht messbare, interpretationsbedürftige und zudem im Wandel begriffene Konstrukte; die darauf aufbauenden Behandlungsprogramme können daher oftmals nur katamnestisch im Vergleich „vorher – nachher" als wirksam verifiziert werden. Hinzu kommt die individuelle Einstellung und Erfahrung des jeweiligen Therapeuten, der im diagnostischen oder therapeutischen Prozess subjektiven Wahrnehmungs- und Bewertungstendenzen unterliegt (► Kap. 2 und ► Kap. 3).

Vor diesem Hintergrund erscheinen auf der einen Seite extrinsische Bestrebungen nachvollziehbar, psychologische Kenntnisse und Fähigkeiten zum Zweck der Beeinflussung, Kontrolle und Disziplinierung einzusetzen – angefangen von desinformativer Reklame bis hin zu Druck, Nötigung und sogar Folter; auf den missbräuchlichen Einsatz der Psychiatrie und Psychologie wurde bereits oben hingewiesen. Auf der anderen Seite wurden psychische Störungen und psychiatrische Erkrankungen immer wieder als Komponenten für philosophische, gesellschafts- und kulturpolitische Dogmen benutzt.

So gab es z. B. Versuche, psychiatrisch-psychotherapeutische Erkenntnisse und Werte zur Durchsetzung kulturrevolutionärer Ideen zu instrumentalisieren, die sich in der antipsychiatrischen Bewegung ab den 1960er-Jahren in den USA und Westeuropa manifestierten. Gesellschaftlicher Umbruch samt Studentenrevolte erfassten damals auch psychiatrische Organisationen und therapeutische Einrichtungen. Psychiatriekritische Thesen wurden zu Leitlinien einer Kampagne, die statt eines medizinisch-psychologischen ein politisches Krankheitsverständnis postulierte, das vor allem in der Versorgungspsychiatrie Anklang fand. Im „Sozialistischen Patientenkollektiv" (SPK 1972) an der Heidelberger Psychiatrischen Universitätsklinik wurden z. B. als therapeutische Sitzungen Agitationen praktiziert, während denen marxistisch-leninistische und maoistische Leitsätze vermittelt wurden; Ziel war eine Bewusstseinsänderung zum

„revolutionären Patienten". Eine Kerngruppe radikalisierte sich zu einer linksterroristischen Vereinigung (Stadtguerilla), aus der auch Mitglieder für die „Rote Armee Fraktion" (RAF) rekrutiert wurden (▶ Kap. 6).

Die oben erwähnte, fachliche Asymmetrie tritt besonders augenfällig in Erscheinung, wenn Zwangsmaßnahmen gegenüber Patienten notwendig werden, was in der Notfallpsychiatrie nicht so selten vorkommt. Die Anwendung von Zwang als – wenn auch legitimierte – Gewaltausübung gehört zu den besonders unbeliebten Aufgaben in der Psychiatrie (▶ Kap. 6). Seit Anfang des 18. Jahrhunderts gibt es Bestrebungen, die Modalitäten eines erkrankungsbedingten Freiheitsentzugs gesetzlich zu regeln, da der bis dahin rechtsfreie Raum Anlass zu ständigen Auseinandersetzungen zwischen Ordnungsbehörden, Juristen und Bürgern gab, abgesehen von forensischen Ausnahmefällen, die schon im römischen Recht wie in der frühen islamischen Medizin berücksichtigt wurden.

Trotz gewisser formaler Unterschiede zwischen den einzelnen Bundesländern Deutschlands ist der rechtlich definierte Anlass zu einer Unterbringung in einer psychiatrischen Fachabteilung oder -klinik gegen den Willen der Betroffenen ein psychischer Ausnahmezustand, der durch eine unmittelbare Selbst- und/oder Fremdgefährdung gekennzeichnet ist. Die diesbzgl. Vorgehensweisen sind jeweils in den sog. Landesunterbringungsgesetzen kodifiziert (Psychisch-Kranken-Gesetz – PsychKG, Unterbringungsgesetz); die rechtlichen und administrativen Abläufe liegen in den Händen der jeweiligen Kommunalverwaltung (z. B. des Ordnungsamtes) und der Justiz (z. B. des Amtsgerichts).

Der wesentliche psychiatrische Beitrag besteht in der Feststellung einer entsprechend schweren psychischen Krise nach eingehender, persönlicher (!) Untersuchung, die angesichts der (potenziellen) massiven Konsequenzen für den Patienten besonders sorgfältig sein muss. Als Anlässe können u. a. infrage kommen: Präsuizidale Handlungen, Erregungszustände, gewalttätige Verhaltensweisen, pathologischer Rausch oder schwerer Stupor. Entscheidend für die Notwendigkeit einer Unterbringung sind nicht die medizinisch-psychiatrische Diagnose, sondern Art und Ausmaß der psychopathologischen Auffälligkeiten, die mit einer Fremd- und/oder Selbstgefährdung einhergehen (s. oben). Eine besondere Schwierigkeit kann für den beurteilenden Arzt bzw. Psychiater darin liegen, dass im Einzelfall eine solche Gefahr nicht klar eingeschätzt und noch weniger prognostisch beurteilt werden kann; allenfalls lassen sich Gefährlichkeitsrisiken für bestimmte Krankheitsgruppen einbeziehen. Zwangsweise Unterbringungen aus psychiatrischen Gründen sind daher stets nur als letzter Ausweg (Ultima ratio) in Erwägung zu ziehen; das Grundrecht auf Freiheit und das auf Leben sind jeweils sorgfältig gegeneinander abzuwägen.

Die sofortige Unterbringung nach dem PsychKG ist von der polizeilichen Ingewahrsamnahme gem. Polizeigesetzen (PolG) zu unterscheiden: Die Polizei kann eine willen- oder sonst wie hilflose Person (z. B. infolge Alkohol- oder Drogenkonsums) bis zum Ende des folgenden Tages arretieren, um sie oder andere vor einer Gefahr für Leib oder Leben zu schützen. Liegt eine psychiatrische Erkrankung vor, ist sie der nächsten Fachabteilung vorzustellen.

Wenig geläufig ist, dass es im deutschen Gesundheitswesen auch anderweitig Vorschriften zur zwangsweisen Unterbringung gibt. So schreiben das Bundesseuchengesetz und das Geschlechtskrankheitengesetz eine Isolierung infektiöser Patienten auch ohne deren Zustimmung vor, wenn sie mit der Behandlung nicht einverstanden sind, sich einer Therapie entziehen und aus ihrem Verhalten eine Gefahr für die Allgemeinheit abzuleiten ist.

Die freiheitsentziehende Prozedur nach den Modalitäten des PsychKG (max. 6 Wochen) verläuft mehrschrittig: Aufgrund einer aktuellen ärztlichen Stellungnahme ist über die zuständige Ordnungsbehörde (in der Regel Amt für Sicherheit und öffentliche Ordnung) die Unterbringung beim Amtsgericht zu beantragen. Eine sog. sofortige Unterbringung kann das Ordnungsamt bei einer Gefährdung, die keinen Aufschub zulässt („Gefahr im Verzug") auch ohne vorherige gerichtliche Zustimmung veranlassen, sofern das Zeugnis eines sachkundigen Arztes (mit Vollapprobation!) vorliegt, das nicht älter als vom Vortag ist; die richterliche Entscheidung ist jedoch umgehend nachträglich einzuholen. Sobald aufgrund einer Besserung die rechtlichen Voraussetzungen entfallen, ist von ärztlicher Seite eine Aufhebung der Unterbringung zu beantragen bzw. realisieren.

Während des Aufenthaltes sind ärztliche Zwangsmaßnahmen nur bei drohender, erheblicher Gefahr für die Gesundheit des Patienten erlaubt, insbesondere die körperliche Untersuchung und therapeutische Eingriffe. Es versteht sich von selbst, dass zuvor stets eine Aufklärung über Sinn und Zweck der Maßnahme, überhaupt über die Gründe für den stationären Aufenthalt erfolgen sollte, um den Patienten in seinem eigenen Interesse zur Mitarbeit zu motivieren. Bei Einwilligungsunfähigkeit entscheidet ein Richter nach Vorliegen eines ärztlichen Attestes über die Notwendigkeit einer (medikamentösen) Behandlung oder einer mechanischen Fixierung (richterlicher Vorbehalt); auch hier sind lebensgefährliche Situationen, die ein sofortiges Eingreifen erforderlich machen, ausgenommen.

Eine Variante stellt die – erheblich häufiger vorkommende – Zwangsunterbringung im Rahmen des Betreuungsrechts dar: Laut § 1906 BGB kann auf Antrag eines gesetzlichen Betreuers die (fürsorgliche) Unterbringung in einer geschützten Einrichtung (Krankenhaus, Pflegeheim) durch ein Gericht veranlasst werden, um einen drohenden, erheblichen gesundheitlichen Schaden abzuwenden. Voraussetzung ist, dass die Gesundheitsgefährdung (des volljährigen, psychisch Kranken oder Behinderten) von ihm selbst nicht erkannt bzw. beurteilt werden kann, und zuvor erfolglos versucht wurde, den Betreuten von der Notwendigkeit einer (ärztlichen) Behandlung zu überzeugen.

Die Einschätzung eines eventuell vorliegenden, „erheblichen gesundheitlichen Schadens" sollte Ausmaß und Schwere der Bereiche „Organschäden", „Störungen alltäglicher Funktionen", „subjektives Leiden" und „Einschränkungen der sozialen Teilhabe" unter Einbeziehung der Wertevorstellungen des Betroffenen berücksichtigen, ferner die Wahrscheinlichkeit einer zu erwartenden Besserung. Generalisierende Mutmaßungen über mögliche Chronifizierungen bei Nichtbehandlung reichen als medizinrechtliche Begründungen nicht aus.

Nach § 1904 BGB bedarf die Zustimmung des Bevollmächtigten zu einer Untersuchung, zu einer (medikamentösen) Heilbehandlung oder zu einem ärztlichen Eingriff der richterlichen Genehmigung, wenn Gefahr besteht, dass der Betreute aufgrund der Maßnahme sterben oder einen schweren gesundheitlichen Schaden erleiden könnte. Ohne eine solche Genehmigung darf nur untersucht oder behandelt werden, wenn mit dem Aufschub Gefahr verbunden ist. Der Betreuer ist verpflichtet, die Unterbringung vorzeitig (vor Ablauf einer gerichtlichen Genehmigungsfrist) zu beenden, wenn die (medizinischen) Voraussetzungen nicht mehr vorliegen.

Als freiheitsentziehende Mittel gelten u. a.

- mechanische Vorrichtungen an Stuhl/Bett (Bettgitter, Leibgurte, Schutzdecken oder Betttücher, Hand-, Fuß- oder Bauchfesseln),
- Einschließen (durch Absperren des Zimmers/der Station, knifflige Schließmechanismen an der Tür),
- sedierende Medikamente (Verabreichung von Schlafmitteln/Psychopharmaka, um den Betreuten an der Fortbewegung oder am Verlassen der Einrichtung zu hindern, die Pflege zu erleichtern, Ruhe auf der Station herzustellen),
- sonstige Vorkehrungen (Zurückhalten am Hauseingang durch Personal, Wegnahme von Bekleidung oder von Fortbewegungsmitteln wie z. B. Rollstuhl, Rollator).

Eine gesetzliche Betreuung kann gemäß § 1896 BGB vom Betreuungsgericht (Amtsgericht) eingerichtet werden, wenn jemand aufgrund einer psychischen Erkrankung bzw. geistigen oder seelischen Behinderung nicht in der Lage ist, seine Angelegenheiten ganz oder teilweise selbst zu regeln. Das Gericht holt hierzu ein psychiatrisches Gutachten ein und bestellt einen Betreuer (Bevollmächtigten) für bestimmte Aufgabenbereiche (Vermögenssorge, Aufenthaltsbestimmung, Wohnungsangelegenheiten, Gesundheitsfürsorge, freiheitsentziehende Maßnahmen, Anhalten und Öffnen der Post). Entsprechende Wünsche des Betroffenen sollen berücksichtigt werden; ein Richter hat ihn persönlich anzuhören.

Die Dauer einer Betreuung darf das erforderliche Maß nicht überschreiten. Sie muss bis zum Ablauf einer Frist von max. 7 Jahren überprüft werden. Falls sie verlängert werden soll, sind ihre Voraussetzungen in einem entsprechenden Verfahren erneut festzulegen. Bei unmittelbar drohender Gefährdung ist ansonsten über eine einstweilige richterliche Anordnung die Einsetzung eines vorläufigen Betreuers für 6 Monate (bis max. ein Jahr) möglich (sog. Eilbetreuung).

Nach Entscheidung des Bundesverfassungsgerichts ist darüber hinaus auch bei hilfsbedürftigen, nicht einsichtsfähigen Personen, die keiner gesetzlichen Betreuung unterliegen, aufgrund staatlicher Schutzpflicht (Grundrecht auf Leben und körperliche

Unversehrtheit) eine medizinische Behandlung gegen den geäußerten Willen möglich. In dieser Hinsicht würden sie damit den Zwangsuntergebrachten gleichgestellt.

Im psychiatrischen Alltag erfolgen Zwangseinweisungen gem. PsychKG am häufigsten wegen alkohol- und drogenbedingter sowie psychotischer Erregungszustände mit Auto- und/oder Fremdaggressivität bzw. Suizidalität (s. oben), nach dem Betreuungsrecht wegen Erkrankungen an einer Demenz, chronischen Psychose oder Sucht. Jährlich werden in Deutschland ca. 83.000 freiheitsentziehende Entscheidungen nach dem Unterbringungsrecht (PsychKG) getroffen – bei stetig wachsender Tendenz während der letzten 20 Jahre – korrespondierend mit dem Anstieg der psychiatrischen Behandlungsfälle bei gleichzeitig sinkender Verweildauer in den psychiatrischen Einrichtungen (▶ Kap. 10). Hinzu kommen jährlich etwa je 12.000 Fälle im Zusammenhang mit Strafverfahren (Maßregel gem. § 63, 64 StGB und § 126 StPO) sowie im Rahmen der Jugendhilfe/Jugendpsychiatrie (§ 1631 BGB). Nach dem Betreuungsrecht (§ 1906 BGB) werden ca. 135.000 Personen untergebracht, davon ca. ein Viertel auf Antrag des bevollmächtigten Betreuers.

Nicht selten werden Personal und Therapeuten, die zur Verwahrung und Behandlung eingesetzt sind, selbst gefährdet oder geschädigt; immer wieder kommt es zu Zwischenfällen in Form von Sachbeschädigungen oder Handgreiflichkeiten. Opfer aggressiver Übergriffe sind am häufigsten Pflegekräfte in Einrichtungen der Behindertenhilfe, in Alten- und Pflegeheimen, der Jugendhilfe und der (Notfall-)Psychiatrie (▶ Kap. 11).

Klar beschriebene Vorgehensweisen zur Beobachtung und Beziehungsgestaltung in seelischen Krisen seitens behandelnder oder begleitender Bezugspersonen tragen sowohl zur Reduktion solcher Risiken als auch zur Verbesserung der Betreuungs- und Behandlungsabläufe im Falle einer (drohenden) Unterbringung bei. Hierzu gehören in erster Linie deeskalierende Kontaktaufnahme und Ablenkung durch einfache, gemeinsame Aktionen; eine pharmakologische Intervention mit einem Beruhigungsmittel ist meistens unentbehrlich (▶ Kap. 11).

Voraussetzung für ein derartiges Konfliktmanagement ist, dass die durchführenden Mitarbeiter/-innen über die entsprechenden Kompetenzen verfügen und sich darin fortbilden. Die Übernahme einer intensiven Betreuung ohne Unterbrechung durch eine einzelne Person sollte zeitlich auf etwa zwei Stunden begrenzt bleiben. Bei der Notwendigkeit einer Rundumbeobachtung ist zu berücksichtigen, dass dies von den betroffenen Patienten als belastend, einschränkend und entwürdigend erlebt werden kann; die Gründe und Abläufe solcher präventiver Aktionen sollten ihnen daher immer, gegebenenfalls auch wiederholt, erläutert werden.

Wie bereits angedeutet, kann ein Gericht als Maßregel nach § 63 bzw. § 64 StGB die Unterbringung eines psychisch kranken Straftäters in einer psychiatrisch-forensischen Klinik (auf unbestimmte Zeit) bzw. in einer Entziehungsanstalt (für max. zwei Jahre) anordnen, wenn eine psychiatrisch-psychologische Begutachtung das Vorliegen einer verminderten oder aufgehobenen Schuldfähigkeit (§§ 20, 21 StGB) ergeben hat. Diese kann auf einer beeinträchtigten Einsichtsfähigkeit und/oder einem unzureichenden Steuerungsvermögen beruhen.

Sind dringende Gründe für die Annahme vorhanden, dass jemand eine rechtswidrige Tat im Zustand eingeschränkter strafrechtlicher Verantwortlichkeit im Sinne von Schuldunfähigkeit bzw. verminderter Schuldfähigkeit begangen hat, und dass seine Unterbringung in einem psychiatrischen Krankenhaus oder einer Entziehungsanstalt mit größter Wahrscheinlichkeit beschlossen werden wird, kann ein Gericht bereits im Vorgriff die einstweilige Unterbringung in einer dieser Anstalten anordnen, wenn die öffentliche Sicherheit es erfordert (einstweilige Unterbringung nach § 126a StPO).

Sowohl wegen der besonderen Lebensumstände als auch der meist langjährigen Verwahrdauer ist die Situation im Maßregelvollzug oftmals kompliziert: Forensische Psychiater, Psychologen, Sozialarbeiter und Pfleger fungieren hier zum einen als Therapeuten, zum anderen als Vertreter staatlicher Ordnung. Als Verantwortliche an der Schnittstelle zwischen der Forderung jedes Bürgers nach Sicherheit einerseits und dem Selbstbestimmungsrecht auch der normverletzenden Täter andererseits werden sie täglich mit diesem Konflikt konfrontiert. Sie müssen daher oftmals erhebliche Spannungen zwischen Sicherung, Therapieauftrag und Inklusionsziel aushalten.

Da der Aufenthalt in der forensischen Psychiatrie – im Gegensatz zur üblichen Haftzeit – unbefristet ist, wird er von den meisten Betroffenen mehr gefürchtet als eine Gefängnisstrafe. Überhaupt wird eine Unterbringung in einer gesicherten psychiatrischen Einrichtung als diskriminierend und entwürdigend empfunden, umso mehr, als die Täter sich oft falsch beurteilt und zu Unrecht verurteilt fühlen. Die Therapeuten sind gehalten, selbst für die Täter(inn)en einen Weg zurück in die Gemeinschaft zu finden, den zu gehen diese aufgrund ihrer dissozialen Charakterstruktur bzw. psychischen Erkrankung weder motiviert noch in der Lage sind. Noch problematischer ist die Situation bei ehemals Sicherungsverwahrten, die nach dem Therapieunterbringungsgesetz in speziellen Einrichtungen weiterbehandelt werden sollen (► Kap. 10).

Demgegenüber zeigt sich die Mehrzahl der täglich nach den üblichen Unterbringungsgesetzen internierten Personen nach der Erholung im Nachhinein mit der Maßnahme einverstanden, wenn ihnen die Dramatik der Situation vor Augen geführt wird, die zur Aufnahme auf der geschützten Station geführt hat. Sie haben begriffen, dass krankheitsbedingt die echte, frei verfügbare Fähigkeit zu einer Wahl zwischen verschiedenen Möglichkeiten nach Abwägung der Vor- und Nachteile für die eigene Gesundheit und/oder das Wohl anderer vorübergehend nicht bestanden hat.

Immer wieder nehmen praxisferne Kritiker Anstoß am Unterbringungs- und Betreuungsrecht und betonen, dass das Grundrecht auf persönliche Freiheit auch die Möglichkeit des Scheiterns beinhalten müsse; der Staat dürfe seine Bürger nicht zu ihrem Glück zwingen, auch dann nicht, wenn diese erkennbar geistesgestört seien. Von antipsychiatrischer Seite werden unter Verleugnung psychischer Krankheiten Tipps zur Vermeidung von Unterbringungen und zur Entweichung aus psychiatrischen Abteilungen gegeben. Verkannt wird, dass Behandlungsteam und Betreuer über

Zwangsmaßnahmen keineswegs erfreut sind – im Gegenteil in solchen Fällen ihre Arbeit als anstrengender und belastender erleben. Im Übrigen erledigt sich der Verweis auf das Freiheitsrecht von selbst, wenn es z. B. infolge schwerer Selbstbeschädigung oder Selbsttötung gar nicht mehr gelebt werden kann.

Psychiatrisch-psychologisches und sozialtherapeutisches Handeln ist vielseitig und umso befriedigender, je größer der Erfolg ist, der stets auch eine Gratifikation der eigenen Arbeit bedeutet. Letztere kann aber auch frustrierend und enttäuschend sein angesichts augenscheinlich unvermeidbarer Rezidive mit der Folge einer „Drehtürpsychiatrie", oder der unaufhaltsamen Progredienz eines Krankheitsprozesses, gekennzeichnet durch einen zunehmenden geistigen Verfall oder eine verstörende Persönlichkeitsdeformation des Klienten. Jeder im Fach Tätige kennt solche Problempatienten, unter denen am häufigsten (komorbide) Suchtpatienten, Personen mit Borderlinesymptomatik, Essgestörte und Demenzkranke zu finden sind.

Die Therapeut(inn)en aus der Kinder-/Jugend-/Adoleszentenpsychiatrie und -psychotherapie müssen oft hilflos mitansehen, wie ihre zeitintensiven Bemühungen durch mangelnde Mitarbeit der Bezugspersonen, desolate häusliche Verhältnisse oder den Sog dissozialer Peer Groups unterlaufen werden. Professionelles psychiatrisch-psychotherapeutisches Arbeiten wird mühsam, wenn aufgrund mangelnder Sprachkenntnisse keine ausreichende Verständigung herzustellen ist; eine verbale Kommunikation als hauptsächliches Medium der Psychotherapie ist dann bestenfalls fragmentarisch realisierbar. Umgekehrt gilt das Gleiche, wenn sprachunkundige, ausländische Kolleginnen und Kollegen es in der Psychiatrie mit deutschen Staatsbürgern zu tun haben (▶ Kap. 12). Problematisch ist auch die Versorgung der wachsenden Anzahl älterer, d. h. somit auch demenzieller Menschen durch nicht adäquat qualifizierte Pflegepersonen.

Monoton und langweilig kann die Inanspruchnahme durch fachfremde, administrative, organisatorische und Verwaltungsarbeiten werden; hiervon sind niedergelassene Kolleg(inn)en nicht weniger als Klinik- und Heimmitarbeiter betroffen. Kodierung und Controlling, Dokumentation und Qualitätsmanagement, Besprechungen und Computerrecherchen sind ebenso zeitraubend wie für die Patienten allenfalls mittelbar nützlich. Sie kennzeichnen indes den gesellschaftspolitisch angestoßenen Umwandlungsprozess der Heilkunde in eine Gesundheitsindustrie, den Trend einer Transformation der Heilkunst zum überregulierten Gewerbe, der Praxis und Klinik zum gewinnorientierten Dienstleistungsbetrieb, des Therapeuten zum Behandler und schließlich des Klienten als Ganzheit „Mensch" zum Kunden des Produktes „Gesundheit".

Die stringente ökonomische Ausrichtung der therapeutischen, sozialen und pflegenden Berufe wirkt sich lähmend auf Motivation und Engagement der darin Tätigen aus. Anhaltende berufliche Frustration und Resignation können – vor allem in Verbindung mit einem anfangs idealisierten Berufsbild – zum emotionalen Ausbrennen (Burnout) führen, das die tägliche Arbeit zunehmend bis zur krankmachenden Überbeanspruchung verleidet (▶ Kap. 11).

Ausbildung und Qualifizierung. Berufsfelder

Theo R. Payk

Die Ausbildung zum diplomierten bzw. approbierten Therapeuten erfolgt nach festen Regularien. Für die psychologische Medizin und Psychotherapie, Krankenpflege und die komplementären, sozialbezogenen Berufe existieren standardisierte Curricula, die sich an eine Grundausbildung (in der Regel qualifizierter Schulabschluss) und ein Studium (Medizin, Psychologie, Pädagogik, Sozialwesen, Krankenpflege u. ä.) anschließen.

Die – noch nicht formatierte – Spezialisierung zum Psychiater bzw. Nervenarzt zeichnet sich erst zur Mitte des 19. Jahrhunderts ab, zum Kinderpsychiater etwa ab dem Beginn des 20. Jahrhunderts. Zuvor oblag in Deutschland die Betreuung psychisch Kranker weitgehend Geistlichen, Pädagogen und philanthropischen Ärzten. Nach mehreren Umbenennungen wurden 1993 bzw. 2003 die Berufsbezeichnungen „Arzt für Psychiatrie und Psychotherapie" bzw. „Arzt für Psychosomatische Medizin und Psychotherapie" geschaffen (▶ Kap. 2). Analog wurde der frühere „Kinder- und Jugendpsychiater" umbenannt in „Facharzt für Kinder- und Jugendpsychiatrie und -psychotherapie".

Die Wurzeln der noch jungen psychologischen Psychotherapie bildeten sich in der klinischen Psychologie des 20. Jahrhunderts; mit dem Psychotherapeutengesetz (PsychThG) wurde 1999 in Deutschland die Weiterbildung zum Psychologischen Psychotherapeuten sowie zum Kinder- und Jugendlichenpsychotherapeuten formalisiert. Die gegenwärtige Situation lässt sich folgendermaßen differenziert darstellen:

Zum Erwerb des Facharzttitels „Psychiatrie und Psychotherapie" ist eine fünfjährige Weiterbildung erforderlich (davon ein Jahr Neurologie). Innerhalb dieser Spanne sollen Kenntnisse und Erfahrungen zur Diagnostik, Behandlung, Prävention und Rehabilitation psychischer Krankheiten Erwachsener akkumuliert und durch ein qualifiziertes Zeugnis bescheinigt werden. Die Weiterbildungsermächtigung des Klinik- oder Abteilungsleiters ist an bestimmte Voraussetzungen bzgl. der Leistungsfähigkeit der Einrichtung und der Qualifikation des Leiters geknüpft (Anerkennung durch die zuständige Landesärztekammer).

Im Weiterbildungskatalog werden Einzelheiten des geforderten Fachwissens und der fachlichen Fertigkeiten detailliert aufgelistet. Der psychotherapeutische Anteil erstreckt sich auf theoretische Grundlagen und praktische Erfahrungen verschiedener Methoden; erlernt werden muss wahlweise ein tiefenpsychologisches oder verhaltenstherapeutisches Verfahren, nachgewiesen an einer Mindestanzahl abgeschlossener Behandlungen unter Supervision. Obligat ist die Teilnahme an einer Balint- und Selbsterfahrungsgruppe. Je nach Interesse können Spezialisierungen in Richtung Suchtleiden, Geriatrie oder Forensik angestrebt werden.

Als berufsständische Vertretungen gibt es die kooperierenden Sektionen „Berufsverband Deutscher Psychiater" (BVDP), „Berufsverband Deutscher Neurologen" (BDN) und „Berufsverband Deutscher Nervenärzte" (BVDN), zusammengeschlossen zum Spitzenverband ZNS (SpiZ). Gemeinsame Fachzeitschrift ist der *NeuroTransmitter*, mit mehr wissenschaftlicher Ausrichtung *Fortschritte der Neurologie Psychiatrie*. Als Dachverband fungiert die „Deutsche Gesellschaft für Psychiatrie und Psychotherapie, Psychosomatik und Nervenheilkunde" (DGPPN); umfassendes Publikationsorgan für niedergelassene und Klinikärzte ist der universelle *Nervenarzt*. In der 1961 gegründeten „World Psychiatric Association" (WPA) sind Psychiater aus fast 120 Ländern vertreten. Auf europäischer Ebene existiert seit 1983 die „European Psychiatric Association" (EPA) mit Vereinigungen aus rund 90 Ländern.

Die fachärztliche Qualifikation in Psychosomatik und Psychotherapeutischer Medizin, ein deutsches Spezifikum, sieht ebenfalls eine fünfjährige Weiterbildungszeit vor (einschließlich einem psychiatrischen Jahr). Allerdings wird der Inneren Medizin wesentliches Gewicht beigemessen, deren zeitlicher Anteil ein bzw. – im Kombination mit einem anderen Fach der Körpermedizin – ein halbes Jahr umfassen muss. Im Übrigen richtet sich die Weiterbildung hauptsächlich auf die Erkennung und Behandlung von organischen Funktionsstörungen, an deren Entstehung, Verlauf und Verarbeitung psychosoziale Faktoren und/oder körperlich-seelische Wechselwirkungen maßgeblich beteiligt sind.

Die psychosomatischen Kliniker sind in der „Deutschen Gesellschaft für klinische Psychotherapie und psychosomatische Rehabilitation" (DGPPR) zusammengeschlossen; außerdem gibt es das „Deutsche Kollegium für Psychosomatische Medizin" (DKPM). Die berufspolitischen Belange werden vertreten durch den „Berufsverband der Fachärzte für Psychosomatik und Psychotherapie" (BPM), die „Gesellschaft für Psychotherapeutische Medizin und Ärztliche Psychotherapie" (DGPM) und die „Vereinigung psychotherapeutisch tätiger Kassenärzte" (VPK); Fachjournale sind die *Ärztliche Psychotherapie und Psychosomatische Medizin* und die *Zeitschrift für Psychosomatische Medizin und Psychotherapie*.

Grundsätzlich können in Deutschland alle approbierten Ärzte Kenntnisse in sog. psychosomatischer Grundversorgung erwerben, die meist in Form von Kompaktkursen angeboten werden. Sie sollen Verständnis und Betreuung von Patienten mit psychosomatischen (somatoformen) bzw. funktionellen Störungen fördern. In Anlehnung an diese Fortbildungsmöglichkeit ist auch die Aneignung der Zusatzbezeichnung „Psychotherapie – fachgebunden" für Ärzte anderer Fachgebiete möglich, sofern sie eine fachbezogene, tiefenpsychologisch orientierte Kompetenzerweiterung bedeutet. Außer dem Unterricht mit Nachweis von 10 supervidierten Erstuntersuchungen und drei abgeschlossenen Behandlungen ist ebenfalls eine Teilnahme an Selbsterfahrungs- und Balint-Gruppen erforderlich. Zu erlernen sind Autogenes Training (AT), Progressive Muskelentspannung (PM) oder Hypnose.

Außerhalb der psychiatrisch-psychotherapeutischen Facharztweiterbildung gibt es für Ärzte die Möglichkeit einer postgraduierten Schulung in Verhaltenstherapie. Sie kann an psychologischen Universitätsinstituten oder privaten Weiterbildungsstätten erworben werden. Der Lehrplan besteht aus Theorie, Selbsterfahrung, Supervision und einem klinischen Praktikumsjahr; außerdem muss eine Mindestanzahl dokumentierter Behandlungen nachgewiesen werden. Vertretung ist die „Deutsche Ärztliche Gesellschaft für Verhaltenstherapie" (DÄVT).

Eine Zusatzweiterbildung in Psychoanalyse ist Fachärztinnen und -ärzten für Psychiatrie/Psychotherapie, psychosomatische Medizin/Psychotherapie, Kinder- und Jugendpsychiatrie/-psychotherapie sowie approbierten psychologischen Psychotherapeut(inn)en vorbehalten. Die Ausbildung zum Psychoanalytiker wird in regionalen Instituten nach einheitlichen Standards durchgeführt: In dem dreigliedrigen Studienplan stellt die Lehranalyse ein zentrales Element dar, nach deren Abschluss und weiterer Theoriestunden aufgrund eines Kolloquiums die Erlaubnis zur eigentlichen praktischen Ausbildung erteilt wird. Nach 20 Untersuchungen und 600 Behandlungsstunden unter Supervision erfolgt eine Abschlussprüfung. Die „Deutsche Psychoanalytische Vereinigung" (DPV) und die „Deutsche Psychoanalytische Gesellschaft" (DPG) sind Mitglieder des berufspolitischen Dachverbands „Deutsche Gesellschaft für Psychoanalyse, Psychotherapie, Psychosomatik und Tiefenpsychologie" (DGPT); supranational fungiert die „International Psychoanalytic Association" (IPA) bzw. „Internationale Psychoanalytische Vereinigung" (IPV). Organe sind u. a.: *Forum der Psychoanalyse, Zeitschrift für psychoanalytische Theorie und Praxis, Psyche* und *Psychoanalytische Familientherapie.*

Die Ausbildung in analytischer Psychologie kann nach einem Hochschulstudium der Psychologie oder Medizin berufsbegleitend an einem C.G. Jung-Institut oder über die -Gesellschaft absolviert werden. Sie beinhaltet ein Theoriecurriculum und eine zweijährige klinische Tätigkeit. Als wissenschaftliche Fachgesellschaft versteht sich die „Deutsche Gesellschaft für Analytische Psychologie" (DGAP), eine Ländergruppe der „International Association for Analytical Psychology" (IAAP).

An einem Institut der „Deutschen Gesellschaft für Individualpsychologie" (DGIP) ist im Anschluss an ein Studium der Medizin oder Psychologie die Aus- und Weiterbildung in tiefenpsychologisch fundierter bzw. analytischer Psychotherapie für Erwachsene, Kinder- und Jugendliche möglich, alternativ auch eine Qualifikation zum individualpsychologischen Berater bzw. Supervisor. 2009 wurde (als virtuelle Einrichtung) die Alfred-Adler-Akademie gegründet. Publikationsorgan ist die *Zeitschrift für Individualpsychologie.* Die DGIP ist Mitglied der „International Association of Individual Psychology" (IAIP).

Die sechsjährige Ausbildung in Logotherapie bzw. Existenzanalyse erfolgt ebenfalls an speziellen Instituten; sie beinhaltet berufsbegleitend diverse Kurse sowie eine zweijährige Supervision (sog. Fachspezifikum). Während sich die mehr orthodoxe „Deutsche Gesellschaft für Logotherapie und Existenzanalyse" (DGLE) als originären Berufsverband sieht, nennt sich die existenzanalytisch weiterentwickelte Form „Gesellschaft für Logotherapie und Existenzanalyse" (GLE), die unter Einbeziehung nationaler Berufsverbände international zum Dachverband (GLE – International) ausgeweitet wurde. Zeitschriften: *Existenz und Logos* bzw. *Existenzanalyse.*

Beide Gruppierungen sind Mitglieder der „Arbeitsgemeinschaft Humanistische Psychotherapie" (AGHPT), die – analog zu den o. a. psychoanalytischen Methoden – eine Anerkennung als sog. Richtlinienverfahren anstrebt (▶ Kap. 9).

Es ist evident, dass für psychisch gestörte Kinder und Jugendliche nicht die Kriterien der Erwachsenenpsychiatrie und -psychotherapie gelten können; Krankheitsbilder und -verläufe unterscheiden sich erheblich. Als besondere biologische und psychosoziale Krisenzeit erweist sich die Adoleszenz, während der die Erkrankungsquote (Prävalenz) für Psychosen, Anpassungs- und Persönlichkeitsstörungen sowie affektive Erkrankungen deutlich ansteigt.

Für Kinder und Heranwachsende bzw. Minderjährige sind daher im Krankheitsfall transitionspsychiatrische und -psychotherapeutische Schwerpunktsetzungen notwendig, eingeschlossen psychoedukative bzw. sozialpädagogische Maßnahmen. Eine zentrale Rolle spielt die familienzentrierte bzw. systemische Arbeitsweise in Form von Eltern-/Familiengesprächen und Elterntrainings. Des Weiteren sollten ggf. Schule und gleichaltrige Freunde (Peers) einbezogen werden. Medikamente können häufig wegen unzureichender Beforschung für diese Altersgruppe nur „off-label" verabreicht werden, d. h. ohne ausdrückliche arzneimittelrechtliche Zulassung durch eine Gesundheitsbehörde.

Kinder- und jugendpsychiatrische/-psychotherapeutische Kenntnisse werden durch eine entsprechende, ebenfalls fünfjährige Weiterbildung vermittelt, wovon ein Jahr auf Kinderheilkunde oder Erwachsenenpsychiatrie entfällt. Ziele sind das Erkennen und Behandeln psychischer, psychosomatischer und neurologischer Erkrankungen bei Kindern und Heranwachsenden. Seit 2006 gibt es zudem eine Ausbildung zum Kinder- und Jugendlichenanalytiker.

Interessenvertreter sind die „Deutsche Gesellschaft für Kinder- und Jugendpsychiatrie, Psychosomatik und Psychotherapie" (DGKJP) sowie der „Berufsverband für Kinder- und Jugendpsychiatrie, Psychosomatik und Psychotherapie" (BKJPP); an Fachzeitschriften erscheinen u. a. *Praxis der Kinderpsychologie und Kinderpsychiatrie, Zeitschrift für Kinder- und Jugendpsychiatrie und Psychotherapie* und das *Forum der Kinder- und Jugendpsychiatrie, Psychosomatik und Psychotherapie, Analytische Kinder- und Jugendlichen-Psychotherapie* sowie *Zeitschrift für systemische Therapie und Beratung.*

Voraussetzung für eine Weiterbildung zum psychologischen Psychotherapeuten ist in Deutschland bislang ein mit dem Masterexamen abgeschlossenes Psychologiestudium. Das Schwergewicht der Ausbildung liegt währenddessen auf Methodenlehre, Diagnostik, Psychopathologie, Rehabilitation, Prävention und Beratung. Die eigentliche, der Facharztausbildung analoge Weiterqualifizierung zum psychologischen Psychotherapeuten endet mit der Approbation, die wiederum Voraussetzung für eine Kassenzulassung ist. Sie umfasst für den sog. Psychotherapeuten in Ausbildung (PiA) innerhalb eines dreijährigen Curriculums (berufsbegleitend: fünf Jahre) neben der Aneignung theoretischer Kenntnisse, Selbsterfahrung und Behandlungen unter Supervision auch eine einjährige Mitarbeit in einer psychiatrischen Klinik und eine halbjährige in einer psychosomatischen/psychotherapeutischen Einrichtung (Praxisjahr).

Nach ähnlichem Muster verläuft die Weiterbildung in Kinder- und Jugendpsychotherapie im Anschluss an einen Masterabschluss in Heil- oder Sozialpädagogik.

Der „Berufsverband Deutscher Psychologinnen und Psychologen" (BDP) vertritt integrativ die beruflichen Interessen der Psychologinnen und Psychologen aus allen Tätigkeitsbereichen; er gibt den *Report Psychologie* heraus. Die „Deutsche Gesellschaft für Psychologie" (DGPs) ist eine Vereinigung der in Forschung und Lehre tätigen Personen. Die praktizierenden psychologischen Psychotherapeuten für Erwachsene, Kinder und Jugendliche sind in der „Deutschen Psychotherapeuten Vereinigung" (DPtV) organisiert; das Verbandsorgan ist *Psychotherapie Aktuell*. Weitere Fachjournale sind die *Zeitschrift für Klinische Psychologie und Psychotherapie*, schulenübergreifend *Psychotherapie im Dialog* (PiD) und die *Zeitschrift für Psychiatrie, Psychologie und Psychotherapie*.

Eine seit Jahren diskutierte Reform der Ausbildung sieht in Anlehnung an den psychiatrischen Facharzt folgende Revision vor (Novellierung der Ausbildung zum Psychologischen Psychotherapeuten des Bundesministeriums für Gesundheit):

Das komplette (direkte) Psychotherapiestudium an einer Universität oder gleichgestellten Hochschule soll eine mindestens 5200 Stunden umfassende, theoretische und praktische Ausbildung beinhalten. Einem dreijährigem Studium mit Bachelorexamen (1. Abschnitt – Erwerb grundlegender psychologischer, psychotherapeutischer, bezugswissenschaftlicher und wissenschaftlicher Kompetenzen) soll sich ein zweijähriges Weiterstudium mit Masterabschluss bzw. Staatsexamen anschließen (2. Abschnitt – Erwerb vertiefter psychotherapeutischer, versorgungsrelevanter und wissenschaftlicher Kompetenzen). Ausbildungsziel ist die Approbation mit Befähigung zu einer eigenverantwortlichen und selbstständigen Ausübung psychologischer Psychotherapie. Danach kann eine fachkundliche Entscheidung in Richtung Erwachsenen- oder Kinder-/Jugendpsychotherapie getroffen werden.

Während des Studiums soll neben einer klinischen Tätigkeit in der psychiatrischen, psychotherapeutischen oder psychosomatischen Versorgung eine Qualifizierung für ein anerkanntes Verfahren (Wahloption aus mindestens drei wissenschaftlich anerkannten Verfahren) erfolgen: Tiefenpsychologisch fundierte Psychotherapie, Psychoanalyse, Verhaltenstherapie – möglicherweise auch Gesprächs- und systemische Therapie.

Die postgraduierte Ausbildung in personenzentrierter bzw. Gesprächspsychotherapie (GT) enthält (nach einem humanwissenschaftlichem Studium) die Bausteine Theorie, Selbsterfahrung und Supervision. Fort- und Weiterbildung vermitteln der Fachverband für personzentrierte Psychotherapie und Beratung („Gesellschaft für wissenschaftliche Gesprächspsychotherapie" – GwG) und die „Deutsche Psychologische Gesellschaft für Gesprächspsychotherapie", zwischen denen Kooperationsvereinbarungen bestehen. Im GwG-Verlag erscheint die Zeitschrift für *Gesprächspsychotherapie und Personenzentrierte Beratung*.

Die Ausübung der speziellen Verhaltenstherapie-(VT-)Desensibilisierungsmethode „Eye Movement Desensitization and Reprocessing" (EMDR) zur Behandlung posttraumatischer und anderer Störungen bei Erwachsenen und Kindern wird zertifiziert durch die „EMDRIA", dem Fachverband für Anwender dieser psychotherapeutischen Methode (Auf europäischer Ebene: EMDRIA-Europe). Voraussetzungen sind eine theoretische und praktische Ausbildung in einem entsprechenden Institut unter Supervision im Anschluss an eine zweijährige Tätigkeit als approbierte/r ärztliche/r oder psychologische/r Psychotherapeut/-in. EMDR fällt unter die Leistungspflicht der gesetzlichen Krankenkassen.

Fast alle Methoden der analytisch/tiefenpsychologischen und Verhaltenstherapie werden aus konzeptuellen wie ökonomischen Gründen auch in Gruppenform angeboten: Rollenspiel, Psychodrama, tiefenpsychologische und behaviorale Therapien. Entsprechende Zusatzqualifikationen können von approbierten psychologischen und ärztlichen Psychotherapeutinnen und -therapeuten erworben werden; sie umfassen in der Regel Selbsterfahrung in der Gruppe, Systemtheorie, exemplarische Gruppenbehandlungen sowie Supervision. Berufspolitische Interessenvertretung aller Gruppenpsychotherapeuten ist – ungeachtet von Schulrichtungen oder Mitgliedschaften in anderen Fachverbänden – der „Berufsverband der Approbierten Gruppenpsychotherapeuten" (BAG). Mitteilungsblatt ist *Gruppenpsychotherapie und Gruppendynamik*.

Zur Ausübung neuropsychologischer Therapie ist ebenfalls eine postgraduale Weiterbildung notwendig: Nach einer dreijährigen beruflichen Tätigkeit mit Supervision und Theorie an einer akkreditierten Einrichtung mit dokumentierten Behandlungsfällen und einer mündlichen Prüfung kann das Zertifikat „Klinischer Neuropsychologe" erworben werden. Die Approbation als Psychologischer Psychotherapeut ist Voraussetzung einer Kostenübernahme durch die Krankenkassen für eine ambulante Behandlung. Fachorganisation ist die „Gesellschaft für Neuropsychologie" (GNP); Fachjournal die *Zeitschrift für Neuropsychologie*.

Auch Heilpraktikern ist es möglich, im Rahmen des Heilpraktikergesetzes (HeilPrG) mit beschränkter Erlaubnis psychotherapeutisch bzw. beratend tätig zu sein. Indikationen sind u. a. Belastungssituationen, Lebenskrisen, Partnerprobleme, Mobbing, Burnout, Panikattacken, Phobien, Zwangsstörungen, Depressionen, Essstörungen und psychosomatische Störungen. Das vorgeschriebene Fachwissen wird in Lehrgängen oder im Fernstudium vermittelt, die Eignung durch eine schriftliche und mündliche, amtsärztliche Überprüfung festgestellt. Sie erstreckt sich im Wesentlichen auf psychologische Diagnostik, Psychopathologie und klinische Psychologie. Der „Verband Freier Psychotherapeuten, Heilpraktiker für Psychotherapie und Psychologischer Berater" (VFP) nimmt die Interessen in fachlichen, beruflichen und berufspolitischen Bereichen wahr.

Die Niederlassung als freiberuflicher ärztlicher/psychologischer Psychotherapeut in einer Einzelpraxis ist in technischer Hinsicht unkompliziert, da weder – im Gegensatz zu einer Gemeinschaftspraxis oder einem Medizinischen Versorgungszentrum (MVZ) – eine besondere apparative Ausstattung noch eine Sprechstundenhilfe vorgehalten werden müssen. Erforderlich sind neben einem Büro ein behindertengerechter Zutritt und eine schalldichte Tür zum Wartezimmer.

Der Zugang zu den gesetzlichen Krankenkassen als Vertragsarzt/Vertragspsychotherapeut (umgangssprachlich: Kassenarzt) wird auf Landesebene durch die Kassenärztlichen Vereinigungen (KV) geregelt. Die Quote der zugelassenen Ärzte und Therapeuten innerhalb einer Region ist abhängig von der jeweiligen Einwohnerzahl; sie wird im Rahmen einer sog. Bedarfsplanung von den KV vorgenommen, die ein Arzt- und Psychotherapeutenregister führen (▶ Kap. 10); sog. freie Kassensitze, die auch geteilt werden können, werden ausgeschrieben.

Jeder Patient hat Anspruch auf eine fachgerechte und sachkundige Behandlung; die Anwendung der offiziellen Standards erprobter und bewährter Therapieverfahren hat berufsrechtlich und juristisch stets Vorrang vor Außenseitermethoden. Die kontinuierliche Ausweitung wissenschaftlicher Erkenntnisse macht daher eine ständige Adaptation bzw. Erweiterung des erworbenen Wissens notwendig: Grundsätzlich hat sich jeder Heilkundige während seines Berufslebens fortlaufend über den jeweils aktuellen Stand gesicherter Diagnostik und Therapie seines Faches zu informieren und die daraus gewonnenen Kenntnisse einzusetzen. Die Berufsordnungen der deutschen Bundesärztekammer (BÄK) bzw. der Bundespsychotherapeutenkammer (BPtK) verpflichten jeden Angehörigen, sich durch Teilnahme an geeigneten Veranstaltungen (z. B. Qualitätszirkeln, Tagungen, Kongressen, Vorträgen, Vorlesungen, Visiten), anhand von Fachliteratur oder mithilfe interaktiver Lernmittel fortzubilden; entsprechende Möglichkeiten bieten u. a. die Akademien an den Landesärztekammern und Landespsychotherapeutenkammern an. Die Teilnahme an solchen Aktivitäten wird mit sog. CME-Points (Continuing Medical Education) zertifiziert; innerhalb von fünf Jahren müssen mindestens 250 CME-Punkte nachgewiesen werden. Analog zur Qualitätskontrolle im Rahmen des Qualitätsmanagements (QM) bzgl. der Arbeitsmittel und -methoden entspricht dies einer kontinuierlichen, reglementierten Überwachung der persönlichen, fachlichen Leistungsfähigkeit.

Auf dem Gebiet der medizinpsychologischen und psychosomatischen Heilkunde sind außer den ärztlichen und psychologischen weitere Berufsgruppen tätig: Pflegepersonal, Sozialarbeiter bzw. Sozial- und Heilpädagogen, Ergo- und Arbeitstherapeuten, Tanz- und Bewegungstherapeuten. Vor dem Hintergrund des multifaktoriellen Krankheitsgeschehens sind sie jeweils für bedarfsgerechte und berufstypische Komponenten des Therapiespektrums zuständig. Sie tragen nicht nur wesentlich zur psychischen und sozialen (Re-)Stabilisierung Kranker bei, sondern aktivieren darüber hinaus verbliebene Ressourcen zur Rehabilitation und Rückfallprävention, Inklusion und Teilhabe.

Die alltägliche Basisarbeit obliegt im stationären und teilstationären Bereich traditionell den Pflege-(fach-)kräften, d. h. den Gesundheits- und Krankenpfleger(inn)en. Die Ausbildung an einer der staatlich anerkannten Fachschulen dauert drei Jahre; Voraussetzung ist ein Realschul- oder gleichwertiger Abschluss bzw. ein Hauptschulabschluss mit zweijähriger Berufsausbildung, alternativ eine vorgelaufene Tätigkeit als Krankenpflegehelfer/-in. Von gesundheitspolitischer Seite ist hinsichtlich der Ausbildung eine Vereinheitlichung von Alten-, Kranken- und Jugendpflege beabsichtigt, wobei jedoch noch unklar ist, wie trotzdem den unterschiedlichen Schwerpunkten im praktischen Alltag gerecht werden kann.

In Verbindung mit dem Pflegenotstand der 1980er-Jahre war der Ruf nach attraktiverer Ausbildung und verbessertem Image laut geworden. Seit Einrichtung des Studiengangs „Pflege- und Sozialwissenschaft" ist in Deutschland an zahlreichen Fachhochschulen bzw. Universitäten ein diesbzgl., achtsemestriges Studium möglich. Es beinhaltet u. a. Unterricht über Pflegetheorien und Krankenhausrecht, Controlling und Qualitätssicherung, Ökonomie und Betriebswirtschaft, Ausbildung und Fachdidaktik. Angeschlossen werden kann ein pflegewissenschaftliches Masterstudium. Bei guter Abschlussnote kann an einzelnen deutschen Hochschulen zum Dr. rer. cur. promoviert oder eine Habilitation angestrebt werden.

Im stationären und Heimbereich stellen die Pflegekräfte die am klarsten formatierte Gruppe des Behandlungsteams dar. Sie sind sowohl auf basismedizinischem wie psychiatrisch-psychotherapeutischem Gebiet die engsten und unentbehrlichsten Bezugspersonen sowohl der Patienten als auch der Ärzte und Psychologen; ohne ihre Präsenz und Aufmerksamkeit ist eine effiziente Behandlung weder vermittel- noch umsetzbar. Sie werden in den Behandlungsprozess voll einbezogen, angefangen von der Assistenz beim Aufnahmegespräch bis zur Vorbereitung auf die Entlassung. Über die allgemeine und Basispflege hinaus gehören zu ihren Aufgaben Überwachung, Ansprache und Information der Kranken.

Pflegerische Arbeit wird in Zukunft auch auf häusliche Betreuungen chronisch psychisch Kranker (Home Care) ausgedehnt werden, wie dies für geriatrische, Schmerz- und Palliativpatienten bereits innerhalb ambulanter Dienste die Regel ist. Zur Verbesserung der Intensivversorgung (akut) kranker Menschen ist die Implementierung psychiatrischer Pflege in ein teambasiertes, interventionelles Projekt vorgesehen, d. h. Fachpflegepersonen, Therapeuten und Sozialarbeiter sollen künftig in Kooperation mit einer Klinik die kontinuierliche Betreuung in Form von Hausbesuchen bzw. telefonischer Rundum-Erreichbarkeit sicherstellen (Home Treatment). Hierdurch sollen Rückfälle mit häufigen stationären Wiederaufnahmen im Sinne eines sog. Drehtüreffektes vermieden werden (▶ Kap. 10).

Ein kurzer Blick auf die Entwicklungsgeschichte der psychiatrischen Pflege zeigt, dass sich – ähnlich der Sozialisation des psychologischen Arztes – eine Spezialisierung zum Narrenwärter und späteren Irrenpfleger erst herausbildete, nachdem sich die Allgemeinpflege etabliert hatte. Nach Entmystifizierung der Seelenleiden während der ausklingenden Romantik gewann die Psychiatrie an Attraktivität; im Verlauf der ersten Reformwelle wandelten sich die Wärter mehr und mehr zu professionellen Helfern mit eigener beruflicher Identität.

Schließlich wurde die psychiatrische Pflege in die allgemeine Krankenpflege integriert; 1963 wurde die Möglichkeit einer zweijährigen Weiterqualifizierung zur psychiatrischen Fachpflegerin bzw. zum Fachpfleger geschaffen. In der Dachorganisation „Deutscher Berufsverband für Pflegeberufe" (ehemals: „Deutscher Berufsverband für Krankenpflege" – DBfK), wurde die Bundesarbeitsgemeinschaft „Psychiatrische Pflege" eingerichtet; außerdem wurde die „Deutsche Fachgesellschaft Psychiatrische Pflege" (DFPP) mit zahlreichen Untergruppen ins Leben gerufen. Derzeit wird die Einrichtung von Pflegekammern auf Länderebene diskutiert. Fachzeitschriften sind *Psychiatrische Pflege* und als Organ der DFPP *Psychiatrische Pflege heute (PPH)*.

Zuständig für die vielfältigen Aufgaben fürsorglicher Begleitung und Nachsorge sind Sozialarbeiter/-innen, für Wohnheime, Sonderschulen sowie kinder- und jugendpsychiatrischen Einrichtungen die berufsverwandten Sozialpädagog(inn)en. „Soziale Arbeit" bzw. „Sozialwesen" sind seit den 1990er-Jahren die Sammelbezeichnungen für die traditionellen Fachrichtungen Sozialpädagogik und Sozialarbeit mit folgenden Aufgabenbereichen: Beratung und Psychoedukation, Begleitung und Unterstützung chronisch Kranker in der Komplementärversorgung, Training psychosozialer Kompetenz, Hilfestellung zur Rehabilitation und Inklusion. Als Teil der öffentlichen Wohlfahrtspflege werden sozialpädagogische Hilfen u. a. in Krankenhäusern, Tageskliniken, Wohnheimen, Jugendämtern, Beratungsstellen sowie Alten- und Pflegeheimen angeboten. Zur Bewältigung ihrer Aufgaben benötigen Sozialtherapeutinnen und -therapeuten Einfühlungsvermögen, Lebenserfahrung und Durchsetzungsfähigkeit sowie Ausdauer und Geduld. Angesichts der Fülle sozialrechtlicher Fragen für die außerstationäre Versorgung und berufliche Rehabilitation, für die Realisierung von Teilhabe und Integration, sind eingehende Kenntnisse der einschlägigen, umfangreichen sozialgesetzlichen Bestimmungen erforderlich.

Die psychiatrische Fürsorge geht zurück auf Vorschläge des Erlanger Anstaltspsychiaters Gustav Kolb (1870–1938) in den 1920er-Jahren hinsichtlich einer Neuorganisation des Irrenwesens, zu der auch eine externe, komplementäre Weiterbetreuung gehören sollte. Erst mit der Psychiatriereform seit den 1980er-Jahren hat sich allerdings die extramurale Sozialarbeit zur Sicherstellung einer gemeindenahen Versorgung einschließlich beschützter Wohn- und Arbeitsplätze etabliert (▶ Kap. 9).

Theorie und Praxis der sozialen Psychiatrie beruhen auf Erkenntnissen der Psychopathologie, Epidemiologie, Entwicklungspsychologie, Kommunikationsforschung, Pädagogik und Sozialpsychologie: Bei Vorliegen der (Fach-)Hochschulreife kann in Deutschland an einer der Hochschulen oder halbstaatlichen Akademien das Studium „Sozialwesen" absolviert werden, wahlweise mit einer Ausrichtung Sozialarbeit oder Sozialpädagogik. Nach dem Bachelorabschluss muss ein einjähriges Vorbereitungspraktikum abgeleistet werden. In einem weiteren Aufbaustudium kann der Mastergrad „Soziale Arbeit" erworben werden, der zu leitenden Aufgaben qualifiziert.

Unter dem Dach der „Deutschen Gesellschaft für Soziale Arbeit" (DGSA) werden in der Sektion „Klinische Sozialarbeit" die Interessen und Belange der schwerpunktmäßig therapeutisch arbeitenden Berufsgruppe vertreten, die auch eigene Publikationen herausbringt. Ähnliches gilt für die „Deutsche Vereinigung für Sozialarbeit im Gesundheitswesen" (DVSG). Fachzeitschriften sind z. B. *Soziale Arbeit* und *Sozial Aktuell*.

Beschäftigung und Arbeit fördern die Rehabilitation körperlich oder psychisch erkrankter/behinderter Menschen durch Training, Tagesstrukturierung und Teilhabe. Das Spektrum der Ergo- und Arbeitstherapie bietet vielfältige Möglichkeiten, sprachliche, mentale und/oder motorischen Fähigkeiten zu verbessern und Emotionen zu regulieren, darüber hinaus die Belastbarkeit zu stärken und die psychosoziale Kompetenz zu fördern.

An milieutherapeutischen Behandlungsmethoden wurden in den Heil- und Pflegeanstalten bereits ab dem 19. Jahrhundert Singen, Musizieren, Zeichnen und Handarbeiten sowie andere Beschäftigungen gepflegt. An den größeren Häusern waren unter pflegerischer Aufsicht auch Arbeiten in eigenen Werkstätten, Großküchen oder in der Landwirtschaft üblich. Ab Mitte der 1920er-Jahre wurde in Deutschland die Arbeitstherapie als sog. aktivere Krankenbehandlung systematisch, meist in abgestufter Form, eingesetzt (▶ Kap. 9).

Fester Bestandteil der Soziopsychiatrie ist heutzutage die regelmäßige Beschäftigung in geeigneten Werkräumen einer Klinik oder eines Wohnheims, alternativ in externen Fertigungsstätten, Gärtnereien, landwirtschaftlichen Betrieben oder im Dienstleistungsbereich unter arbeitspädagogischer Aufsicht, Anleitung und Hilfestellung. Das damit angestrebte Training von Ausdauer, Leistungsvermögen und Selbstständigkeit soll zudem eine schrittweise berufliche Wiedereingliederung in den ersten Arbeitsmarkt vorbereiten, anfangs evtl. als Belastungserprobung auf dem zweiten Arbeitsmarkt im Rahmen des beschützten Arbeitens in sog. niederschwelligen Werkstätten. Soweit wie möglich sollten dabei Fähigkeiten und Fertigkeiten der Patienten im bereits erlernten Beruf genutzt werden. Angesichts des ubiquitären EDV-Einsatzes empfehlen sich Trainings am PC – z. B. mittels sog. Cogpack-Software – sowohl zur neuropsychologischen Förderung kognitiver Basisleistungen (u. a. Konzentration, Aufmerksamkeit, Reaktionsgeschwindigkeit, Gedächtnis) wie auch zum Erwerb spezieller IT-Grundkenntnisse in der Datenverarbeitung.

Wer Arbeitserzieher bzw. -therapeut werden will, benötigt eine abgeschlossene Berufsausbildung und eine zweijährige berufliche Praxis, ehe er sich innerhalb eines dreijährigen Lehrplans an einer Berufsfachschule ausbilden lassen kann. Den ersten zwei Jahren folgt ein Berufsanerkennungsjahr in Werkstätten und Einrichtungen für Menschen mit psychischen Behinderungen/Erkrankungen oder in der Jugendhilfe; berufsbegleitend ist eine dreijährige Ausbildung erforderlich.

Seit 1999 werden beschäftigungs- und arbeitstherapeutische Betätigungen unter der Sammelberufsbezeichnung Ergotherapie geführt. Ergotherapeut(inn)en sind integrale Mitglieder des therapeutischen Teams zumeist auf psychiatrischen, psychotherapeutischen oder psychosomatischen Arbeitsfeldern. Sie gestalten schöpferische und übende Maßnahmen in voll- und teilstationären Einrichtungen für Jugendliche und Erwachsene, Reha-Kliniken, beschützten Wohnheimen bzw. Behindertenheimen oder in freiberuflicher Praxis. Im Gegensatz zur produktzentrierten bzw. leistungsorientierten Arbeitstherapie werden kreativ-bildnerische Methoden eingesetzt, um fördernd auf Aktivierung, Erhalt und Verbesserung mentaler Elementarfähigkeiten einzuwirken. Verbessert werden sollen u. a. Antrieb, Anregbarkeit, Konzentrationsvermögen, Selbstwahrnehmung und Stimmungslage. Durch die Bearbeitung von Papier, Karton, Stoffe, Ton, Holz, Stein und Metall mit verschiedenen Hilfsmitteln bzw. einfachen Werkzeugen werden neben den genannten kognitiven auch sensorische und psychomotorische sowie kommunikative Funktionen angeregt und geübt.

In der Bundesrepublik wurde 1953 die erste Lehreinrichtung für Beschäftigungs- und Arbeitstherapie geschaffen. Voraussetzung für die dreijährige Ausbildung an einer der rund 220 deutschen Berufsfachschulen sind die Mittlere Reife oder eine Berufsausbildung nach dem Hauptschulabschluss; sie umfasst einen zweijährigen, theoretischen Teil und ein einjähriges Praktikum, das auf eine spätere Arbeit im psychiatrisch-psychosomatischen Bereich ausgerichtet werden kann. Grundlage für die Ausbildungsinhalte bildet die Ausbildungs- und Prüfungsverordnung für Ergotherapeut(inn)en (ErgThAPrV). Etliche Fachhochschulen bieten eine Qualifikation mit Bachelor- bzw. Masterabschluss (vier bzw. sechsjähriges Studium) an, darüber hinaus einen Weiterbildungsstudiengang Physiotherapie und Ergotherapie sowie einen Studiengang Pflege und Gesundheit, die beide mit ergotherapeutischem Schwerpunkt studiert werden können.

Die Fachgesellschaft „Deutscher Verband der Ergotherapeuten" (DVE) gibt die Zeitschrift *Ergotherapie und Rehabilitation* heraus; Konkurrenzunternehmen ist der „Bundesverband für Ergotherapeuten in Deutschland" (BED). Übergeordnet sind der „Europäische Ergotherapieverband" (Council of Occupational Therapists for the European Countries – COTEC) sowie der „Weltverband der Ergotherapeuten" (World Federation of Occupational Therapists – WFOT).

Der Übergang vom beschützten Arbeiten über die vielfältigen ergotherapeutischen Betätigungsfelder bin hin zur Kunsttherapie in engerem Sinn ist fließend. Unter Nutzung schon anspruchsvollerer bildnerischer Begabungen soll letztere Selbstwahrnehmung und Reflexion, Selbsterfahrung und Lebensfreude stärken. Die Zielgruppen finden sich – sowohl im stationären wie ambulanten Setting – überwiegend in heilpädagogischen, psychosomatischen und geriatrischen Einrichtungen. Als Medien dienen Zeichnen, Malen, Formen, Schneidern, Modellieren und Bildhauern.

Eine kunsttherapeutische Ausbildung kann innerhalb eines vierjährigen Curriculums an einer Universität oder Kunsthochschule bis zum Bachelor- oder Masterabschluss durchlaufen werden. Eine der Ergotherapie vergleichbare, sozial- und berufsrechtliche Etablierung der künstlerischen Therapien fehlt allerdings bislang in Deutschland, jedoch haben sich verschiedene, gestalt- und kunsttherapeutische Ausbildungsstätten zum „Deutschen Fachverband für Kunst- und Gestaltungstherapie" (DFKGT) zusammengeschlossen.

Außer den ergo- und kunsttherapeutischen Mitarbeitern werden auf dem Feld der musisch-kreativen Therapien am häufigsten Musiktherapeutinnen und -therapeuten eingesetzt. Sie nutzen gezielt die schon seit tausenden Jahren bekannte, heilsame Wirkung von Klängen und Tönen, Rhythmen und Melodien. Als hochrangiges, nonverbales Kommunikationsmittel erleichtert Musik den Zugang zu traumatisch, durch Depressivität und Schmerz blockierten, seelischen Bereichen und befördert das Ausdrücken/Ausleben innerer Konflikte und nicht verbalisierter Gefühle. Da sie je nach Art und Intensität ebenso stimulierende wie besänftigende Wirkungen haben kann, wird sie dementsprechend gezielt zur Mitbehandlung aller psychischen und psychosomatischen Störungen verwendet.

In aktiver bzw. animativer Form (z. B. Musizieren, gemeinsames Singen) fördert sie Selbstbewusstsein, Sozialverhalten, Kreativität, Konzentration und Psychomotorik, in rezeptiver Form (z. B. Musikhören, begleitend zu tänzerischen Bewegungen) eher Auflockerung, Schwingungsfähigkeit, Entspannung und Beruhigung. Hirnphysiologisch lassen sich gesteigerte Aktivitäten in limbischen und paralimbischen Bereichen mit verbleibenden, positiven Auswirkungen auf Emotionsregulation und Befinden nachweisen.

Die Ausbildung zum Musiktherapeuten dauert je nach Schule und Lehrplan zwischen ein bis vier Jahre; sie enthält theoretische und praktische Anteile einschließlich humanwissenschaftlicher Module, die meist in Lehrgängen vermittelt werden. Voraussetzungen sind ein Mindestalter von 21 Jahren sowie das Beherrschen zweier Instrumente. Für ein Studium an einer (Fach-)Hochschule ist die Hochschulreife erforderlich.

Die „Deutsche Musiktherapeutische Gesellschaft" (DMtG), Ergebnis eines Zusammenschlusses verschiedener Fachverbände, vertritt die Interessen ihrer Mitglieder und verleiht das Zertifikat Musiktherapeut/-in nach dem Bachelor- bzw. Masterexamen und anschließender, vollzeitiger zweijähriger Berufstätigkeit. Periodika sind die *Musiktherapeutische Umschau* und die *Zeitschrift für Musik-, Tanz- und Kunsttherapie*.

Die Tanztherapie verbindet in idealer Weise die oben beschriebenen, musikogenen Effekte mit rhythmisch-schwingenden Körperbewegungen. Sie beinhaltet Elemente der Tiefenpsychologie, Körper- und Gestalttherapie sowie Bewegungstherapie, mittels derer auf motorischer, sensorischer und mentaler Ebene eine Verbesserung von Körperwahrnehmung, Emotionsverarbeitung, Ausdrucksverhalten, Stimmungslage und Beweglichkeit angestrebt wird. Im Gegensatz zu allen eindimensional-verbalen, kognitiv-kopflastigen Methoden wird der ganze Mensch bis in seine tieferen Persönlichkeitsschichten angesprochen. Einsatzbereiche von Tanztherapeutinnen und -therapeuten sind vorzugsweise Kinder- und Jugendpsychotherapie, Heil- und Sonderpädagogik, Psychosomatik und Rehabilitation.

In Deutschland wird von privaten Instituten eine vierjährige, berufsbegleitende Ausbildung in Form von Theoriebausteinen und Praktika mit abschließender Zertifizierung angeboten. Repräsentanten sind der „Berufsverband Künstlerische Therapien" (BKT) sowie der europaweit existierende Dachverband „Berufsverband für Kunst-, Musik- und Tanztherapie" (BKMT). Ferner gibt es den „Berufsverband der

TanztherapeutInnen Deutschlands" (BTD). Mitteilungsorgane sind *Musik-, Tanz- und Kunsttherapie* und *Zeitschrift für Tanztherapie*.

Die Erfolge somatopsychisch-salutogenetischer Einwirkungen unterstreichen die Bedeutung systematischer, körperlicher Bewegung. Das Spektrum körpertherapeutischer Angebote reicht von Yoga, Atemübungen, Gymnastik und Tanz bis hin zum Kraft- und Ausdauersport. Außer der Förderung von Kommunikation und Gruppenerleben werden durch regelmäßiges, aerobes Training nicht nur Verbesserungen der immunologischen und Herz-Kreislauf-Funktionen erreicht, sondern auch antidepressive Wirkungen bis hin zu Flow-Effekten infolge einer Stimulation körpereigener, stimmungsaufhellender Botenstoffe (Endorphine, Endocannabinoide). Zudem zeigen sich Verbesserungen der Gedächtnis- und Konzentrationsleistungen.

Die Befähigung zur Gestaltung und Anwendung von therapeutischem Sport bzw. von Bewegungstherapie als Teil der Physiotherapie wird nach mindestens dreijähriger Ausbildung mit Bachelorabschluss an der sportwissenschaftlichen Fakultät einer Hochschule erworben. Während des Studiums werden u. a. auch gesundheitsökonomische, medizinisch-physiologische und pädagogisch-psychologische Grundkenntnisse vermittelt.

Eine Synthese von Bewegungserleben und dessen tiefenpsychologischer Bearbeitung kennzeichnet die der humanistischen Psychologie entstammenden, körperorientierten Psychotherapien wie z. B. die Konzentrative Bewegungstherapie (KBT). Im Unterschied zu den klassischen Sport- und Bewegungsmethoden steht hier das gelenkte Erleben der eigenen Tastwelt, Körperhaltung und Bewegungsabläufe im Mittelpunkt. Ziel ist ein Zugang zu unbewussten seelischen Prozessen über das bewusste, achtsame Nachspüren der eigenen Körperempfindungen und -bewegungen. Die Körpererlebnisse werden anschließend im Gruppensetting reflektiert und unter tiefenpsychologischen Aspekten interpretiert.

Die Qualifizierung in KBT wird innerhalb eines sich über vier bis fünf Jahre erstreckenden, berufsbegleitenden Ausbildungsplans vermittelt. Voraussetzungen sind ein Mindestalter von 25 Jahren sowie eine abgeschlossene Ausbildung in einem Gesundheitsberuf (▶ Kap. 9).

Weitere Körperpsychotherapien, die von der „Arbeitsgemeinschaft Humanistische Psychotherapie" (AGHPT) vertreten werden, sind u. a. Gestalttherapie, Bioenergetik, Biosynthese, Biodynamische Psychotherapie und Integrative (Psycho-)Therapie. Ihr Inventar beinhaltet insgesamt mannigfaltige, entspannende, imaginative, gestalterisch-kreative und körperorientierte Varianten. Als Dachverband fungiert die „Deutsche Gesellschaft für Körperpsychotherapie", Mitglied der „European Association for Bodypsychotherapy" (EABP). Fachzeitschriften sind *Psychoanalyse und Körper* sowie *International Journal for Body Psychotherapy (IJBP)*.

Laut Richtlinien des „Gemeinsamen Bundesausschusses" (G-BA) werden Psychoanalyse, tiefenpsychologisch fundierte und Verhaltenstherapie als Kassenleistungen akzeptiert. Alle anderen, oben aufgeführten bzw. im folgenden ▶ Kap. 9 näher beschriebenen Behandlungstechniken (Autogenes Training, Imaginative Therapie, Logotherapie, Muskelrelaxation etc.) können als honorarpflichtige Bemühungen bisher lediglich modular im Rahmen eines der oben aufgeführten anerkannten Therapieverfahren eingesetzt werden. Die der AGHPT zugehörige Personenzentrierte GT-Vereinigung strebt hinsichtlich der Anerkennung als sog. Richtlinienverfahren eine Gleichstellung mit den drei vorlaufend beschriebenen Hauptmethoden an.

Konzepte, Schulen und Methoden

Theo R. Payk

© Springer-Verlag GmbH Deutschland 2017
T. R. Payk, *Psychologische Heilkunde*, DOI 10.1007/978-3-662-53820-3_9

Heilkundliche Schulrichtungen mit Nachhaltigkeit repräsentieren bestimmte, plausible Theorien. Sie entwickeln sich aus überlieferten Behandlungskonzepten, die sich über kurz oder lang durchgesetzt haben, weil sie – zumindest partiell – auf positiven Erfahrungen beruhen. Im Gegensatz zur somatischen Medizin, die auf empirisch-wissenschaftlich abgesicherte (evidenzbasierte) Therapieverfahren zurückgreifen kann, orientiert sich die Psychomedizin eher an vergleichenden Verlaufsbeobachtungen größerer Stichproben. Als ausreichende Nachweise für Evidenz gelten z. B. Metaanalysen aus kontrolliertem, randomisierten Studien (▶ Kap. 4).

Die diagnostischen Grundlagen und darauf abgestellten Behandlungsmethoden – systematische Befragung, Beobachtung, Bewertung und Beratung – gab es bereits in vorantiker Zeit. Als erste Medizinschulen im klassischen Sinn sind die Heilstätten in Griechenland und Ägypten anzusehen; sie waren zugleich Zentren der Praxis. Dem Heilgott Asklepios geweihte Tempel (Asklepeion) fungierten im ostmediterranen Raum als Sanatorien für Sieche und Kranke, die dort Heilung erhofften. Das Gesundheitsmodell beruhte auf einer Weiterentwicklung der altgriechischen Lehre von den vier Grundelementen Feuer, Wasser, Luft und Erde in Richtung der Viersäftelehre bzw. deren klinischen Manifestation als Humoralpathologie, die bis ins 19. Jahrhundert in Europa und Vorderasien gelehrt wurde (▶ Kap. 1 bis ▶ Kap. 3). Auf sie beziehen sich die vielfältigen diätetischen und Reinigungsvorschriften der hippokratischen Medizin auch bei seelisch Kranken; im Übrigen war der Umgang mit ihnen offen, tolerant und freundlich. In Alexandria, dem um die Zeitenwende wissenschaftlichen Zentrum der Welt, entstand eine hoch angesehene Stätte für medizinische Ausbildung und Forschung, in der mittels Sektionen auch anatomische Kenntnisse gesammelt wurden (▶ Kap. 2).

Die traditionelle römische Volksmedizin integrierte nach und nach die griechisch-hippokratische Krankheitslehre. Sie übernahm u. a. die Hydrotherapie; die zahlreichen Thermen, Heilquellen und öffentlichen Bäder dienten nicht nur der Hygiene, sondern auch der Vorbeugung und Behandlung von Krankheiten. Die Medizin im oströmischen, spätantiken Byzanz basierte ebenfalls weitgehend auf der Humoralpathologie, die von Galenos aus Pergamon (129–199) weiter ausgebaut worden war. Die byzantinische Medizin wurde ab dem 4. Jahrhundert im Wesentlichen stationär bzw. in speziellen Ambulanzen eines Krankenhauses ausgeübt; als erstes findet das Hospital des Bischofs Basilius von Caesarea (um 330–379) Erwähnung.

Ab dem 10. Jahrhundert entstand im süditalienischen Salerno, in dem das nah gelegene Benediktinerkloster Monte Cassino ein Spital für Ordensbrüder unterhielt, die Keimzelle der europäischen Universitätsmedizin. Auch hier war die Humoralpathologe die herrschende Krankheitslehre, bereichert um das medizinische Wissen aus der arabischen, römischen und jüdischen Kultur. Das Standardlehrbuch wurde ab dem 12. Jahrhundert der ins Lateinische übersetzte, bereits erwähnte Kanon der Medizin (Canon medicinae) des persischen Arztes Ibn Sina bzw. Avicenna (▶ Kap. 1). Frauen waren damals als Studentinnen und als Lehrende zugelassen.

Die über Jahrhunderte üblichen, menschunwürdigen Ausgrenzungen und miserablen Verwahrungen der psychisch Kranken machten ab dem Ende des 18. Jahrhunderts diesbzgl. Veränderungen dringend erforderlich, die schließlich zu einer allmählichen Umgestaltung des Irrenwesens führten. Als einer der Pioniere der europäischen Reformpsychiatrie modernisierte William Battie (1704–1776) das St. Luke's Hospital in London und setzte sich für eine humanere Unterbringung der Kranken ein; sein *Treatise of Madness* von 1758 wurde das weltweit erste Lehrbuch der Psychiatrie. Die Abschaffung aller Fesselungen und Gitter (no restraint) realisierten William Tuke (1732–1822) in seiner Yorker Privatanstalt The Retreat und John Conolly (1794–1895) in der Londoner Irrenanstalt Hanwell. In Frankreich führte der bereits genannte Pariser Anstaltsleiter Philippe Pinel die Reformbewegung an. Er vertrat eine klare, klinisch-empirische Position; seine Therapie entsprach dem aufgeklärten „Traitement moral" (Moral treatment), einer Mischung aus gesunder Lebensführung und sinnvoller Beschäftigung. Pinels bedeutendster Schüler Jean-Étienne D. Esquirol (1772–1840) übernahm die Reformideen und verbreitete sie nach der Revolution als Bevollmächtigter der Regierung in ganz Frankreich (siehe auch Kap. 5).

In Deutschland wurden die Erneuerungen auf Veranlassung der bayrischen bzw. sächsischen Regierung von Johann G. Langermann (1768–1832) in Bayreuth und Christian A. F. Hayner (1775–1837), der bei Pinel hospitiert hatte, auf dem Sonnenstein bei Pirna in Gang gesetzt. In der 1825 gegründeten Provinzialheilanstalt Siegburg setzte Maximilian Jacobi vorbildhaft Maßstäbe. Er verwendete alle damals bekannten naturheilkundlichen und milieutherapeutischen Behandlungen, wobei er Wert auf eine freundliche und anregende Krankenhausatmosphäre legte (▶ Kap. 3). Einer seiner Mitarbeiter war Franz Richarz (1812–1887), der spätere Arzt des syphiliskranken Komponisten Robert Schumann, den er bis zu dessen Tod 1856 in seiner Endenicher Privatanstalt behandelte.

Zum Pionier und Gestalter einer neuen Epoche moderner Psychiatrie wurde Griesinger an der Berliner Charité (▶ Kap. 1). Seine Vorstellung von einer psychiatrischen Wissenschaft als Synthese von Hirnforschung, Psychopathologie und Sozialpsychiatrie konnte sich in Deutschland allerdings erst nach Generationen von Psychiatern durchsetzen. Griesinger gehörte zu den ersten deutschen Klinikdirektoren, die das englische No-restraint-Konzept Vorgehen, d. h. eine Unterbringung ohne jegliche Fixierungen, in ihren Häusern konsequent durchsetzten. Er forderte mehrfach eine durchgreifende Reform des Anstaltswesens mit Schaffung städtischer Ambulanzen und stadtnaher Fachabteilungen zur Versorgung akut und chronisch Kranker.

Große öffentliche Aufmerksamkeit mit erheblicher medizinischer und soziokultureller Resonanz fand der bereits erwähnte Mesmerismus, ein (massen-)suggestives Behandlungsverfahren unter der Bezeichnung „animalischer Magnetismus". Mesmer zufolge durchflutet eine allgegenwärtige Lebenskraft (Fluidum) den gesamten Kosmos, die durch Lenkung (Handauflegen oder Berühren) eines vermittelnden Magnetiseurs heilend eingesetzt werden kann (▶ Kap. 3). Mesmers Erfahrungen wurden von der

Französischen Hypnose-Schule in Nancy aufgegriffen und weiterentwickelt, in erster Linie vom Arzt Ambroise A. Liébeault (1823–1904) und dessen Schüler Hippolyte Bernheim (1840–1919). Liébeault und Bernheim setzten die Heilhypnose vor allem bei nervösen, d. h. neurasthenischen, hysterischen und psychosomatischen Störungen ein, auch in Form einer sog. hypnotischen Schlafkur. An der Pariser Salpêtrière wurde die Hypnose von Jean-Martin Charcot (1825–1893) hauptsächlich als Diagnostikum zur Identifizierung hysterischer Leiden verwendet. Auch der Wiener Neurologe Sigmund Freud, späterer Begründer der Psychoanalyse, hatte bei Charcot gelernt und zu Beginn seiner Praxistätigkeit die dortigen Hypnosepraktiken übernommen.

Die selbst- und fremdsuggestiven Behandlungsmethoden wurden in der Folgezeit die wichtigsten ambulanten Psychotherapieverfahren sowohl zur lenkenden, mentalen Einflussnahme als auch zum entlastenden Ausagieren von Konflikten (Psychokatharsis); sie verkörperten die psychologische Behandlung schlechthin und hatten bis zur Verbreitung der Psychoanalyse eine Monopolstellung. Der holländische Psychologe Frederic van Eeden (1860–1932) fasste sie unter der Bezeichnung Psychotherapie zusammen; der Terminus „Psychotherapeut" wurde offensichtlich erstmals vom Psychiater und Schriftsteller Heinrich Stadelmann (1865–1948) verwendet.

Als autosuggestiv-entspannendes Prinzip wurde die vom Nervenarzt Johannes H. Schultz (1884–1970) konzipierte Selbsthypnose unter der Bezeichnung Autogenes Training (AT) am bekanntesten. Es wird bis heute in zahlreichen Bildungshäusern als Mittel gegen Nervosität, Angespanntheit, Ängste und Schlafstörungen gelehrt. Schultzes gleichnamige Publikation von 1932 wurde eines der erfolgreichsten Therapiebücher. Vom Psychiater Hanscarl Leuner (1919–1996) wurde in den 1950er-Jahren das Katathyme Bilderleben entwickelt, eine vom sog. Bildstreifendenken (visuelles, gezieltes Fantasieren) abgeleitete Form der imaginativ-tiefenpsychologischen Therapie. Durch Deutung und Besprechung der wahrgenommenen Tagtraumbilder können unbewusste Konflikte aufgedeckt und bearbeitet werden. Eine Verstärkung der kathartischen Wirkung mittels psychedelischer Substanzen wie LSD oder Meskalin (Psycholyse) konnte sich hingegen nicht durchsetzen.

Ebenfalls als tiefenpsychologische, neuere Variante entstand die vom Psychoanalytiker Peter Fonagy (*1952) inaugurierte Mentalisierungsbasierte Therapie (MBT) zum Ausgleich emotionaler und Bindungsdefizite (z. B. bei traumatischen, depressiven, Borderline- und Persönlichkeitsstörungen). Ziel ist es, sich – schrittweise übend – die eigene Befindlichkeit und die anderer Personen vertieft zu vergegenwärtigen (► Kap. 8).

Die tiefenpsychologisch-psychoanalytische Sichtweise beruht auf der Hypothese krankmachender, dem Betroffenen jedoch nicht bewusster Konflikte. Das therapeutische Vorgehen besteht folglich in einer Aufdeckung, Klärung und somit „Entgiftung" dieser verborgenen Quellen mithilfe einer Übernahme reaktivierter Fantasien und Gefühle in die aktuelle Beziehung zum Therapeuten (Übertragung); therapeutisches Ziel ist letztlich eine heilsame Befreiung und Nachreifung der Persönlichkeit. Das zugehörige Persönlichkeitskonstrukt mit bewussten, vorbewussten und unterbewussten Anteilen ist bis in die antike Philosophie zurückzuverfolgen; besondere Aufmerksamkeit wurde den innerseelisch verborgenen Vorahnungen, Inspirationen und Intuitionen während der Romantik geschenkt, teils in Verbindung mit übersinnlichen Vorstellungen. Der Universalgelehrte Carl G. Carus (1789–1869) prägte den Begriff „Unbewusstsein", das er in einen absoluten, partiell absoluten und einen relativen Seelenanteil unterteilte; Letzterer wurde Gegenstand der Psychoanalyse: Freuds dreigliedriges „Instanzenmodell" (Überich-Ich-Es) zur Persönlichkeitsstruktur wurde in *Das Ich und das Es* veröffentlicht.

Obgleich ursprünglich Hirnpathologe, wandelte sich Sigmund Freud zum systematischen Erforscher psychischer Vorgänge unterhalb der Bewusstseinsschwelle und wurde damit Schöpfer der aufdeckenden Psychotherapie, die er als „psychoanalytische Kur" begriff. Mit seinem Freund und Kollegen Josef Breuer (1842–1925) veröffentlichte er in den *Studien über Hysterie* Beobachtungen an Patienten mit hysterischen Lähmungen, die sich unter Hypnose wieder an (vergessene bzw. verdrängte) psychotraumatische Auslöser erinnern konnten. In seiner Wiener Praxis setzte er zur Behandlung nervöser Störungen anfangs die Hypnose und Traumdeutung ein, später das freie Assoziieren.

Etwa zeitgleich mit Freud, demgegenüber er – ohne nachhaltigeres Echo – den Primat einer Heilung neurotischer Störungen durch Bewusstmachung traumatisierender Erlebnisse beanspruchte, stellte der Pariser Philosoph und Mediziner Pierre Janet (1859–1947) die Hypothese einer pathologischen Abspaltung unbewusster (automatisierter) Persönlichkeitsanteile auf. Er deutete Depersonalisationserlebnisse und hypnoide Phänomene wie z. B. Schlafwandeln, Trancezustände und andere, unbewusste bzw. unkontrollierte Handlungen als Ergebnis einer Dissoziation des Bewusstseins.

Zusammen mit den Ärzten Alfred Adler (1870–1937) und Wilhelm Stekel (1986–1940) sowie Max Kahane (1866–1923) und Rudolf Reitler (1865–1917) rief Freud die „Psychologische Mittwochsgesellschaft" ins Leben, Keimzelle der „Wiener Psychoanalytischen Vereinigung". 1910 wurde die „Internationale Psychoanalytische Vereinigung" (IPV) konstituiert, erster Vorsitzender war Carl Gustav Jung (1875–1961), Arzt an der Züricher Psychiatrischen Klinik Burghölzli. Nach seinem Zerwürfnis mit Freud arbeitete er seine „analytische Psychologie" genannte Metapsychologie unter Einbeziehung gnostisch-philosophischer und esoterisch-mystischer Komponenten weiter aus. 1948 gründeten Schüler und Mitarbeiter in Zürich als Ausbildungs- und Forschungsstätte das C.G. Jung-Institut (▶ Kap. 8). Max Eitingon (1881–1943) und Karl Abraham richteten zusammen mit Ernst Simmel (1882–1947) in Berlin 1920 das weltweit erste psychoanalytische Institut mit Poliklinik und Lehranstalt ein; Letzterer sieben Jahre später das Schlosssanatorium Tegel als erste psychoanalytische Klinik.

Die Geschichte der Psychoanalyse ist von Dynamik, Spannungen und Auseinandersetzungen gekennzeichnet; es gab Konflikte zwischen Europäern und Transatlantikern, Rivalitäten zwischen Ärzten und Nichtärzten, häretische Abspaltungen der Jungianer

und Adlerianer, später der Neoanalytiker: Nicht zuletzt aufgrund Freuds dogmati-
schem Festhalten an seinen kompromisslos verfochtenen Thesen wandten sich weitere
Anhänger und Freunde von ihm ab, der seinerseits gekränkt und verärgert reagierte.
  Nach Jung trat auch Adler aus der Wiener Vereinigung aus und gründete die „Gesellschaft für Freie Psychoanalyse" bzw. die „Gesellschaft für Individualpsychologie"
(▶ Kap. 8). Adlers Lehre, entwickelt aus Thesen zu Organminderwertigkeit, Erzie-
hungsverhalten und Gemeinschaftsgefühl, stieß wegen ihrer lebensnahen, entwick-
lungspsychologischen und sozialpädagogischen Ausrichtung auf breite Zustimmung
in Europa und sodann in den USA, wohin Adler 1934 auswanderte. Seine Vorlesungen
in New York beeinflussten maßgeblich Carl Rogers (1902–1987) und Abraham Maslow
(1908–1970), die Begründer der humanistischen Psychologie.
  Ab den 1920er-Jahren formierte sich unter Integration kulturanthropologischer
Impulse und der Individualpsychologie Adlers die Schule der Neo-Psychoanalyse,
die viele der Freud-Axiome ablehnte. Ihre bekanntesten Vertreter waren Frieda
Fromm-Reichmann (1889–1949), Karen Horney (1885–1952), Harry S. Sullivan
(189–1949), Harald A. Schultz-Hencke (1892–1953), Clara Thompson (1893–1958)
und der o.a. Erich Fromm (1900–1980). Die fast rituellen Gepflogenheiten einer
hochfrequenten, jahrelangen Analyse auf der Couch konkurrieren inzwischen mit
niederfrequenten Kurzzeitbehandlungen über ca. 20 Sitzungen (sog. Fokaltherapie).
An die Stelle des distanziert zuhörenden und beobachtenden, gemäß Abstinenzregel
nicht kommentierenden Analytikers ist ein kommunikativer, empathischer Begleiter
des Patienten getreten, der durch gezieltes Fragen aktuelle Konflikte thematisiert und
seine Deutungen und Interpretationen vis-a-vis dialogisch vermittelt. Die Triebtheo-
rie Freuds steht nicht mehr im Mittelpunkt. Verblieben ist die Kernhypothese der zu
erkundenden Macht des Unbewussten, erweitert um die Erkenntnis, dass der Mensch
nicht als unbeschriebenes Blatt auf die Welt kommt, sondern genetisch vorgeprägt ist.
  In ihrer ursprünglichen, orthodoxen Form wurde die Psychoanalyse nach Freuds
Tod von dessen Tochter Anna (1895–1982) penibel gehütet und energisch verfochten.
Sie leitete in London ein Kinderheim und widmete sich der Ausbildung von Kin-
deranalytiker(inn)en. Einer ihrer Schüler war der Kinderarzt Gerd Biermann (1914–
2006), der in den 1960er-Jahren an der Münchner Kinderklinik die Kinderpsychotherapie implantierte, die er später in Brühl bei Köln im Institut für Psychohygiene in
multidisziplinärer Form fortsetzte („Brühler Modell" der Kindertherapie).
  Die analytischen Prinzipien wurden u. a. von den Felix Deutsch (1884–1964),
Otto Fenichel (1897–1946), Franz G. Alexander (1891–1964), Arthur Jores (1901–
1982) und Thure v. Uexküll (1908–2004) übernommen, die nach dem 2. Weltkrieg
wesentlich zu einer ganzheitlich-psychosomatischen Betrachtungsweise von Krankheiten beitrugen. Auf medizinisch-anthropologischem Boden entstand unter Ludolf
v. Krehl (1861–1937), Viktor v. Weizsäcker (1896–1957), Richard Siebeck (1883–
1965) und Paul Christian (1910–1996) die sog. Heidelberger Schule der internis-
tischen Psychosomatik. Im Übrigen hatte sich das kulturelle und gesellschaftliche

Gewicht der Psychoanalyse infolge des Verlustes aller ihrer jüdischen Pioniere und Vertreter aus dem deutschsprachigen Raum weitgehend ins Ausland, vor allem in die USA, verlagert.

Entgegen den meisten zeitgenössischen Psychiatern hatten sich Eugen Bleuler (1857–1939) und einige seiner Schüler bereits früh mit der Psychoanalyse befasst und versucht, tiefenpsychologische Hypothesen zur Entstehung der Geistesstörungen zu übernehmen. Bleuler war Leiter der Kantonalen Heilanstalt Burghölzli bei Zürich; von ihm stammt die Bezeichnung „Schizophrenie". Unter dem Eindruck der psychoanalytischen Krankheitstheorie prägte er auch den Terminus „Tiefenpsychologie".

Nach der sog. Ersten Wiener Schule der Psychotherapie, der Psychoanalyse Freuds, und der Individualpsychologie Adlers als Zweiter Wiener Schule, wurden Existenzanalyse und Logotherapie der Dritten Wiener Schule zugeordnet, deren Ansätze auf den Wiener Neurologen und Psychiater Viktor E. Frankl (1905–1999) zurückgehen. Beeinflusst von existenzphilosophisch-anthropologischen Ideen entwarf Frankl die Grundlagen einer Therapierichtung, die er als Weg zur Identifizierung, Klärung und Überwindung existenzieller Lebenskrisen begriff.

Ziel einer „ärztlichen Seelsorge" im Sinne Frankls ist die Erforschung des individuellen Lebenssinnes durch eine Auseinandersetzung mit der Lebensgeschichte: Dem Patienten soll im sokratischen Dialog seine persönliche Verantwortlichkeit für das eigene Leben und deren Konsequenzen vor Augen geführt werden. Frankls eigene Erfahrungen als jüdischer Häftling in den KZ-Lagern Theresienstadt, Auschwitz und Dachau trugen maßgeblich zur Begründung der Existenzanalyse und zu dem Therapieprinzip der Lebensbejahung durch Sinnfindung bei. Die von Frankl angewendete sog. paradoxe Intention fand in abgewandelter Form unter der Bezeichnung „Reaktionsverhinderung" Eingang in die Verhaltenstherapie, ebenso die „Dereflexion" als Methode der gezielten, intrinsischen Ablenkung.

Als Variante der Logotherapie konzipierte der Schweizer Psychiater Ludwig Binswanger (1891–1966) in Anlehnung an die Phänomenologie der Freiburger Philosophen Edmund Husserl (1859–1938) und Martin Heidegger (1889–1976) eine „daseinsanalytische Psychologie" (Daseinsanalyse). Im Mittelpunkt des therapeutischen Ansatzes stand das Bemühen, den Kranken als im „Daseinsvollzug" gescheitertes oder erstarrtes Individuum wahrzunehmen und ihm zum sinnerfüllten „Menschsein" zu verhelfen. In seinem Hauptwerk *Grundformen und Erkenntnis menschlichen Daseins* stellte Binswanger den Zusammenhang von Sinn und Sein vor dem Hintergrund eines besonderen Verständnisses der Heidegger-Kategorie Zeit als Lebenshorizont dar. Auf Initiative seines Schülers Gion Condrau (1919–2006) wurden in Zürich die „Schweizerische Gesellschaft für daseinsanalytische Anthropologie" bzw. das „Daseinsanalytische Institut für Psychotherapie und Psychosomatik" gegründet. Ebenfalls von Freud, Binswanger und Heidegger geprägt, aber auch von indischer Spiritualität beeinflusst, praktizierte der Psychiater und Psychoanalytiker Medard Boss (1903–1998) im schweizerischen Zollikon.

In Deutschland wurde die daseinsanalytisch-psychotherapeutische Sichtweise vor allem von dem Psychiater Viktor E. Freiherr v. Gebsattel (1883–1976) in Würzburg vertreten. Daseinsanalytische Ideen flossen in der Folgezeit auch ein in die als therapeutisch-philosophische „Form der Begegnung" aufgefasste, anthropologische Strömung innerhalb der Psychiatrie. Ihre Protagonisten suchten – jenseits reduktionistischer, einseitig biologisch, psychologisch oder soziologisch definierter Krankheitsbegriffe – den an und in der Welt leidenden Menschen mitfühlend als entwurzeltes, hilfebedürftiges Geschöpf zu verstehen. Ihre Vertreter, u. a. Erwin Straus (1891–1975), Jürg Zutt (1893–1980), Hubertus Tellenbach (1914–1994), Wilhelm Josef Revers (1918–1987), Caspar Kulenkampff (1921–2002), Dieter Wyss (1923–1994) und Wolfgang Blankenburg (1928–2002) waren Gründer bzw. Mitglieder der „Deutschen Gesellschaft für anthropologische und daseinsanalytische Medizin, Psychologie und Psychotherapie" (DGA).

Geleitet von der universellen Frage nach dem Sinn der letztlich unausweichlichen Einsamkeit und Vergänglichkeit des Menschen ist die Existenzielle Psychotherapie, die der kalifornische, humanistisch orientierte Gruppenanalytiker Irvin D. Yalom (*1931) seit den 1970er-Jahren lehrt.

Nach dem 1. Weltkrieg hatte sich die verschärfte soziale Lage auch in der Versorgungspsychiatrie bemerkbar gemacht. Der Anstaltspsychiater Kolb schlug daher – seiner Zeit weit voraus – ein System offener Fürsorge für entlassene Patienten vor, unterstützt von psychiatrischen Hilfsvereinen und Angehörigengruppen, das er 1919/1920 in Erlangen umsetzte (▶ Kap. 8). In Gelsenkirchen entwickelte der Amtsarzt Friedrich Wendenburg (1888–1967) unter ähnlichen Vorstellungen in den 1920er-Jahren ein vorbildhaftes Netz psychiatrischer Außenfürsorge, vergleichbar den heutigen sozialpsychiatrischen Diensten an den städtischen Gesundheitsämtern.

Neben biologischer und Psychotherapie bedeuten sozialbezogene Maßnahmen mittlerweile unverzichtbare Hilfen für psychisch Kranke: Die Berücksichtigung des sozialen Umfeldes und biografischer Daten ist sowohl hinsichtlich therapeutischer und Coping-Strategien wie auch aus rehabilitativer und sekundärpräventiver Sicht von hoher Relevanz. Therapiebausteine stellen in Kliniken und komplementären Einrichtungen spielerische, musische, kreative, trainierende, tagestrukturierende und bewegungstherapeutische Aktivitäten unter fachlicher Anleitung dar. Vorläufer der heutigen Ergo-, Arbeits- und Bewegungstherapien waren die „agricolen Colonien" in den Anstalten des 19. Jahrhundert, in denen arbeitsfähige Kranke erfolgreich zu Versorgungs- und Feldarbeit herangezogen wurden. In den Heil- und Pflegeanstalten wurde das systematische Arbeiten in Land- und Hauswirtschaft, in Wegebau, Werkstätten, Küche, Wäscherei und Büroräumen zu einer festen, gleichermaßen milieutherapeutisch wirkungsvollen wie ökonomisch sinnvollen Methode: Reizbare, unruhige und laute Patienten wurden freundlicher und umgänglicher, passive lebhafter und interessierter. Die Verlagerung der Behandlung von sprachvermittelten zur nonverbalen, körperbezogenen Formen gemäß der leibseelischen Einheit des Menschen erwies sich als äußerst effizient (▶ Kap. 8).

Die Psychoanalytiker Fritz F. Perls (1893–1970), Abraham Maslow und Carl R. Rogers begründeten die sog. humanistische Psychologie, als sie 1962 die „American Association of Humanistic Psychology" ins Leben riefen, eine Sammelbewegung für dialogisch-interaktionelle Therapieformen neben der klassischen Psychoanalyse und dem schematisierten Behaviorismus. Rogers' Leitgedanke eines klientenzentrierten bzw. personenzentrierten Dialogs (Counseling) bedeutete einen therapeutischen Konzeptwechsel von der Introspektion zur Interaktion, von der Selbsterkenntnis zur Selbstakzeptanz, vom passiven zum aktiven Patienten. Die bis dahin kaum beachteten, jedoch wirkungsrelevanten Therapeuteneigenschaften Empathie, Wertschätzung und Authentizität rückten in den Vordergrund.

Als Form der humanistischen Psychotherapie (HP) wurde die klientenzentrierte (personenzentrierte) Therapie (Gesprächspsychotherapie – GT) in Deutschland während der 1960er-Jahre von den Hamburger Psychologen Anne-Marie (1925–1983) und Reinhard Tausch (1921–2013) bekannt gemacht. Sie fand in West und Ost weite Verbreitung, weil sie einerseits aufgrund ihrer praktischen Philosophie keine langzeitige Ausbildung erforderlich machte, andererseits wegen ihrer einfühlsam-mitmenschlichen Grundeinstellung rasch angenommen wurde. Die GT versteht sich – neben den klärungsorientierten (analytischen) und lösungsorientierten (behavioristischen) Verfahren samt Varianten – als weiteres psychotherapeutisches Segment. Sie stellt die persönliche Weiterentwicklung durch Aktivierung und Entfaltung individueller Ressourcen in den Mittelpunkt; Ziele sind Förderung und Wachstum selbstregulativer Prozesse auf emotionaler, kognitiver und interaktiver Ebene mittels Selbstexploration bzw. reflektierter Konfrontation.

Eine Erweiterung des tiefenpsychologisch-humanistischen Ansatzes der HP um die Dimension leiblicher Erfahrung beinhalten die in ▶ Kap. 6 aufgeführten, verschiedenen Formen der Bewegungs- und Körperpsychotherapien. Sie verbinden Elemente der sinnlichen bzw. sensorischen Wahrnehmungspsychologie mit der charakteristischen Differenziertheit des tiefenpsychologischen und humanistischen Menschenbildes (▶ Kap. 8).

Die meisten der genannten Verfahren werden unter Nutzung interaktionell-übender, kommunikativer und soziodynamischer Erkenntnisse auch in Gruppenform angeboten; am bekanntesten wurde das vom Wiener Psychiater Jacob L. Moreno (1889–1974) kreierte Psychodrama. Weitere Wegbereiter der Gruppenarbeit und -psychotherapie waren Samuel R. Slavson (1890–1981), Michael Balint (1896–1970), Sigmund H. Foulkes (1898–1976), Wilfried R. Bion (1897–1979), Alice Riccardi, geb. Platen-Hallermund (1910–2008) und Annelise Heigl-Evers (1921–2002).

Auch ein Familienkollektiv kann Gegenstand einer Therapie werden: In Deutschland wurden psychodynamisch konzipierte Methoden zur Aufdeckung und Behebung innerfamiliärer Konflikte in den 1970er-Jahren von den Analytikern Helm Stierlin (*1926) und Horst E. Richter (1923–2011) vorgestellt. Eine Variante stellt die systemische (Familien-)Therapie dar, abgeleitet aus Kommunikationstheorie, Konstruktivismus und Kybernetik, die während der 1950er- und 1960er-Jahre von Nathan Ackermann (1908–1971) und Virginia Satir (1916–1988) in den USA entwickelt wurde.

Im Gegensatz zu obigen, analytischen bzw. psychodynamischen Strategien wird durch die lernpsychologisch begründeten Verfahren der Verhaltenstherapie von vornherein gezielt und direkt eine Beseitigung psychischer Störungen angestrebt. Bei der Variante der kognitiven Therapie sollen pathologisch verzerrte, zumindest unangemessene Wahrnehmungs- und Denkmuster bewusst und systematisch in Richtung positiverer Sicht- und Erlebnisweisen werden.

Der theoretische Unterbau der Verhaltenstherapie wurde etwa zeitgleich mit Entwicklung der psychoanalytischen Lehre errichtet. Zu Beginn des 19. Jahrhunderts erforschten die Neurophysiologen Wladimir M. Bechterew (1857–1927) und Iwan P. Pawlow (1849–1936) in St. Petersburg die Besonderheiten unbedingter (unkonditionierter) bzw. bedingter (konditionierter) Reflexe und deren Beeinflussbarkeit. Pawlow leitete psychopathologische Symptome aus Zuständen der Hemmung oder Erregtheit des Nervensystems ab.

In New York befassten sich die Psychologen Edward L. Thorndike (1874–1949) und John B. Watson (1878–1958) ebenfalls mit den Gesetzmäßigkeiten des klassischen und operanten Konditionierens und schufen die wissenschaftlichen Grundlagen des Behaviorismus, weiterentwickelt von den Neo-Behavioristen. Nach erfolgreichen Bemühungen, krankhaft gestörtes Verhalten durch aversive Konditionierung zu löschen oder zumindest abzuschwächen, wurde diese Methode 1953 von Ogden R. Lindsley (1922–2004) und Burrhus F. Skinner (1904–1990) unter der Bezeichnung „Behavior therapy" in die klinische Psychologie eingeführt. Außerhalb Amerikas haben vor allem Joseph Wolpe (1915–1997), Hans J. Eysenck (1916–1998) und Stanley J. Rachman (*1935) sowie sein Schüler Arnold A. Lazarus (1932–2013) zur weltweiten Verbreitung verhaltensmodifizierender Behandlungsmethoden beigetragen.

Wolpe nutzte im Zusammenhang mit seinen Übungen zur systematischen Desensibilisierung gegenüber angsterzeugenden Reizen eine vom Harvarder Psychologen Edmund Jacobson (1888–1983) in den 1930er-Jahren entwickelte, standardisierte Methode zur (angstbereitschaftreduzierenden) muskulären Entspannung, die unter der Bezeichnung „Progressive Muskelrelaxation" (PM) publik wurde.

In den 1960er-Jahren wurden in den USA von dem Psychiater Aaron T. Beck (*1921) und dem Psychologen Albert Ellis (1913–2007) kognitiv-behaviorale bzw. rational-emotive Varianten als deutlicher störungsspezifisch gestaltete Verfahren gegen Ängste, Depressionen, Zwänge und funktionelle Störungen konzipiert. Mit Beginn der 1970er-Jahre entstand durch eine Erweiterung des behavioristischen Modells um informationsverarbeitende Elemente das Konstrukt des Modell-Lernens nach dem kanadischen Psychologen Albert Bandura (*1925). Vom New Yorker Psychologen Martin E. P. Seligman (*1942) stammt die Hypothese der „erlernten Hilflosigkeit", der zufolge depressive Symptome wie z. B. Hilf- und Hoffnungslosigkeit konditioniert werden, wenn die Kontrolle über wichtige Lebenssituationen konsequent entzogen wird. Zur Behandlung chronifizierter Depressionen wird seit Ende der 1980er-Jahre als Form einer interpersonalen Therapie eine Verhaltens- und Situationsanalyse mit sich anschließender Verhaltenskontrolle verbunden (Cognitive Behavioral Analysis System of Psychotherapy – CBASP nach James P. McCullough *1936).

Der Beck-Schüler Jeffrey E. Young (*1950) entwarf während der 1990er-Jahre als multimodales Behandlungsprogramm die sog. Schematherapie, die über den klassischen VT-Ansatz hinaus auch lebensgeschichtlich bedeutsame Erfahrungen bzw. psychosoziale Einwirkungen berücksichtigt und psychodynamische bzw. gestalttherapeutische und körperbezogene Therapieelemente einbezieht. Lebensprobleme werden als Ausdruck dysfunktionaler, negativer Schemata mit gestörten Denk-, Erlebens- und Verhaltensmuster aus vorlaufenden Prägungen interpretiert (sog. Lebensfallen). Wie die Schematherapie kennzeichnet die Dialektisch-Behaviorale Therapie (DBT) bisher am deutlichsten die jüngste, 3. Generation der verhaltenstherapeutischen Verfahren. Die DBT ist eine Variante der kognitiven Therapie zur Behandlung von Persönlichkeitsstörungen; sie wurde während der letzten Jahrzehnte von der Washingtoner Psychologin Marsha M. Linehan (*1943) für die Arbeit mit traumatisierten und Borderline-Patienten erprobt. Es handelt sich um eine Kombination von Fertigkeitentrainings (Skills Training), kognitiver Umstrukturierung, psychodynamischen Ansätzen, spirituellen Elementen und meditativen Techniken aus dem Zen-Buddhismus. Auch vom New Yorker psychiatrischen Analytiker Otto F. Kernberg (*1928) wird eine mehrgleisige, engmaschig-straffe Vorgehensweise bei Borderline- und anderen Persönlichkeitsstörungen praktiziert.

Eye Movement Desensitization and Reprocessing (EMDR) ist eine spezielle Form der Verhaltensmodifikation nach Francine Shapiro (*1948), New Yorker Psychologin, zur Behandlung posttraumatischer Störungen sowie von Depressionen, Suchtleiden und Schmerzzuständen. Durch wiederholte, imaginäre Expositionen des auslösenden Traumas sollen in Verbindung mit sakkadischen Augenbewegungen und nachfolgender Bearbeitung der traumabezogenen Vorstellungen und Gefühle diesbzgl. Erinnerungen wie auch weitere, damit verknüpfte dysfunktionalen Kognitionen (z. B. Grübeln, Einengung, Ängste, Pessimismus) dekonditioniert werden. Ebenfalls zur Stabilisierung (z. B. durch Krieg und Folter) traumatisierter Personen wird die an der Universität Konstanz entwickelte Narrative Expositionstherapie (NET) eingesetzt, ein Kurzzeitverfahren mit dem Ziel einer kohärenten Wiederherstellung und Verarbeitung der fragmentierten Traumaerlebnisse.

Lange Zeit von den psychoanalytisch-tiefenpsychologisch aufgestellten Schulen als oberflächliche, allenfalls vorübergehend wirksame „Dressur" ohne Bemühungen um persönliche Veränderungen abgetan, avancierte die Verhaltenstherapie seit den 1970er-Jahren auch in Deutschland zu einer anerkannten und verbreiteten Behandlungsmethode, deren Protagonisten umgekehrt der Psychoanalyse Unwissenschaftlichkeit, Ineffizienz und elitäre Schulenbildung vorhielten. Inzwischen hat das verhaltenstherapeutische Spektrum von der konventionellen Reizkonfrontation bis zur Umprogrammierung dysfunktionaler Kognitionen als bislang dritte, gemäß Kassenrichtlinien anerkannte Therapiemethodik einen festen Platz im psychotherapeutischen Katalog; es wurde insbesondere von den psychologischen Universitätsinstituten angenommen und blieb von vornherein eine Domäne der klinischen Psychologen bzw. späteren psychologischen Psychotherapeuten. Analog zu den analytisch arbeitenden organisierten sich die Verhaltenstherapeuten ebenfalls in eigenen Verbänden. Im Jahr 1968 konstituierte sich die „Gesellschaft für Verhaltenstherapie" (GVT), die mit dem „Deutschen Berufsverband der Verhaltenstherapeuten" (DBV) zur „Deutschen Gesellschaft für Verhaltenstherapie" (DGVT) fusionierte (▶ Kap. 8).

An der Schnittstelle zwischen Neurologie, Neurochirurgie und Psychologie hat sich als eigenständiger Teilbereich die Neuropsychologie etabliert. Gegenstand neuropsychologischer Diagnostik, Therapie und Rehabilitation, die dank stetig verbesserter Untersuchungs- und Trainingsmöglichkeiten erheblich an Bedeutung gewonnen haben, sind in erster Linie kognitive, sensorische, sprachliche und motorische Beeinträchtigungen aufgrund von Hirnschädigungen durch Unfälle oder Erkrankungen. Auf einer Verknüpfung von Neurobiologie/Neuromorphologie und Verhaltenstherapie basiert der Entwurf einer Neuropsychotherapie (▶ Kap. 3).

Wie profitieren die psychisch Kranken von den Entwicklungen auf biologisch-somatischem Terrain? Das Ende der groben, somatologischen Behandlungsmethoden gegen Ende des 20. Jahrhunderts – z. B. Reizentzug durch Fixierung, Isolierung, Verdunkelung, Dauerbäder, Bettruhe und dämpfende Pharmaka – war nicht nur bedingt durch eine gewandelte Sichtweise auf den Patienten, sondern auch durch neue Kenntnisse über das Nervensystem und dessen Funktionen. Eine bis heute zentrale Bedeutung erlangte die Anwendung chemischer, psychotroper Substanzen, mit deren Vorläufern bereits die Alchemisten des 17. und 18. Jahrhunderts als pharmazeutische Avantgardisten experimentiert hatten (▶ Kap. 1).

Die Entdeckung der synthetischen Medikamente löste den bis dahin gebräuchlichen Einsatz von Alkohol, Pflanzenextrakten und mehr oder weniger abstrusen, alchemistischen Mixturen ab, die als Allheil- und Wundermittel angepriesen wurden (Theriak). Mit Chloralhydrat (1869), Paraldehyd (1882), Sulfonal (1888) und Barbitursäure (1903) gab es erstmals Mittel, Erregung und Unruhe gezielt zu bekämpfen. Die Bettbehandlung der 1890er-Jahre hatte sich zwar als wenig wirksam erwiesen, wurde jedoch in Kombination mit einer medikamentösen Sedierung sowohl zur Behandlung nervöser Erschöpfung in Form einer Schlafkur vorübergehend wieder aufgegriffen.

Die therapeutische Hilflosigkeit gegenüber psychotischen Symptomen wie Wahnvorstellungen und Halluzinationen wich jedoch erst nach Einführung der sog. Schocktherapien. Sie bestanden in einer iatrogenen Krampfauslösung durch kontrollierte Unterzuckerung mittels Insulinüberdosierung bzw. Cardiazolverabreichung, nach der spektakuläre Verringerungen der Symptomatik verzeichnet wurden. Trotz signifikanter Remissionsquoten wurden sie gegen Ende der 1940er-Jahre von der Elektrokrampftherapie (EKT) verdrängt, die sich als praktikablere und nebenwirkungsärmere Methode schließlich durchsetzte. Die Elektrokonvulsivbehandlung, 1938 von den römischen Neuropsychiatern Ugo Cerletti (1877–1963) und Lucio Bini (1908–1964) erfunden, umfasst die Herbeiführung eines Krampfanfalls durch Applikation von Wechselstromimpulsen im Schläfenbereich. Auch die EKT verschwand mit dem Aufkommen der Psychopharmaka weitgehend aus dem Repertoire der somatischen Therapien, wird allerdings als ultima ratio bei anhaltenden, schweren Depressionen noch empfohlen.

Der psychochirurgischen Behandlung in Form einer Durchtrennung von Nervenfasern im Stirnhirn, die hier der Vollständigkeit halber erwähnt werden soll, war nur eine kurze, allerdings intensive Blütezeit beschert. Diese, 1936 erstmals von den Portugiesen António C. Egas Moniz (1874–1955) und Pedro A. Lima (1903–1985) vorgenommene, sog. Leukotomie zur Beendigung einer schweren, psychotischen Depression wurde in den USA zur transorbitalen Lobotomie modifiziert. In den 1940er- und 1950er-Jahren wurden unter massiver Ausweitung der Indikation weltweit mehr als 500.000 Personen operiert, bis die bleibenden, teils erheblichen Persönlichkeitsveränderungen die Methode gründlich diskreditierten (▶ Kap. 1). Außerdem wurde mit Einführung des Chlorpromazins 1952 als erstes Neuroleptikum eine neue, weitaus effektivere und unkompliziertere Psychosebehandlung ermöglicht.

Eine Weiterentwicklung stellt die minimalinvasive, stereotaktische Thermokoagulation (Verödung) genau eingegrenzter Areale im Stammhirn (Basalganglien, Thalamus, limbisches System) dar. Als funktionelle Stereotaxie wird die tiefe Hirnstimulation bezeichnet, bei der diese Kerngebiete mittels elektrischer Impulse von außen aktiviert werden können. Außer bei der Parkinsonkrankheit werden solcherart Eingriffe in Deutschland bislang nur in einzelnen, speziellen neurochirurgischen Zentren bei therapierefraktären, schweren Schmerzzuständen, Depressionen und Zwangserkrankungen einschließlich Tourette-Syndrom vorgenommen.

Die Ära der gegenwärtigen Psychopharmakatherapie begann mit der Erprobung des antipsychotisch wirksamen, oben genannten Chlorpromazins durch die französischen Ärzte Jean Delay (1907–1987) und Paul Deniker (1917–1998) zu Anfang der 1950er-Jahre. Das chemisch andersartige Konkurrenzpräparat Haloperidol wurde erstmalig 1958 synthetisiert. Beide Gruppen hemmen offensichtlich u. a. den Transport des Neurotransmitters Dopamin im Gehirn. Die verblüffende Wirkung der neuen Medikamente – Neuroleptikum genannt – auf Halluzinationen, Angst, Wahn und Erregtheit brachte enorme Veränderungen in die psychiatrische Krankenhausatmosphäre: Die Zwangsjacke wurde entbehrlich, die üblichen Unruhigen-Abteilungen wurden aufgelöst, der stationäre Aufenthalt konnte drastisch verkürzt werden. Die erste Generation der Neuroleptika (Antipsychotika), in Europa und den USA alsbald auf breiter Front verwendet, war allerdings gekennzeichnet durch Nebenwirkungen in Form vegetativer Begleiterscheinungen, unwillkürlicher Körperbewegungen, Muskelverkrampfungen und Parkinsonsymptomen; sie machten zudem müde, antriebsarm und depressiv. Inzwischen existiert eine breite Palette neuerer, wesentlich besser verträglicher Substanzen, ohne die – von Ausnahmen abgesehen – eine suffiziente Remission bzw. Zweitprävention der meisten Psychoseerkrankungen nicht zu erreichen ist.

Mit der Entwicklung des antidepressiven Pharmakons Imipramin (1956) durch den Psychiater Roland Kuhn (1912–2005) in Münsterlingen/Schweiz wurde eine vergleichbare Entwicklung zur medikamentösen Behandlung von Depressionen, Zwängen und Panikattacken in Gang gesetzt; das bereits 1952 gefundene, stimmungsaufhellende Tuberkulosemittel Iproniazid hatte sich nicht durchsetzen können. Beide greifen ein in den Transport der Neurotransmitter Serotonin und Noradrenalin. Auch hier gab es inzwischen infolge Weiterentwicklungen erhebliche Fortschritte, insbesondere hinsichtlich der Verträglichkeit.

Nachdem in den 1950er-Jahren die antimanische Wirkung von Lithium aufgefallen war, wurden deren Salze weiter erforscht und ab 1967 erfolgreich zur Behandlung bzw. Rezidivprophylaxe von Manien/manisch-depressiven Erkrankungen (bipolar-affektive Störungen) in der klinische Psychiatrie etabliert; ihr genauer Wirkmechanismus blieb jedoch ungeklärt. Alternativsubstanzen sind inzwischen seit den 1980er-Jahren u. a. die Antikonvulsiva Carbamazepin, Valproat und Topimarat.

Außer den inzwischen nicht mehr gebräuchlichen Meprobamaten war Chlordiazepoxid, ein von Leo H. Sternbach (1908–2005) entdecktes und 1960 auf den Markt gebrachtes Benzodiazepin, das erste, angenehm angstlösende, beruhigende und zugleich gut verträgliche Medikament. Es wurde zum Vorläufer zahlreicher Varianten (sog. Tranquilizer), deren Wirkung auf einer Beeinflussung des Neurotransmitters Gammaaminobuttersäure (GABA) in Gehirn beruht. Wie bei den o. a., suchterzeugenden Barbituraten erwies sich auch hier die potenzielle Substanzabhängigkeit als problematisch und nötigt zu einer sorgfältig kontrollierten Verwendung dieser Stoffgruppe, die im Übrigen eine psychologische Therapie nicht überflüssig macht. Die stete Weiterentwicklung der Psychopharmaka in Richtung besserer Verträglichkeit und größerer Zielgenauigkeit wurde und wird inzwischen getragen von der Arbeit hochspezialisierter Forschungsteams im Labor und in der mehrschrittigen, klinischen Erprobung. Sie ist eng verzahnt mit der neurochemischen und neurophysiologischen Hirnforschung.

Als somatische Verfahren neuerer Zeit werden – ergänzend zu pharmakologischen und psychotherapeutischen Maßnahmen – der therapeutische Schlafentzug (Wachtherapie), die Lichttherapie und die transkranielle Magnetstimulation (TMS) bzw. vergleichbare transkranielle Gleichstrombehandlung eingesetzt. Die Schlafentzugsbehandlung dient der nebenwirkungsfreien Behandlung einer Depression. Sie kann sich über die gesamte Nacht erstrecken oder nur auf deren 2. Hälfte; der Effekt beruht wahrscheinlich auf einer Neurotransmitterregulation über chronobiologische Mediatoren.

Ebenfalls ohne unerwünschte Begleitwirkungen ist die Lichttherapie zur Behandlung einer (Winter-)Depression in Gebrauch. Sie erfordert eine morgendliche Applikation von künstlichem Licht mittels einer speziellen Lampe. Die mindestens halbstündige Exposition soll zu einem Abbau des Blutspiegels von Melatonin führen, einem u. a. müdemachenden Hormon.

Schließlich kann die (repetitive) transkranielle Magnetstimulation (rTMS) zur Behandlung von (therapieresistenten) Depressionen eingesetzt werden. Durch gepulste Induktion eines Magnetfeldes über dem linken Frontalhirn kommt es offenbar über eine Erregung kortikaler Neurone zu einer Aktivierung stimulierender/stimmungsaufhellender Neurotransmitter. Eine ähnliche Wirkung soll die sich noch im Experimentierstadium befindliche transkranielle Gleichstromstimulation („transcranial direct current stimulation" – tDCS) der linken Hemisphäre haben. Nennenswerte Nebenwirkungen außer passageren Kopfschmerzen sind nicht bekannt.

Gegenwärtig zeigt sich alles in allem eine vielfältige, für den Laien indes kaum überschaubare Therapielandschaft, in der Vertreter unterschiedlicher Berufsgruppen jeweils spezialisierte Hilfen anbieten. Die besondere therapeutische Wirksamkeit entfaltet sich in der Regel erst aus einer sinnvollen Kombination verschiedener Vorgehensweisen (▶ Kap. 8 und ▶ Kap. 12).

Versorgungsstrukturen: Bestandsaufnahme

Theo R. Payk

© Springer-Verlag GmbH Deutschland 2017
T. R. Payk, *Psychologische Heilkunde*, DOI 10.1007/978-3-662-53820-3_10

Die personelle Ausstattung hinsichtlich der psychiatrisch-psychotherapeutischen Versorgung in Deutschland kann insgesamt laut Veröffentlichungen des Statistischen Bundesamtes bzw. der Bundesärzte- und Bundespsychotherapeutenkammer für 2015/2016 (gerundet) wie folgt dargestellt werden:

Insgesamt repräsentieren die ärztlichen und psychologischen Berufsgruppen in der ambulanten und stationären/institutionellen psychiatrisch-psychotherapeutischen Versorgung ein Kontingent von rund 77.000 Therapeutinnen und Therapeuten.

Im Einzelnen sind im ärztlichen Bereich ca. 37.700 Psychiater/-innen und Psychotherapeut(inn)en beruflich tätig:

- 10.450 Fachärzt(inn)en für Psychiatrie/Psychotherapie (5150 m + 5300 w), davon ambulant 4040 (1890 m + 2150 w),
- 4180 Fachärzt(inn)en für Psychotherapeutische Medizin und Psychosomatik (1945 m + 2240 w), davon ambulant 3065 (1355 m + 1710 w),
- 2170 Kinder- und Jugendpsychiater/-innen (780 m + 1390 w), davon ambulant 1090 (390 m + 700 w).

Das Verhältnis Männer:Frauen betrug ca. 0.85:1. Der deutliche höhere weibliche Anteil zeigte sich am stärksten in der Kinder-und Jugenpsychiatrie und -psychotherapie (s. oben). Hinzuzurechnen sind

- 21.000 Ärztinnen und Ärzte mit der Zusatzqualifikation Psychotherapie.

Als approbierte psychologische (pädagogische) Psychotherapeutinnen und -therapeuten arbeiten einschließlich Kinder- und Jugendtherapeut(innen)en ca.

- 39.200 Personen (11.000 m + 28.200 w), davon ambulant 30.100 (9000 m + 21.100 w).

Die Mann-Frau-Relation betrug hier rund 0.4:1, d. h. die Frauenquote war in der Versorgung mehr als zwei Mal so hoch.

- (Nicht aufgelistet sind rund 3000 Ärztinnen und Ärzte für Nervenheilkunde sowie ca. 6000 mit dem Zertifikat zur sog. psychosomatischen Grundversorgung, ca. 3100 Psychoanalytiker/-innen sowie die Gruppe der Heilpraktiker/-innen mit Psychotherapieerlaubnis).

Nur ein Teil der aufgezählten, registrierten ärztlichen und psychologischen Therapeuten ist in die vertragsärztliche Versorgung eingebunden: Eine ambulante Betätigung in einer Praxis bedeutet nicht per se eine kassenzugelassene (= vertragsärztliche) Tätigkeit, die in obiger Aufstellung nicht separat gekennzeichnet ist. Eine Kassenzulassung erfolgt – nach einem Eintrag in das sog. Ärzteregister bei der Kassenärztlichen Vereinigung (KV) – gemäß der Bedarfsplanung hinsichtlich der sog. Kassensitze (▶ Kap. 8).

Falls in Deutschland eine Krankenkasse die Kosten gemäß der Gebührenordnung für Ärzte (GOÄ) für eine psychotherapeutische Behandlung übernehmen soll, muss der Patient dies beantragen. Der (approbierte und kassenzugelassene) Therapeut verfasst begleitend eine entsprechende, ausführliche Stellungnahme mit Diagnose, Entstehungsgeschichte, Indikation und Behandlungsplan; die hierzu notwendigen Informationen ermittelt er zuvor in (bis zu fünf, bzw. acht bei psychoanalytischer Therapie) sog. probatorischen Sitzungen. Antrag und Bericht dienen dem von der zuständigen Krankenkasse beauftragten, externen Gutachter als Grundlage für die Beurteilung, ob die fachlichen und methodologischen Voraussetzungen für die Durchführung der vorgeschlagenen (Richtlinien-)Therapie zu Lasten der Krankenversicherung gegeben sind. Im Falle einer Ablehnung kann (begründeter) Einspruch eingelegt werden, worauf eine obergutachterliche Stellungnahme eingeholt wird (Verlängerungen sind möglich).

Das Antragsverfahren und die Bedingungen für die Kostenübernahme sind in den Psychotherapie-Richtlinien und in der sog. Psychotherapie-Vereinbarung niedergelegt. Vor einer psychologischen/kinderpsychologischen Behandlung muss zudem ein ärztliches Attest hinsichtlich evtl. körperlicher Kontraindikationen für eine Behandlung eingeholt werden, d. h. eine Organkrankheit als Ursache der psychischen Störungen ist auszuschließen, zumindest zu berücksichtigen (sog. Konsiliarbericht). Fachpsychiatrische Behandlungen erfordern keine diesbzgl., speziellen Formalitäten.

Eine Verhaltenstherapie kann bis zu max. 80 Stunden, eine tiefenpsychologisch fundierte Psychotherapie bis zu 100, eine psychoanalytische Psychotherapie bis zu insgesamt 300 Sitzungen à 50 Minuten honoriert werden.

Infolge einer Erweiterung der „Richtlinie Methoden vertragsärztliche Versorgung" wurde die ambulante neuropsychologische Therapie (als Methode der Verhaltenstherapie) in den Leistungskatalog der gesetzlichen Krankenkassen aufgenommen. Sie dient der genaueren Diagnostik und gezielten Behandlung kognitiver Defizite infolge hirnorganisch bedingter Erkrankungen oder Schädigungen einschließlich der damit verbundenen Beeinträchtigungen psychosozialer Beziehungen (▶ Kap. 9). Nach Indikationsstellung durch eine Fachärztin/einen Facharzt für Neurologie, Psychiatrie/Psychotherapie, Neurochirurgie oder für Kinder-/Jugendpsychiatrie (mit dem Schwerpunkt Neuropädiatrie) bzw. Kinder-/Jugendpsychiatrie/-psychotherapie kann eine entsprechende Diagnostik und Therapie durch ärztliche und psychologische Psychotherapeut(inn)en erfolgen, die eine neuropsychologische Zusatzqualifikation erworben haben.

Derzeit stehen in Deutschland insgesamt über 1,5 Mio. ambulante und stationäre, psychotherapeutische Behandlungsplätze für Erwachsene zur Verfügung – nach Ansicht der Fachverbände eine nicht ausreichende Anzahl. Innerhalb der EU liegt Deutschland damit an der Spitze; Schlusslicht ist Spanien, weltweit China. Begründet wird die steigende Nachfrage mit einer Zunahme psychischer Störungen hauptsächlich wegen beruflicher/psychosozialer Belastungen bzw. Burnout-Syndromen: Während der letzten zehn Jahre hat sich die Zahl an Krankschreibungen bzw. Berentungen aufgrund einer psychischen Erkrankung nahezu verdoppelt.

Hinsichtlich der ambulanten Versorgung gibt es ein spürbares Gefälle zwischen West- und Ostdeutschland sowie den ländlichen Gebieten und Groß- bzw. Mittelstädten, die teilweise sogar überversorgt sind; sie schwankt zwischen unter 10 und über 100 kassenzugelassenen Therapeut(inn)en auf 100.000 Einwohner (Mecklenburg-Vorpommern/Sachsen-Anhalt vs. Freiburg/Heidelberg). Niedergelassene Kolleginnen und Kollegen scheinen sich demnach vorzugsweise in städtischen Ballungsräumen zu sammeln, während das Praxisnetz im Ruhrgebiet, in kleineren Städten bzw. auf dem Land – vor allem in den neuen Bundesländern – lückenhaft bleibt.

Trotz des enormen Anstiegs der Zahl praktizierender Therapeuten seit Inkrafttreten des Psychotherapeutengesetzes (PsyThG) im Jahr 1999 samt folgenden Anpassungen haben sich die Wartezeiten auf eine Erstuntersuchung nur unwesentlich verringert; sie liegt – ausgenommen psychiatrische Krisenintervention – zwischen rund zwei (in Großstädten) und drei (in Klein- und Mittelstädten) Monaten. Etwa ebenso lange dauert es meistens nochmals bis zum Beginn einer Behandlung. Angesichts des offensichtlich hohen Therapiebedarfs stellt sich die Frage, ob die ärztlichen und psychologischen bzw. psychotherapeutisch/psychosomatischen Kapazitäten im ambulanten Bereich jemals ausreichen werden, um eine allseits befriedigende Bedarfsdeckung auf hohem Niveau zu gewährleisten. Im Durchschnitt werden derzeit von den psychiatrischen und kinderpsychiatrischen Therapeut(inn)en (ohne Ärzt(inn)en für Nervenheilkunde) ca. 800 Patient(inn)en pro Quartal behandelt, von den psychologischen Therapeut(inn)en etwa 50 (sog. Fallzahl).

Der Gemeinsame Bundesausschuss (G-BA) hat angesichts dieser Problematik als Umsetzung des Versorgungsstärkungsgesetzes (VStG) eine Änderung der Psychotherapierichtlinien gem. § 92 beschlossen: Durch kurzfristig angesetzte Sprechstunden (Option: 100 Min./Woche, tel. Erreichbarkeit 150 Min./Woche) seitens der kassenärztlichen Psychotherapeuten sollen – analog zur Notfallsprechstunde in der psychiatrischen Praxis – die langen Wartelisten verkürzt werden. Abhängig vom Ergebnis dieser orientierenden Erstdiagnostik soll sodann Patienten mit dringlichem Behandlungsbedarf zeitnah eine Therapie angeboten bzw. vermittelt werden.

Die kurzfristigen Interventionen zur rascheren Minderung krisenhafter Leidenszustände bzw. zur Vermeidung von Chronifizierungen können bis zu 24 Gesprächseinheiten à 25 Minuten umfassen, die nicht bei der Krankenkasse beantragt werden müssen. Des Weiteren darf lt. Richtlinien die Kurzzeittherapie (KZT) in zwei Abschnitte à 12 Stunden unterteilt werden (bisher durchgehend 25 Stunden je Serie). Jeder Abschnitt ist dann zwar antrags-, aber nicht mehr gutachterpflichtig (▶ Kap. 8). Darüber hinaus kann nach Beendigung einer Langzeittherapie (LZT) künftig innerhalb von zwei Jahren eine Rezidivprophylaxe in Form einer niederfrequenten, therapeutischen Weiterbetreuung durchgeführt werden, die der Stabilisierung dienen soll.

Der alles in allem hohe, wenngleich inhomogene Sicherstellungsaufwand stößt möglicherweise an die Grenzen der wirtschaftlichen Leistungsfähigkeit im Gesundheitswesen. Die Krankenkassen melden durchgehend einen kontinuierlichen Anstieg der ambulanten und stationären Behandlungsfälle sowie der Frühverrentungen für psychische und Verhaltensstörungen, in erster Linie der Depressionen einschließlich

Belastungs- und Anpassungsstörungen (Burnout), somatoformen Störungen (einschließlich Rückenbeschwerden), Demenzen und Suchtleiden. Bei Kindern/Heranwachsenden haben ADHS-Syndrome und zwanghaftes Videospielen bzw. Internetabhängigkeit (sog. Cybersucht) deutlich zugenommen.

Die damit verbundenen Kosten sind allein für das Volksleiden Depression in Deutschland mit ca. 1,6 Mio. Euro für Männer bzw. 3,7 Mio. Euro für Frauen zu veranschlagen. Einer WHO-Untersuchung von 2015 in 36 Industrie- wie Nichtindustrieländern zufolge müssten diese rund 130 Mrd. Euro für verbesserte Behandlungen von Angst- und depressiven Störungen aufwenden. Die Bilanz wäre gleichwohl positiv: Der volkswirtschaftliche Gewinn wäre laut Studie etwa viermal so hoch. Eine kosten- und zeitsparende Kurzvariante der kognitiven Verhaltenstherapie namens „Behavioral Activation" zur Depressionsbehandlung wird in England erprobt. Sie wird von fachfremden Ärzten oder examinierten Pflegekräften durchgeführt, die in einem Kompaktkurs geschult wurden (► Kap. 9).

Vermutlich hängt der beobachtete, steile Anstieg psychischer Erkrankungen auf jährlich ca. 5 Mio. Erwachsene in Deutschland bzw. auf ca. 165 Mio. in Europa mit Entstigmatisierungseffekten und einer Verminderung von Berührungsängsten gegenüber den Psycho-Spezialisten zusammen, die im Übrigen dem weiblichen Bevölkerungsanteil besser gelingt. Darüber hinaus wird ursächlich eine Absenkung der diagnostischen Schwelle zwischen Befindlichkeitsstörung und Krankheit diskutiert. In der Nomenklatur würde dies eine Verlagerung z. B. von früher weniger intensiv erlebten (oder eher als schicksalsmäßig hingenommenen) Beschwernissen, Strapazen und Mühseligkeiten des Lebens in den Bereich einer operationalisierten, psychischen Störung bedeuten (z. B. Burnout-Symptomatik, Schlafprobleme, Angsterkrankung, Depression oder posttraumatische Störung). Möglicherweise spiegeln sich darin auch Frustrationen und Enttäuschungen in der Konsumgesellschaft wider, die zwar auf dem Weg ins postfaktische Zeitalter mit Versprechungen an Hypes und Happiness umworben wird, ohne dass diese konkret für den einzelnen Durchschnittsbürger realisierbar wären (► Kap. 6).

Die Zahl der Plätze in den ca. 1300 stationären Einrichtungen für psychisch kranke Erwachsene, in denen jährlich rund 1,2 Mio. Patienten behandelt werden, hat sich in Deutschland 2014 auf ca. 68 pro 100.000 Einwohner eingependelt, zzgl. 12,5 Plätzen in der Psychosomatik/Psychotherapie und 7,7 im Bereich der Kinder-/Jugendpsychiatrie. Da Tageskliniken, Wohnheime und ambulante komplementäre Dienste einen wesentlichen Teil der Nachsorge und Rehabilitation übernommen haben, hat sich die mittlere Verweildauer während der letzten 20 Jahre fast halbiert und liegt inzwischen bei ca. 22 Tagen pro Aufenthalt, in einer Psychosomatischen oder Tagesklinik durchschnittlich etwa doppelt so hoch.

Diesem Fortschritt steht allerdings der Nachteil deutlich angestiegener Wiederaufnahmequoten infolge von Rückfällen – vor allem bei Suchtkranken und Psychosepatienten – aufgrund zu rascher Entlassungen gegenüber (sog. Drehtürpsychiatrie).

Ebenfalls auffallend ist die kontinuierliche Zunahme von Zwangseinweisungen nach dem Betreuungsrecht seit den 1990er-Jahren trotz wesentlicher Erweiterung der vor- und nachstationären Versorgungssysteme: In den Langzeit- bzw. Dauerwohnheimen und ähnlichen Einrichtungen für chronisch psychisch Kranke und Behinderte werden ca. 48.700 Plätze vorgehalten (▶ Kap. 7).

Der Stellenschlüssel eines deutschen psychiatrischen Krankenhauses wird seit 1991 (zunächst bis 2017) für alle Berufsgruppen durch die sog. Psychiatrie-Personalverordnung (Psych-PV) bestimmt. Im Gefolge des kontinuierlichen Bettenabbaus um ca. die Hälfte verbesserte sich – trotz einer (absoluten) Reduzierung des Pflege- und therapeutischen Personals – quantitativ die personelle Situation. Dank pharmakotherapeutischer Fortschritte und verbesserter Unterbringungsverhältnisse haben sich die Arbeitsbedingungen für das stationäre Pflegepersonal deutlich verändert, die Arbeitsbelastungen allerdings nicht verringert, obgleich fachfremde Tätigkeiten wie z. B. Küchen- und Reinigungsarbeiten von (externen) Serviceunternehmen übernommen wurden: Die (relativen) Zuwächse werden durch Arbeitsverdichtungen infolge drastischer Verkürzung der oben genannten Verweildauer mit dadurch bedingtem höheren Patientendurchlauf konterkariert, wobei Dokumentations- und Verwaltungsaufgaben erheblich Zeit kosten.

Die Zahl der Planstellen wird für alle Berufsgruppen einer Behandlungseinheit der Erwachsenen- und Kinderpsychiatrie mithilfe eines komplizierten Schlüssels über Minutenwerte errechnet, abhängig vom Schweregrad der Erkrankten. Differenziert wird nach Allgemein- (A), Geronto- (G), Sucht- (S) und Kinder-/Jugendpsychiatrie (KJ).

Unterschieden werden in der Erwachsenenpsychiatrie als Behandlungsarten:
1. Regelbehandlung,
2. Intensivbehandlung,
3. rehabilitative Behandlung,
4. Langdauernde Behandlung Schwer- und Mehrfacherkrankter,
5. Psychotherapie,
6. tagesklinische Behandlung.

Analog sind die Behandlungsarten in der Kinder- und Jugendpsychiatrie:
1. kinderpsychiatrische Regel- und Intensivbehandlung,
2. jugendpsychiatrische Regelbehandlung,
3. jugendpsychiatrische Intensivbehandlung,
4. rehabilitative Behandlung,
5. langdauernde Behandlung Schwer- und Mehrfachkranker,
6. Eltern-Kind-Behandlung,
7. tagesklinische Behandlung.

Derzeit sind in Deutschland insgesamt ca. 6750 Fachärztinnen und -ärzte und 6300 Fachpsychologinnen und -psychologen sowie 80.000 Pflegepersonen – fünfmal mehr

Frauen als Männer – in stationären bzw. teilstationären (psychiatrischen/psychosomatischen/kinderpsychiatrischen/forensischen und Reha-)Einrichtungen tätig. Für die Tätigkeitsbereiche der Ergo- und Arbeitstherapie beträgt – bei über 500 Therapeut(inn)en– die analoge Relation weiblich zu männlich ca. 6:1, im Bereich der sozialen Arbeit (bei knapp 3000 Sozialtherapeutinnen und -therapeuten) ca. 4:1.

Um ein unkoordiniertes, kontraproduktives Nebeneinander von Ambulanzen, Praxen, Beratungsstellen und anderen komplementären Diensten nach einer Entlassung aus der stationären Behandlung zu vermeiden, ist eine zügige und niedrigschwellige, integrierte Nachsorge sinnvoll. Durch ein solches Entlassmanagement können Vernetzung und Kooperation zwischen der stationären und ambulanten Betreuung gefördert, Reibungsverluste und Informationsdefizite verringert werden wie in § 39 (Abs.1) des SBG V vorgesehen.

Im „NetzWerk psychische Gesundheit" (NWpG) haben einige Krankenkassen mit professionellen Anbietern von Gesundheitspflege entsprechende Vereinbarungen getroffen. Demzufolge sollen auch psychiatrische Patienten grundsätzlich auf ein vorrangig ambulantes Behandlungs- und Betreuungsnetzwerk im näheren sozialen Umfeld unter Mitwirken verschiedener, professionell geeigneter Personen zurückgreifen können: Psychiater, Pflegekräfte, Psychotherapeuten, Ergo- und Sozialtherapeuten unter Einbeziehung von Familienmitgliedern, Bekannten oder Nachbarn (Home Care). Als Vorbild solcher Netzwerke im Rahmen eines Betreuten Wohnens dienen bereits seit Jahren existierende Versorgungssysteme für körperlich chronisch Kranke.

Mit dem Gesetz zur Weiterentwicklung der Versorgung und Vergütung für psychiatrische und psychosomatische Leistungen von 2016 (PsychVVG) wurden die Vorgaben zur Verzahnung ambulanter und stationärer Versorgung gemacht: Unter Aufsicht eines stationären Zentrums sollen die individuellen Bedürfnisse der Patienten im Erwachsenen- wie Kindes- und Jugendalter effizienter berücksichtigt werden (Home treatment). Zielgruppen eines intensivierten psychiatrischen Behandlungsangebotes sollen Menschen mit konstanter Behandlungsbedürftigkeit bei schwereren psychischen Erkrankungen sein. Für diese Klientel soll es psychiatrischen Fachkliniken und Fachabteilungen ermöglicht werden, mittels multidisziplinärer Behandlungsteams sektorenübergreifend auch im häuslichen Bereich tätig zu werden. Durch eine solche „Krankenhausbehandlung ohne Bett" kann (kombiniert mit Soziotherapie gem. § 27 (2) SGB V) in Einzelfällen ein stationärer Aufenthalt ersetzt oder verkürzt werden; außerdem können präventiv Behandlungsabbrüche und drohende Rückfälle mit meist fatalen Folgen für die Patienten und deren Umgebung vermieden werden (▶ Kap. 8).

Die Psychiatriereform der 1970er-Jahre hatte einen breiten, gesellschaftlichen Diskurs bzgl. der sozialpsychiatrischen Versorgung entlassener Patienten angestoßen, in dessen Verlauf Zug um Zug zahlreiche Hilfs- und Fördervereinigungen gegründet wurden. Die gemeindenahen, psychosozialen Hilfsvereine, die sich zum „Dachverband Gemeindepsychiatrie" zusammengeschlossen haben, sind Netzwerkstützen in Wohnortnähe, teils in Form Gemeindepsychiatrischer bzw. Sozialpsychiatrischer Zentren. Als Teil der Sozialtherapie werden u. a. vermittelt: Information, Beratung, Pflege, Rehabilitation, Hilfen zur Inklusion und Selbstversorgung, Krisenhilfe und Besuchsdienste. Mitteilungsorgan ist die *Psychosoziale Umschau*, auch für die „Aktion psychisch Kranke" (APK), eine bereits 1971 ins Leben gerufene Vereinigung zur Reform, Förderung und Beforschung der Versorgungspsychiatrie. Die „Deutsche Gesellschaft für Soziale Psychiatrie" (DGSP) ist Kooperationspartner; sie gibt die Fachzeitschrift *Soziale Psychiatrie* heraus. Als Internetplattform bietet das *Psychiatrienetz* im Verbund mit der DGSP, dem o. a. Dachverband und dem „Bundesverband der Angehörigen psychisch Kranker" (BapK) Informationen für Patienten, in der Psychiatrie Tätige und Angehörige.

Trotz positiver Bilanz der beachtlichen Reformbestrebungen seit der Psychiatrie-Enquête von 1975 verblieben ungelöste Probleme, z. B. hinsichtlich der Versorgung seelisch schwer Behinderter, die sich ohne ständige Hilfe und Betreuung nicht adäquat versorgen können, d. h. für den harten Kern der Klientinnen und Klienten von Wohnheimen bzw. in beschützten Wohngemeinschaften. Ob durch eine intensivere ambulante Begleitung feste, dauerhafte Heimplätze ersetzt werden können, ist zu bezweifeln. Nach wie vor gibt es auch in anderen sozialpsychiatrischen Bereichen noch spürbare Defizite, z. B. einen Mangel an qualifizierten, betreuten Wohnmöglichkeiten für suchtkranke, geistig bzw. mehrfach behinderte, hirngeschädigte und demente Personen, die oft in der Obdachlosigkeit landen.

Deutlich verbesserungsbedürftig sind die Versorgungsstrukturen in der Langzeitbehandlung Heranwachsender, die in der Regel spätestens mit 21 Jahren ausläuft. Die Betroffenen tauchen dann erst nach einer jahrelangen Zäsur ohne Behandlung wieder in einer Ambulanz oder Praxis auf. Eine frühzeitige Diagnostik und durchgängige fachliche Begleitung sind jedoch zur Vermeidung prognostisch ungünstiger Verläufe wichtig. Hier fehlen auf der einen Seite bislang Versorgungsmodelle, die den Besonderheiten im Übergang zwischen Jugend- und Erwachsenenalter (Transitionspsychiatrie und -psychotherapie) Rechnung tragen; die diesbzgl. Psychotherapieforschung ist mangelhaft. Auf der anderen Seite liegen bislang ebenfalls kaum wissenschaftliche Erkenntnisse über Psychopathologie und Sozialverhalten altgewordener, autistischer oder borderlinegestörter Personen und chronischer Psychosekranker vor.

Schließlich gibt es offene Fragen hinsichtlich einer Unterbringung von wahrscheinlich weiterhin gefährlichen Straftätern, die aus der Sicherungsverwahrung entlassen werden müssen. Laut Gesetz zur Therapierung und Unterbringung psychisch gestörter Gewalttäter (Therapieunterbringungsgesetz – ThUG) von 2011 sind in separaten Einrichtungen medizinisch-psychologische wie auch qualifizierte milieu- und soziotherapeutische Betreuungsmöglichkeiten vorzuhalten bzw. auszuweiten, selbst wenn die betroffene Klientel weder willens noch in der Lage ist, die erforderliche Compliance bzw. Adhärenz aufzubringen (▶ Kap. 7).

Bislang haben die genannten Gruppen von der Psychiatriereform am wenigsten profitiert, vermutlich sowohl wegen ihrer schwächeren Lobby als auch infolge des zunehmenden gesundheitsökonomischen Drucks. Höhere Ausgaben der öffentlichen Hand für Heimbewohner werden einerseits mit Verweis auf verstärkte Ambulantisierungsbemühungen eingegrenzt; andererseits ist eine kontinuierlich wachsende Anzahl kostenträchtiger Demenzpatienten in den Alten- und Pflegeheimen zu verzeichnen. Ohne die häusliche Alten-und Krankenpflege, die mit amtlicher Hilfe gem. PSG etwa zwei Dritteln der rund 2,8 Mio. Pflegebedürftigen in Deutschland zuteilwird, und das Engagement der Angehörigen wäre das Gesundheitssystem vermutlich längst kollabiert. Der jährliche Zuwachs an dementen Menschen, die in personeller Hinsicht quantitativ wie qualitativ besonders pflegeaufwändig sind, wird in Deutschland auf jährlich ca. 33.000 bis 35.000 Personen geschätzt; eine wirksame Therapie ist bei der Alzheimer-Form bislang nicht verfügbar.

Das vorgesehene Gesetz zur Stärkung der Teilhabe und Selbstbestimmung von Menschen mit Behinderungen („Bundesteilhabegesetz" – BTHG) soll u. a. folgende Verbesserungen mit sich bringen: Die Eingliederungshilfe soll konsequent personenzentriert gewährt werden; sie soll sich zudem künftig auf die reinen Fachleistungen beschränken; die Leistungen zum Lebensunterhalt einschließlich Wohnen sollen wie bei Menschen ohne Behinderungen nach dem Sozialgesetzbuch (SGB) XII bzw. II erbracht werden. Die notwendige Unterstützung erwachsener Behinderter soll sich nicht mehr an einer bestimmten Wohnform orientieren, sondern unter ganzheitlicher Perspektive am notwendigen individuellen Bedarf. Im Zuge der Reform der Eingliederungshilfe und der bevorstehenden Teilhabegesetzgebung wäre auch die Altersgrenze für die o. a. komplementäre Versorgung Heranwachsender mit psychischen Problemen durch Jugendhilfe und Sozialhilfe neu zu definieren.

Die Kulturrevolution der 1970er- und 1980er-Jahre hat wesentlich dazu beigetragen, die hierarchischen Verstrebungen in den Universitätskliniken und- Landeskrankenhäusern aufzulockern und zu demokratisieren. Entscheidungsprozesse wie etwa Mittelverteilungen oder Berufungsverfahren sind transparenter, die Netze einflussreicher Schulen und Interessengemeinschaften mit Hintergrundabsprachen bei Besetzung leitender Stellen weitmaschiger geworden. Die teils engen Verflechtungen mit der Industrie wurden ausgedünnt; in wissenschaftlichen Publikationen muss eine Zusammenarbeit mit Sponsoren offengelegt werden, materielle Zuwendungen von dritter Seite sind im öffentlichen Dienst verboten. Abgesehen davon haben die Auflistungen von Artikeln in Fachzeitschriften – erfasst durch den sog. Journal Impact Factor (JIF) – als Belege für eine wissenschaftliche bzw. universitäre Eignung an Bedeutung verloren; gefragt sind eher Talente zur Drittmitteleinwerbung für Forschungsprojekte oder öffentlichkeitswirksame Präsenz – wichtig auf dem Weg zur Exzellenzuniversität, die bevorzugt gefördert wird.

Weitere Begleiterscheinungen des gesellschaftlichen Wandels sind größere Unabhängigkeit unterhalb der Chefebene, d. h. stärkere Selbstständigkeit zugeordneter Abteilungsleiter, überhaupt mehr Mitspracherecht für alle Beteiligten. An vielen Einrichtungen ist ein neuer Führungsstil eingekehrt: An die Stelle autoritärer Alleinentscheidungen sind – unter Einbeziehung weiterer Berufsgruppen – sachbezogene, verbindliche Vereinbarungen getreten. Nachteile sind vermehrter Bürokratismus, längere Entscheidungswege und bisweilen unklare Verantwortlichkeiten (► Kap. 8).

Der Gesamtbehandlungsplan hinsichtlich einer psychischen Erkrankung enthält die Begründung und den Rahmen der ausgewählten somatologischen, psychotherapeutischen und sozialpsychiatrischen Umsetzungen. Das Gesundheitsmanagement kann durch den zusätzlichen Einsatz komplementärer Therapien im weiteren Sinne ergänzt werden (z. B. Physiotherapie, Ergotherapie, Musiktherapie, Arbeitstraining, Bewegungstherapie). Eine Bestandsaufname des therapeutischen Instrumentariums lässt eine stetige Weiterentwicklung der psychotherapeutischen Methoden in Richtung einer Konvergenz unterschiedlicher Verfahren erkennen. Integrativ konzipierte Therapien basieren nicht mehr nur auf der Ebene verbal-kognitiver Kommunikation; selbst verhaltenstherapeutische Methoden integrieren nach der emotiven Neuausrichtung nonverbale (visuelle, auditive, Berührungs- und Bewegungselemente wie auch meditative) Faktoren in das Behandlungsprogramm (► Kap. 8 und ► Kap. 9).

Ohne die Wahrnehmung und Einschätzung sozialer Hintergründe werden diagnostische Abklärungen in vielen Fällen oberflächlich, eingeengt und/oder perspektivlos bleiben. Davon abgesehen kann auf potenziell krankmachende Umweltfaktoren wie Armut, Ausgrenzung, Bildungsmängel, Mobbing oder Überforderung eines Hilfesuchenden meist nicht Einfluss genommen werden; psychotherapeutische Engagements müssen sich dann auf supportive, sozial stützende Interventionen mit Anpassungshilfen beschränken. Analog gilt dies für emotional verwilderte, verhaltensgestörte und/oder lernbehinderte Kinder/Jugendliche aus Broken-Home-Verhältnissen mit vielleicht antisozialen Vorbildern, umso mehr, als die Randgruppen der leistungs- und gewinnorientierten Gesellschaft – Arme und Alte, Kinder und Kranke – keine einflussreichen Fürsprecher aufzuweisen haben. Gerade bei psychisch gestörten Heranwachsenden einschließlich traumatisierten Flüchtlingskindern sollte sich indes das therapeutische bzw. präventive Engagement stärker an deren aktuellen Lebensbedingungen und sozioökonomischen Verhältnisse ausrichten, um bleibende seelische Schädigungen und drohende Fehlentwicklungen zu verhindern. Allerdings schützt auch Wohlstand nicht vor seelischer Verwahrlosung (► Kap. 6).

Die Leiden unserer Zeit – Erschöpfungen, Existenzängste, Lebenskrisen, Abhängigkeiten – sind ohnehin weder mit klassisch-tiefenpsychologischen noch verhaltensmodifizierenden Programmen zu kurieren, erst recht nicht mit medikamentösen bzw. somatischen Interventionen. Sinnstiftend und stabilisierend sind am ehesten gesellschaftliche, soziale, kulturelle oder sportliche Engagements auf lokaler oder regionaler Ebene – Aktivitäten, die Nähe zu anderen Menschen herstellen und Befriedigung verschaffen. Außerdem ist eine funktionierende Solidargemeinschaft auf die Mitarbeit eines jeden Bürgers angewiesen.

Psychisch Kranke sind gesellschaftlich und gesundheitspolitisch (noch) nicht körperlich Kranken gleichgestellt; Psychiatrie, Psychotherapie und Psychosomatik gehören nicht zu den medizinischen Kernfächern. Dies hat historische Gründe, liegt aber auch an der grenzüberschreitenden Sonderstellung des biopsychosozialen Krankheitsmodells und den oftmals irritierenden, nicht nachvollziehbaren bzw. vernunftwidrigen Verhaltensweisen der Betroffenen (▶ Kap. 1 und ▶ Kap. 3). Bestrebungen zu einer gänzlichen Ausgliederung der psychologischen Heilkunde aus dem Gesundheitskomplex „Medizin" würden sich jedoch sowohl hinsichtlich wissenschaftlicher Grundlagenforschung als auch wegen ganz neu zu regelnder, versorgungsrechtlicher Absicherungen nachteilig für die psychologische und soziale Heilkunde auswirken.

Im klinischen Alltag dient das mehrdimensionale Krankheitskonzept als Matrix für die diagnostischen Maßnahmen und als Wegweiser für die therapeutische Zielrichtung. Das nervenärztliche Monopol auf die Behandlung psychischer Krankheiten wurde von der klinischen Psychologie und der sozialen Psychiatrie überholt. Psychiater und Psychologen – in der Kinderpsychotherapie auch Pädagogen – repräsentieren gemeinsam die psychotherapeutische Profession, wobei die ärztliche Fraktion außerhalb des Krankenhaussektors inzwischen in der Minderheit ist. Dies birgt allerdings berufspolitische Konflikte: Intentionen von Seiten der psychologisch sozialisierten Therapeuten, ihre beruflichen Aufgaben und Befugnisse z. B. in Richtung bislang autochthoner ärztlicher Privilegien wie Bereitschaftsdienste, Krankschreibung oder Verordnung von Krankentransporten, Heilmitteln bzw. Kuren zu erweitern, stoßen aus unterschiedlichen Gründen auf Ablehnung der Ärzteschaft.

Eine derartige Gebietserweiterung würde im Übrigen den niedergelassenen Basispsychiater ohne psychotherapeutische Zusatzqualifikation vor die existenzielle Frage nach seiner beruflichen Identität stellen. Das (hirn-)organmedizinische Regime könnten nämlich der neurologische Arzt und Neuropsychologe übernehmen, die psychologische Regie eher der Arzt für psychotherapeutische Medizin und der psychotherapeutische/klinische Psychologe; um die sozialen Begleiterscheinungen würden sich Angehörige der Pflegeberufe und Sozialarbeit kümmern. Dem dergestalt dezimierten Psychiater verblieben allenfalls diagnostisch-psychopathologische oder gutachterlich-forensische und administrative bzw. organisatorische Aufgaben. Eine solche, tiefgreifende Aufteilung liefe möglicherweise auf eine Spezialisierung in Richtung Diagnostik vs. Therapie hinaus, vergleichbar etwa den separaten Gebieten Röntgendiagnostik und Strahlentherapie. Mit der inzwischen mehr und mehr bevorzugten Form der Weiterbildung zum Facharzt für Psychiatrie und Psychotherapie scheint die Gefahr einer derartigen Diversifizierung der Kompetenzen wohl überwunden; das Gleiche gilt für die fachkundigen Vertreter der Transitionsheilkunde.

Burnout. Selbstfürsorge

Theo R. Payk

© Springer-Verlag GmbH Deutschland 2017
T.R. Payk, *Psychologische Heilkunde*, DOI 10.1007/978-3-662-53820-3_11

Obgleich Anpassungsstörungen vom Burnout-Typ in der öffentlichen Diskussion anscheinend ihren Höhepunkt überschritten haben, gehört Burnout neben Depressionen und Angststörungen weiterhin zu den häufigsten Anlässen für eine Krankmeldung. Unter einem sog. Burnout-Syndrom wird ein zunehmendes Empfinden geistig-seelischer Erschöpfung nach anhaltender (subjektiver) Belastung verstanden. Burnout kann sich ohne eine Erholungspause oder einen Kurswechsel zu einem Burntout chronifizieren, d. h. einem fortdauernden Gefühl des Ausgebranntseins nach einer längeren Phase von Überforderung und Überbeanspruchung. Betroffen sind vor allem Angehörige sozialer und helfender Berufe: Pflegepersonal, Sozialarbeiter, Ärzte und Psychotherapeuten, Lehrer, Seelsorger, Polizisten und Gefängnisbeamte oder anderweitig unter permanentem, inneren und/oder äußeren Leistungs- bzw. Erfolgsdruck tätige Personen (▶ Kap. 7).

Vielen Burnout-Betroffenen ist gemeinsam, dass einerseits zuvor eine Aufgabe mit Elan angegangen wurde, andererseits die geleistete Arbeit nicht so viel Anerkennung und Gratifikation fand, die jeweils zum Erhalt der eigenen psychischen Stabilität notwendig gewesen wären – kurzum ein Ungleichgewicht zwischen externen Anforderungen und individueller Erwartung. Im medizinischen Krankheitskatalog der *International Classification of Diseases Nr. 10 (ICD-10 – GM)* wird das Burnout-Syndrom den Problemen mit Bezug auf Schwierigkeiten bei der Lebensbewältigung zugeordnet, einer vieldeutigen Kategorie.

Bisweilen verbergen sich hinter der Diagnose eines Burnout ausgeprägte, „echte" Gemütskrankheiten, sog. depressive Episoden, mithin ernsthafte psychische Erkrankungen, die seit langem in der Heilkunde bekannt sind und intensiv beforscht werden. Jedenfalls gibt es offenbar enge Zusammenhänge: Ein Burnout-Syndrom scheint ein bedeutsamer Risikofaktor für eine depressive Dekompensation zu sein. Da viele Gemeinsamkeiten zwischen dem Leiden Burnout und der Krankheit Depression im breiten Spektrum der depressiven Störungen bestehen und die Übergänge zwischen den einzelnen Unterformen fließend sind, werden deren Entstehungsbedingungen und Begleiterscheinungen nicht immer klar voneinander unterschieden, Erscheinungsformen falsch eingeordnet und bewertet, Hilfen daher undifferenziert, inadäquat oder sogar verfehlt angeboten.

Merkmale einer seelischen Ermüdung bei Angehörigen helfender und fürsorgender Berufe sind seit langem bekannt. Um die Mitte des 19. Jahrhunderts forderte der Arzt Heinrich Laehr (1820–1905) aus der psychiatrischen Anstalt Halle/Nietleben vom Irrenarzt besondere seelische Stärke und geistige Kraft, um nicht selbst zugrunde zu gehen. Emil Kraepelin, bereits genannter Leiter der Münchener psychiatrischen Klinik, gab zu bedenken, dass Nervenarzt und Irrenwart (Pfleger) wohl keine Berufe auf Lebenszeit seien, da auch Tüchtige über kurz oder lang im Dienst erlahmten und sich in der überaus aufreibenden Tätigkeit verbrauchten.

Als Wegbereiter der wissenschaftlichen Erforschung von Burnout-Phänomenen gelten der deutsch-amerikanische Psychologe Herbert J. Freudenberger (1926–1999) und die kalifornische Sozialpsychologin Christina Maslach (*1946), die hierzu das Testverfahren Maslach Burnout Inventory (MBI) entwickelte. Sie lieferten in den 1970er-Jahren erste Beschreibungen psychischer Veränderungen bei überengagierten und schließlich frustrierten Personen aus sozialen Berufen; es handelte sich hauptsächlich um Mitarbeiter/-innen in therapeutischen Wohngemeinschaften, Frauenhäusern und Kriseninterventionszentren. Seit den 1990er-Jahren wird der Begriff auch mit zahlreichen anderen Personengruppen in Verbindung gebracht, die als (über-) strapazierte Leistungsträger gelten: Manager, leitende Angestellte, Politiker, Künstler, Schriftsteller oder Spitzensportler. Vergleichbar der Erschöpfungsdepression, einer Spielart depressiver Störungen, sind bei einer Entwicklung zum Burntout prozesshaft aufeinander folgend Symptome zu beobachten, die sich um einen depressiv-resignativen Kern gruppieren: Nach anfänglich großem Engagement mit vielleicht unrealistischen Erwartungen an Erfolg, Anerkennung und Fortkommen zeigen sich allmählich Unaufmerksamkeit, Konzentrationsstörungen und Zerstreutheit, Missmut und Antriebsmangel, Lustlosigkeit (Anhedonie) und Unzufriedenheit, Desinteresse und Gleichgültigkeit, Bedrücktheit, Leeregefühl und Entfremdungserleben.

Daneben können sich auch körperliche Beeinträchtigungen bzw. psychosomatische Begleiterscheinungen einstellen, meist als Schlafstörungen trotz Müdigkeit, Schwindel, Kopf- und Rückenschmerzen, Kreislaufstörungen, Muskelverspannungen und Infektanfälligkeit bis hin zu einem permanenten Erschöpfungsgefühl (sog. Fatigue-Syndrom). Ein – oft gesteigerter – Konsum von Nikotin, Alkohol und Medikamenten/ Drogen zur Selbststimulation verschafft nur kurzzeitig Erleichterung.

Des Weiteren können sich auch innere Unruhe, Angespanntheit, Stimmungsschwankungen, Ungeduld und Reizbarkeit bemerkbar machen, einhergehend mit Insuffizienzgefühlen, Selbstzweifeln und Selbstvorwürfen, gelegentlich vergesellschaftet mit Misstrauen, Zynismus und aggressiven Impulsen. Im Teufelskreis von weiterhin ausbleibenden bzw. abnehmenden Erfolgserlebnissen trotz vermehrter Anstrengung kommt es zu Reibereien mit Kollegen, zu Abkapselung und Rückzug in Tagträumereien; Motivation und kreative Impulse lassen nach. Immer deutlicher wandelt sich Schritt für Schritt die Einstellung zur Arbeit, die zunehmend – als Ausdruck innerer Verabschiedung – mit Widerwillen verrichtet wird. Die Erledigung beruflicher Aufgaben wird auf das Nötigste beschränkt. Je nach persönlicher Widerstandsfähigkeit wird über kurz oder lang die verhasste Arbeit zu einem krankmachenden Alptraum. Diese fatale Fehlentwicklung mit all ihren psychischen und körperlichen Folgeerscheinungen wirkt sich stets auch destruktiv auf die private Sphäre aus, d. h. die eigene Unzufriedenheit geht mit wachsenden familiären bzw. partnerschaftlichen Spannungen und Entfremdungen im Bekanntenkreis einher.

Als wesentliche Quelle für ein Burnout-Syndrom gilt – wie bereits angedeutet – zusammengefasst eine zunehmende Divergenz zwischen idealistischen beruflichen Vorstellungen und dann tatsächlich gemachten Alltagserfahrungen; Ernüchterung und Enttäuschung machen sich lähmend breit, wenn sich nach anfänglichem Enthusiasmus infolge desillusionierender Erfahrungen die ursprünglichen Hoffnungen nicht erfüllen. Frustrierende Begleitumstände tragen zur Entfremdung von der Arbeit bei, wie z. B. das Gefühl einer wertlosen, unnützen Beschäftigung – als austauschbares Rädchen im Getriebe einer Institution, ohne sonderliche Beachtung, geschweige denn Anerkennung, Belobigung und/oder Mitgestaltung. Bleiben solche positiven Rückmeldungen aus bzw. wird mehr Tadel als Lob geäußert, fehlen wichtige kompensatorische, emotional stabilisierende Stützen.

Zusätzlich demotivierend wirken sich eine unangenehme, frostige und lieblose Arbeitsatmosphäre aus, erst recht Intrigen und Mobbing oder als unberechtigt empfundene Kritik durch Vorgesetzte oder Kollegen. Auch ein Nachlassen der Leistungsfähigkeit mit dem Älterwerden oder eine stetige Mehrbelastung in Form von Arbeitsverdichtung, Hektik und zusätzlichen Aufgaben können eine (mit-)ursächliche Rolle spielen.

Die schleichenden Ermüdungserscheinungen können mithin nicht nur Ausdruck von Überbeanspruchung und Überlastung sein, sondern auch Empfindungen von Verbitterung und sogar Gekränktheit widerspiegeln, die den Prozess der Resignation mit Rückzug und innerer Kündigung in Gang gesetzt bzw. beschleunigt haben. Welche disstresshaften Einflüsse tatsächliche oder vermeintliche psychische und/oder physische Überforderungen überhaupt haben, ist dann schwer abgrenzbar. Stresserzeugende Probleme mit Arbeitsunzufriedenheit entstehen hauptsächlich in den Bereichen

- Organisation
  (z. B. infolge unfreiwilliger, störender Arbeitsunterbrechungen, durch Zeitdruck, bei Informationsdefiziten),
- Ressourcen
  (z. B. infolge Personalknappheit, mangelhafter Unterstützung und Mitwirkung, wegen zu kurzer Pausen),
- Leitung
  (z. B. infolge defizitärer Führungskompetenz, durch Erwartungsdruck, Mobbing, bei fehlender Fortbildung).

Im Übrigen bleiben auch freiberuflich praktizierende Therapeut(inn)en nicht verschont von Erschöpfungszuständen mit dem Wunsch nach Erholung und Abstand von ihrer Praxis bzw. den damit verbundenen organisatorischen und bürokratischen Verpflichtungen. Zudem werden Menschen mit fragilerer seelischer Konstitution durch den täglichen Umgang mit psychischen Abnormitäten aller Varianten oder mit prekären Lebenssituationen desto mehr überfordert, je näher sie sich einerseits mit der Lebensgeschichte und dem Schicksal der Betroffenen vertraut machen, sich mit ihnen identifizieren, sich aber andererseits vergeblich um Abhilfe bemühen.

Die Wahrscheinlichkeit eines Burnout-Risikos wird durch individuelle Persönlichkeitszüge in Richtung Pflichtgefühl und Anstrengungsbereitschaft, Pedanterie und Perfektionismus, Empfindlichkeit und Verletzlichkeit erhöht.

Nachteilig wirken sich ebenfalls Mängel an Distanzierungsfähigkeit, Frustrationstoleranz, Geduld und Langmut aus. Unzureichende Stabilisatoren im privaten Umfeld verringern dabei die Optionen einer notwendigen Kompensation und Erholung. Über die Fürsorge gegenüber anderen Menschen werden nicht nur eigene Bedürfnisse beiseitegeschoben und verdrängt, sondern auch berechtigte Ansprüche der nächsten Bezugspersonen, was mit zusätzlichen Anspannungen einhergeht (▶ Kap. 5).

Können psychologische Ratgeber und Helfer – wie ihre Mitmenschen Kinder ihrer Zeit mit alltäglichen Sorgen und Nöten – bei seelischen Krisen überhaupt nachhaltig Beistand leisten, wenn sie selbst in den Strudel von Profilierungsbedürfnis und Konkurrenz, Leistungsdruck und Versagensängsten geraten? Wie sollen sie ihren selbstentfremdeten, ratlosen Schützlingen bei deren Sinnsuche helfen und Geborgenheit bieten, wenn sie selbst keinen festen Boden unter den Füßen haben?

Dass ein anhaltender, intensiver Einsatz in einem Krankenhaus, einem Pflegeheim, einer Erziehungseinrichtung oder Sozialstation nicht nur besondere Anforderungen an Motivation, Einfühlungsvermögen und Altruismus stellt, sondern auch an Selbstsicherheit und Festigkeit auf der Grundlage eines stabilen, internalisierten Wertesystems, ist leicht nachvollziehbar. Ohne Hilfsbereitschaft und Pflichtbewusstsein kann soziale Arbeit jeglicher Art zu einer schwer erträglichen Last werden, die einem Burnout Vorschub leistet. Die Erwartungen an die ohnehin meist spärlichen, wenn nicht gar ausbleibenden Gratifikationen durch Lob und Anerkennung seitens der Klientel sollten dabei realistisch bleiben.

Da weder theoretisches Wissen um Wahrscheinlichkeiten und Entstehungsbedingungen von Erkrankungen noch diesbezügliche, praktische Erfahrungen davor bewahren, selbst krank zu werden, bleiben auch Psychiater/-innen und Psychotherapeut(inn)en trotz Ausbildung, Lehranalyse, Supervision und Selbsterfahrung nicht von seelischen Krisen verschont. Sie gehören im Gegenteil zur Berufsgruppe der Heilkundigen, die sich am häufigsten das Leben nehmen, deren Quote ohnedies über dem Bevölkerungsdurchschnitt liegt Die Suizidrate ist bei deutschen Ärzten im Vergleich zur Allgemeinbevölkerung mindestens drei Mal so hoch, bei Ärztinnen noch deutlich höher. An der Spitze rangieren Anästhesist(inn)en sowie Psychiater/-innen, gefolgt von Notfallmediziner(inne)n.

Zuverlässige Morbiditätsdaten hinsichtlich psychischer Störungen existieren ansonsten nicht, weil Ärzte und Therapeuten ihre eigenen Lebensprobleme nicht gern offenbaren und – abgesehen von unzulänglichen Versuchen einer Selbstmedikation – noch weniger nachhaltig zu lösen vermögen. Aufgrund einzelner, stichprobenartiger Erhebungen kommen am häufigsten Depressionen und/oder Alkohol- und Medikamentenmissbrauch vor, wobei komorbide Überschneidungen und/oder Wechselwirkungen mit Burnout-Symptomen kaum einzuschätzen sind.

Aus der Verbindung von psychischer Erkrankung und beruflicher Tätigkeit können in heilkundlichen Professionen besonders heikle Probleme erwachsen: Aus mangelhafter Krankheitseinsicht, mentaler Einengung, depressivem Pessimismus oder pathologischer Selbstüberschätzung können diagnostische Fehlurteile und darauf aufbauende irrationale, sogar gefährliche Therapieanordnungen resultieren. Schwerere bzw. anhaltende psychopathologische Beeinträchtigungen in dieser Richtung können die Berufsfähigkeit von Therapeut(inn)en infrage stellen, die in Streitfällen mit der Rentenversicherung bzw. Ärzteversorgung von Fachkolleg(inn)en gutachterlich zu beurteilen ist.

Umgekehrt muss im Einzelfall evtl. die Ärzte- oder Psychotherapeutenkammer eingeschaltet werden, wenn infolge krankheitsbedingter Uneinsichtigkeit weiterhin Behandlungen durchgeführt werden, obgleich Berufsunfähigkeit vorliegt. Im Extremfall kann eine psychotische Gegenübertragung in Form einer sog. Ich-Störung vorliegen, bei der die eigenen Symptome verleugnet und dem Patienten zugeschrieben werden (Transitivismus). Problematisch kann wegen der Unberechenbarkeit von Krankheitsverläufen die semiprofessionelle Begleitung psychisch Kranker durch wiederhergestellte („psychiatrieerfahrene") Leidensgenossen sein – sowohl für diese selbst als auch für ihre Klienten; Mindestvoraussetzung wären eine komplette Remission und eine straffe Supervision. Ebenfalls sollten Selbsthilfegruppen für psychisch Kranke sich einer fachkompetenten Begleitung vergewissern.

Welche berufsspezifischen Ursachen für gesundheitliche Beeinträchtigungen von Psycho-/Soziotherapeuten kommen infrage? Abgesehen von einer kräftezehrenden, bisweilen zeitlich eng getakteten Inanspruchnahme durch die alltägliche Kernarbeit sind die in eigener Praxis arbeitenden Therapeutinnen und Therapeuten allen Risiken freiberuflicher Tätigkeit ausgesetzt, wobei sie hinsichtlich ihrer materiellen Existenz abhängig sind von einer angemessenen Relation zwischen Betriebskosten und Einnahmen. Im Erkrankungsfall wächst wegen ausbleibender Honorare rasch der Druck wirtschaftlicher Unsicherheit aufgrund weiterlaufender Fixkosten, vor allem, wenn Kredite zu bedienen sind. Ärger bereiten privat versicherte Patienten, die ihre Rechnung nicht bezahlen (obgleich sie den Betrag von ihrer Krankenversicherung erstattet bekommen). Mahnverfahren sind stets unangenehm, oft erfolglos und zudem nicht mit einer Weiterführung der Therapie vereinbar. Falls ein Patient finanzielle Probleme hat, sollte vorher offen darüber gesprochen und eine Lösung gefunden werden. Auf die zeitraubenden Schreib- und Büroarbeiten wurde bereits im vorlaufenden Kapitel hingewiesen. Sie gehen am Ende zu Lasten der Behandlungsqualität und/oder des eigenen Wohlbefindens; bei Befragungen beklagten über 80 % des ärztlichen Personals Mangel an Zeit für ihre Patienten.

Jedes Beratungsgespräch, jede Therapiesitzung erfordert mentale Kraft: Zuversichtliches Auftreten, hohe Aufmerksamkeit, volle Konzentration, wirkliches Nachempfinden und gestalterische Fantasie; alle persönlichen Belange haben im Interesse des Patienten/Klienten dahinter zurückzutreten. Den Therapeuten(inn)en wird ein Maß an Mitgefühl, Engagement und Wertschätzung abverlangt, das sie für sich selbst kaum je erfahren, noch weniger einfordern würden. Im Ethikkodex der Amerikanischen Psychologengesellschaft (American Psychological Association – APA) heißt es u. a., dass Psychologen, Ausbilder und Auszubildende sich stets über den engen Zusammenhang zwischen ihrem körperlichen und geistigen Gesundheitszustand und ihrer spezifischen Arbeitsfähigkeit bewusst sein sollten.

Die hierzu notwendige seelische Stärke und Ausdauer werden besonders auf die Probe gestellt, wenn z. B. bei chronisch depressiven, anhaltend suizidalen und/oder abhängigen Klienten keinerlei Behandlungsfortschritte oder sogar immer wieder Rückschläge zu verzeichnen sind. Ohne den Rückhalt durch Kolleginnen und Kollegen, ein solidarisches Team oder eine stützende Supervision kann für Therapeut(inn)en – vor allem in der Einzelpraxis – mancher Patientenkontakt zu einem Problem werden, das sie noch in der Freizeit intensiv beschäftigt.

Demgegenüber leiden Krankenhausangehörige eher unter beruflichen Belastungen durch Arbeitsverdichtung, Zeitdruck und Fremdbestimmtheit aufgrund mehr oder weniger fachfremder, organisatorischer und Verwaltungsaufgaben. Eingebunden in ein Netzwerk mit vertikal-hierarchischer Abstufung und kollegial-horizontaler Gliederung müssen sie vielfältigen, manchmal rasch wechselnden Anforderungen von verschiedenen Seiten nachkommen, deren Erledigung steter Kontrolle unterliegt. Zunehmend werden sie mit betriebswirtschaftlichen Problemen konfrontiert, die nicht nur ihre Kompetenz überfordern, sondern auch ihre diagnostische und therapeutische Handlungsfreiheit einengen. Trotz Dienstplänen und Arbeitszeitregelungen bleiben wegen unvorhergesehener Einsätze bei personellen Engpässen die privaten Freiräume unkalkulierbar. Berufstätige, erst recht alleinerziehende Mütter kleinerer Kinder sind doppelt belastet. Als Folgen können sich Berufsunzufriedenheit, sukzessive Demotivierung, Konflikte zwischen Arbeits- und Privatleben mit beeinträchtigter Lebensqualität zeigen; das Risiko für psychosomatische Beschwerden, Depressionen und Alkoholmissbrauch, aber auch für Herz-Kreislauf-Erkrankungen ist erhöht.

Zu einer besonderen emotionalen Belastung, die man lebenslang nicht vergisst, wird der Suizid eines Klienten während oder zeitnah nach einer beendeten Behandlung. Er führt besonders drastisch vor Augen, dass nicht alle Therapien greifen, und wirft Fragen nach möglichweise übersehenen Warnzeichen auf. Infolge psychischer Erkrankungen versterben in Deutschland laut bundesamtlicher Statistik jährlich ca. 36.000 Menschen, davon rund 10.000 durch eigene Hand, drei Mal so viele Männer wie Frauen – trotz Beratungsstellen, Telefonseelsorge, Rufbereitschaften und öffentlicher, suizidpräventiver Aufklärungskampagnen. Mit einer Rate von ca. 11/100.000 Einwohnern liegt Deutschland (bei eklatanten regionalen Unterschieden) damit im europäischen Mittelfeld. Die meisten Suizidanten leiden unter Depressionen oder einer Suchterkrankung. Mindestens zehn Mal größer ist die Rate der appellativ-offenen oder verdeckten Suizidversuche (Parasuizide). Es ist davon auszugehen, dass sich viele dieser Menschen in Behandlung befanden oder zumindest therapeutische Kontakte hatten.

Aus psychohygienischen Gründen müssen Therapeutinnen und Therapeuten auf ihren eigenen Seelenhaushalt achten, wenn sie über Gebühr bzw. außerhalb ihrer

Sprechstunde in Anspruch genommen werden. Verwandte und Bekannte nutzen gern persönliche Kontakte, um ihre Probleme in Erwartung ungeteilter Zuwendung auszubreiten. Gefördert wird diese Vorstellung meist durch die auf ein geduldiges und aufmerksames Zuhören eingestimmte, langjährig habituierte Helferattitüde des Gegenübers. Abgesehen von einem freundlichen Ratschlag oder einer gezielten psychosozialen Hilfestellung in Notsituationen sollten psychologische Profis derartige Vereinnahmungen vermeiden. Die zwangsläufig damit verbundene Rollendiffusion widerspricht zudem der Standesordnung und dem beruflichen Selbstverständnis; die Bearbeitung privater Kümmernisse bleibt daher besser einer neutralen, professionellen Anlaufstelle überlassen, falls sie sich nicht von selbst erledigt. Die Amerikanische Ärztegesellschaft (American Medical Association – AMA) rät – Notfälle ausgenommen – ausdrücklich von der Behandlung nahestehender Personen ab.

Laut Umfragen sollen ca. drei Viertel aller Ärzte bereits Erfahrungen mit aggressiven Verhaltensweisen von Patienten bzw. deren Angehörigen gemacht haben. In etwa 5 % der stationären Einweisungen werden – wie in ▶ Kap. 7 bereits angesprochen – Pflegepersonal wie auch Therapeuten durch Patienten gefährdet oder geschädigt – nicht nur in der Notfallpsychiatrie, bei Kriseninterventionen oder in forensischen Einrichtungen, sondern auch in Altenheimen, Pflegehäusern und Wohngruppen. In Deutschland werden der Berufsgenossenschaft für Gesundheitsdienst und Wohlfahrtspflege (BGW) aus den psychiatrischen und Pflegeeinrichtungen jährlich ca. 4000 Arbeitsunfälle gemeldet, die durch Gewalttätigkeiten seitens der Klientinnen und Klienten bedingt waren.

Zur Selbstfürsorge im psychiatrisch-psychosozialen Bereich gehört daher, sich gegen derartige Beschädigungen zu schützen – gleichviel, ob diese z. B. auf einen passageren Kontrollverlust oder eine anhaltende, gereizt-hostile Grundgestimmtheit zurückzuführen sind: Zu bedrohlichen, aggressiven Handlungen (Dyscontrol syndroms) kommt es am häufigsten unter Alkohol- oder Drogeneinfluss, bei wahnhaften Depressionen, bisweilen bei paranoid-halluzinatorischen Psychosen, gelegentlich bei gereizt-psychotischer Manie und unter demenzieller Verwirrtheit. Bereits eine Bitte um Einhaltung der Hausregeln oder Übernahme bestimmter Aufgaben, erst recht eine Einschränkung der Bewegungsfreiheit und der Selbstbestimmung in geschlossenen Einrichtungen, können feindseliges Verhalten auslösen.

Kränkungen, lautstarke Beschimpfungen oder Drohgebärden seitens verwirrter oder psychotischer Personen sind zwar nicht auf die Goldwaage zu legen, trotzdem ist Vorsicht geboten, da durchaus mit unberechenbaren Tätlichkeiten zu rechnen ist. Für den Umgang mit potenziellen Risikoklienten sollte daher eine Deeskalations- und Verteidigungsstrategie eingeübt werden. Als abgestuftes Programm beinhaltet diese bei erregten Patienten zunächst ein beruhigendes Zureden (Talking down), evtl. begleitet von (ablenkenden) Hilfsangeboten. Unbegründete Vorwürfe sind sachlich-freundlich zurückzuweisen, ohne sich provozieren zu lassen; wichtig sind eine klare Ansprache und feste Haltung. Anzuraten ist die Hinzuziehung einer dritten, am besten einer

Helferperson aus dem Team. Eskaliert trotzdem die Situation zu Gewalttätigkeiten wie Sachbeschädigungen oder gar Handgreiflichen, hat der Schutz der eigenen Unversehrtheit Vorrang, notfalls unter Einsatz körperlicher Abwehrhandlungen. Ansonsten ist zeitig der Rückzug in eine sichere Umgebung anzutreten und per Notruf um polizeiliche Hilfe zu bitten.

Zu empfehlen ist eine Teilnahme an Fortbildungen zur Gewaltprävention und an Trainingsprogrammen zum Aggressionsmanagement in psychiatrischen Einrichtungen, Heimen oder an sozialen Brennpunkten, während denen entsprechende Kenntnisse vermittelt und körperliche Abwehrreaktionen eingeübt werden. Gleichzeitig werden hierdurch Selbstwertgefühl, Selbstsicherheit und Selbstvertrauen der Mitarbeiter/-innen gestärkt (▶ Kap. 7).

Die anlagebedingten und früh erworbenen Schutzfaktoren für Gesundheit sind eine intakte genetische Ausstattung, eine ungestörte frühkindliche Entwicklung und eine gelungene Sozialisation, die zu seelischer Widerstandsfähigkeit (Resilienz) und Anpassungsfähigkeit (Coping, Adaptation) sowie Selbstregulation (Kompensation, Regeneration) befähigen. Sie sind erkennbar an Merkmalen wie Leistungs- und Handlungsfähigkeit, Flexibilität, Kreativität und Freude am Leben (▶ Kap. 3). Zu ihrem Erhalt ist ein Mindestmaß an salutogenetischer Selbstpflege notwendig. Insbesondere die Ausübung eines heilkundlichen bzw. sozialen Berufes erfordert wegen der Gefahr einer emotionalen (Selbst-)Ausbeutung eine psychohygienische Grundausrichtung mit dem Ziel einer Work-Life-Balance.

Vorbeugend wirkt – wie bereits angemerkt – eine realistische Bewertung der impliziten Motive und Ansprüche hinsichtlich der privaten und beruflichen Ziele, eingeschlossen eine adäquate Einschätzung der eigenen seelischen Belastbarkeit und Ausdauer. Je mehr es gelingt, illusionär-utopische Vorstellungen hinsichtlich seiner Lebensplanung abzubauen und sich pragmatisch den unvermeidlichen Beschwernissen des Alltags zu stellen, desto geringer ist die Gefährdung durch Ernüchterung und Enttäuschung. Wenn die eigene Beanspruchung laufend bis an die Grenze der Adaptation strapaziert wird, droht die Bilanz zwischen Geben und Nehmen asymmetrisch zu werden. Ein dynamischer Ausgleich zwischen Engagement und Erholung, Pflicht und Freizeit, bewahrt im Sinne einer Burnout-Prophylaxe vor einem Abdriften in eine entmutigende, schließlich zermürbende Dauerfrustration.

Zum Erhalt eines Gleichgewichtes zwischen beruflichen Leistungen und privater Inanspruchnahme kann ein Gesundheitsregime hilfreich sein, das beide Seiten in Einklang zu bringen sucht. Als allgemeine Erholungsfaktoren sind Abwechslungen durch jeweils andersartige Tätigkeiten anzusehen; bei beruflichem Stress sind dies in der Regel Hobbys – musische, kreative, sportliche Betätigungen oder Reisen. Die Waagschale von Überforderungsgefühlen kann sich umgekehrt freilich auch in Richtung außerberuflicher Unzufriedenheit senken, sodass die Arbeit (z. B. von sog. Workaholics) als eine Art Refugium und Rückzugsort aus privaten Widrigkeiten erlebt wird.

Angesichts der Tatsache, dass Arbeit und Beruf einen Großteil des alltäglichen Lebens beanspruchen, sollte eine Burnout-Prophylaxe nicht nur ein persönliches Anliegen bleiben, sondern auch eine betriebliche Aufgabe sein, zumal Arbeitgeber, Arbeitnehmer, öffentliche Hand und Krankenkassen bei Erwerbsminderung oder Arbeits- bzw. Dienstunfähigkeit u. a. neben administrativer Mehrarbeit auch mit finanziellen Einbußen zu rechnen haben. Der Arbeitgeber hat laut Arbeitsschutzgesetz von 1996 (ASG) eine Fürsorgepflicht gegenüber seinen Mitarbeitern auch hinsichtlich psychischer Belastungen. Aus diesem Grund müssen Arbeitgeber bzw. Vorgesetzte evtl. Problemen der Mitarbeiter/-innen genügend Beachtung schenken und ggf. versuchen, Abhilfe zu schaffen.

In der heutigen Arbeitswelt werden die Möglichkeiten zur Verhinderung von Burnout-Auswirkungen meist nicht ausreichend wahrgenommen, schon gar nicht ausgeschöpft. Eine vorbildliche Unternehmenskultur – ein wesentlicher, globaler Schutzfaktor – ist gekennzeichnet durch gutes Betriebsklima, Anerkennung, berufliche Förderung, klar definierte Arbeitsziele, Zeitmanagement, teambezogenes Arbeiten, entspanntes Verhältnis zu den Kolleginnen und Kollegen und aufgeschlossene Vorgesetzte. Informationen zum Selbst- oder Konfliktmanagement, systemisches Coaching und Training im Umgang mit typischen Stresssituationen können hilfreich sein, weil sie Selbstwertgefühl, Motivation und Leistungsfähigkeit der Mitarbeiter verbessern.

Stressreduzierende Aktivitäten sind z. B. ein regelmäßiger Austausch mit Kolleg(inn)en einschließlich Betriebsausflügen und Betriebssport sowie Fortbildungsmaßnahmen mit Trainings berufsbezogener Fähigkeiten.

Weitere strategische Ziele sollten darüber hinaus auch eine allgemeine gesundheitliche Prophylaxe einschließlich Suchtprävention beinhalten; hierzu gehören z. B. Aufklärungskampagnen, Fitness- und Erholungsangebote oder Gesundheitsaktionstage. In fast allen psychosozialen Einrichtungen werden präventiv regelmäßig oder bedarfsweise Möglichkeiten einer externen Supervision wahrgenommen.

Bisweilen erweist sich bei auffälligen Leistungsminderungen eine Veränderung der Arbeitsbedingungen als hilfreich, z. B. eine Modifikation von Arbeitsabläufen. Sinnvoll können z. B. Teilzeitarbeitsabschnitte, sog. Sabbaticals mit zeitlich begrenzten Freistellungen bei Aufrechterhaltung des Arbeitsverhältnisses sein, auch Gleitzeiten mit oder ohne Kernarbeitszeit, Arbeitszeitkonten mit Anpassung an Schwankungen des aufkommenden Arbeitsvolumens, Job Sharing und reibungslose Wiedereingliederung nach Krankheitsphasen oder Mutterschaftsurlaub. Eine aufgenötigte Abänderung der Arbeitssituation bzw. Geringbeschäftigung oder Arbeitslosigkeit gelten als signifikante Risikofaktoren für Depressionen, psychosomatische und Herz-Kreislauf-Störungen. Auf absehbare Pensionierungen bzw. Berentungen sollten sich Arbeitnehmer und Arbeitgeber zeitig vorbereiten; aber auch in den vorlaufenden Jahren für einen Erhalt von Leistungsfähigkeit und der Motivation Sorge tragen.

Inhabern psychiatrischer bzw. psychotherapeutischer Praxen oder Praxisgemeinschaften stehen dieserart Möglichkeiten einer Gesundheitsfürsorge nicht zur Verfügung. Umso wichtiger sind hier Stabilisatoren im privaten Bereich wie z. B. eine befriedigende, verlässliche Partnerschaft bzw. ein beständiger Freundeskreis innerhalb eines vertrauten sozialen Netzwerkes. Unerlässlich ist die Pflege der leiblichen Gesundheit durch gesunde Ernährung und regelmäßige körperliche Betätigung.

Große psychohygienische Bedeutung haben kreativ-schöpferische Beschäftigungen, angefangen vom fesselnden Hobby bis zu künstlerischen Aktivitäten, bei denen z. B. musische Begabungen (wieder-)entdeckt werden. Schließlich vermögen Muße und Stille mit Zeit zu philosophischer bzw. religiös-spiritueller Reflexion Halt und Ausgleich zu vermitteln. Ausgeprägtere bzw. anhaltende Beeinträchtigungen erfordern – neben einer Auszeit, evtl. durch Krankschreibung – fachliche Beratungen, ggf. eine systematische Psychotherapie. Darüber hinaus gibt es Möglichkeiten einer Teilnahme an entsprechenden Selbsthilfegruppen.

Therapeuten und Heilkundigen fällt es allerdings schwer, selbst psychologische Hilfe in Anspruch zu nehmen, und nur ungern bzw. mit Verzögerung begeben sich psychisch kranke Ärzte und Psychologen in die Behandlung ihrer Kolleginnen und Kollegen. Trotz Einsicht in den Sinn und Zweck einer fachlichen Konsultation wird eine solche hinausgezögert, ihre Notwendigkeit gar infrage gestellt. Sie neigen dazu, ihre Beeinträchtigungen entweder zu bagatellisieren und zu verleugnen und sich mehr schlecht als recht durchzulavieren; zudem besteht eine Tendenz zur unregelmäßigen bzw. unkontrollierten Selbstbehandlung mit Alkohol und/oder Psychopharmaka. Nicht einmal die der Klientel mit vergleichbaren, gesundheitlichen Problemen gegebenen Ratschläge und Empfehlungen werden von Therapeuten(inn)en im Sinne einer Selbstsorge beherzigt.

Seelische Probleme bei Kolleg(inn)en sind nicht weniger ernst zu nehmen als bei anderen Personen. Suizidale Krisen und Suizidalität, schwerere Depressionen, psychotische Störungen und Abhängigkeitserkrankungen bedürfen der fachkompetenten Behandlung, notfalls im Rahmen eines stationären Aufenthaltes. Allerdings ist schon in der organmedizinischen Sprechstunde der Umgang mit seinesgleichen oft befangen, erst recht in der Fachpraxis. Ärzte gehen insbesondere mit suizidgefährdeten Kollegen scheuer und schonender, bisweilen auch distanzierter um als mit anderen Patienten. Dieses intime Thema erscheint häufig schambesetzt, wird verdrängt und somit einer offenen Diskussion – auch in Fortbildungsveranstaltungen – schwer zugänglich.

Die Erörterung von Depressivität, Angstzuständen, Suchtproblemen und Suizidalität bei Ärztinnen und Ärzten seitens der eigenen Berufsgruppe ist unangenehm und wird daher vermieden. Eine Aufklärung über solcherart Gegenübertragungsreaktionen als Abwehrvorgänge in Form von Rationalisierung und Verleugnung bei Konfrontation mit lebensmüden Kolleginnen und Kollegen sollte – ebenso wie z. B. der Umgang mit Palliativpatienten – bereits im Studium, spätestens jedoch in der fachlichen Weiterbildung stattfinden.

Schon die Behandlung körperlich kranker Berufsgenossen ist nicht immer durch dieselbe freundlich-bestimmte Sicherheit gekennzeichnet, die der Normalpatient als medizinischer Laie üblicherweise erfährt. Vermutlich hängt dies damit zusammen, dass bei hilfesuchenden Kolleg(inn)en genügend Fachkenntnisse vorausgesetzt werden, die in Verbindung mit einer unterstellten Selbstfürsorge als ausreichend für deren Wiederherstellung erachtet werden. Sicherlich gibt es auch einen untergründigen Widerwillen autoritätsgewohnter Ärzte dagegen, sich einer Diskussion über den Sinn, Zweck und Notwendigkeit ihrer Anordnungen zu stellen. Schon das Erläutern von möglichen Ursachen und Hintergründen einer Erkrankung kann problematisch werden, wenn der konsultierte Doktor die Selbsteinschätzung seines Patientenkollegen nicht teilt, ihn trotzdem kurieren soll und dadurch in einen unbehaglichen Rollenkonflikt gerät, womöglich verstärkt durch eigene, latente Unsicherheit und Selbstzweifel.

Noch größer dürften Befangenheit und Ambivalenz sein, wenn ein Fachkollege in die Sprechstunde kommt. Jedem Psychotherapeuten ist bekannt, dass dessen Betreuung und Begleitung mühsam sein kann, insbesondere bei Vorliegen wahnhafter oder depressiver Störungen wegen des damit einhergehenden misstrauischen Widerstands und destruktiven Pessimismus. Das beiderseitige Wissen um Symptomatik und Verlauf (psychischer) Krankheiten belastet nicht nur die Diagnostik, sondern engt auch den therapeutischen Spielraum ein; Plazeboeffekte sind weniger nutzbar, die unerwünschten Nebenwirkungen von Psychopharmaka zu präsent (▶ Kap. 4). Im Übrigen verzichten generell mehr sterbenskranke Ärzte als der Bevölkerungsdurchschnitt auf lebensverlängernde Maßnahmen wie Transfusionen, Operationen oder andere, umfangreichere Eingriffe.

Davon abgesehen kann eine psychiatrisch-psychologisch-psychosoziale Begleitung von Berufskolleginnen und -kollegen zu einem Balanceakt zwischen betonter Fürsorglichkeit und höflicher Distanzierung werden. Dieselben Personen, die normalerweise souverän und erfolgreich anderen Menschen Zuversicht und Selbstvertrauen vermitteln sollen, sind nunmehr selbst auf Hilfe angewiesen. Der hierzu erforderliche, diametrale Rollentausch gelingt meist erst unter erheblicher Selbstverleugnung und größerem Leidensdruck. Die Scheu vor dem Eingestehen eines persönlichen Versagens erhöht die Aversion der Betroffenen gegenüber professionellen Hilfsangeboten, vielleicht in Verbindung mit der Vorstellung, dem Kollegen/der Kollegin nicht mit persönlichen Dingen „auf die Nerven gehen zu wollen".

Die hohe Barriere vor solchen Schritten ist in den fundamentalen Gegensätzlichkeiten zwischen dem internalisierten, beruflichen Selbstverständnis der Therapeut(inn)en einerseits und ihren unklaren, eigenen Vorstellungen als hilfesuchende Klient(inn)en andererseits begründet. Wenn es – aus welchen Gründen auch immer – zu einer Konsultation kommt, werden in der Sprechstunde nach Überwinden der Hemmschwelle die Beeinträchtigungen meist verhalten-diszipliniert, knapp, vielleicht verkürzt oder verharmlosend dargelegt, wodurch sie womöglich weniger ernst genommen und nicht kontinuierlich verlaufskontrolliert werden; dies fördert rückwirkend wiederum die Neigung, eine Behandlung vorzeitig als unnütz zu beenden. Verschweigen, Intellektualisieren, Filtern oder Dissimulieren von Symptomen aus Scham- oder Schuldgefühl erschweren indes deren genauere Abklärung und Bewertung.

Abgesehen von notfallmäßigen Interventionen sollten grundsätzlich keine Behandlungsabsprachen mit befreundeten Kolleginnen und Kollegen getroffen werden, um die notwendige, sachlich-professionelle Objektivität nicht durch mangelhafte Distanz, Gegenübertragungsprozesse oder Parallelinformationen zu unterlaufen. Eine begleitende Supervision ist dringend angeraten, wenn sich trotz allen Vorbehalten die Notwendigkeit einer Psychotherapie von Kolleg(inn)en abzeichnet. Hierbei sollte im Übrigen die Kostenfrage von Anfang an geklärt sein; eine honorarfreie Behandlung würde nicht nur deren Wertschätzung relativieren, sondern niedergelassene Therapeuten auch wirtschaftlich belasten.

Noch deutlicher wird die Attitüde anspruchsloser Zurückhaltung im Rahmen eines stationären Aufenthaltes, hinter der sich z. B. Ängste vor der Aufgabe einer inneren Scheinwelt und deren Eingeständnis nach außen verbergen mögen. In aller (authentischen oder demonstrierten?) Bescheidenheit werden meist keine Extravaganzen an den Tag gelegt, keine Vorzugsbehandlungen erbeten, keine Sonderwünsche geäußert, allenfalls aus sozialer Scheu und Verlegenheit der Wunsch nach einem Einzelzimmer und nach Befreiung von der Teilnahme an gemeinsamen Therapien mit anderen Patienten, insbesondere Gruppensitzungen.

Der kranke Therapeut bleibt in einer psychiatrischen oder psychosomatischen Klinik meist ein einsamer Fremder – sowohl für die Mitpatienten als auch für das Behandlungsteam, das um Hilfe zu bitten ihm schwerfällt. Dieses selbst ist unschlüssig, weicht ihm aus, fürchtet vielleicht, dass er sich als verhinderter Therapeut in andere Verordnungen einmischt, sie kommentiert oder gar kritisiert, dass er sein Wissen auf der Station ausspielt und Mitpatienten Ratschläge gibt. Oft bekommt die jüngste Lernschwester, frei von Befangenheit und/oder Rivalitätsgefühlen, einen unkomplizierteren Zugang zu dem sperrigen Gast als der routinierte Stationspsychologe.

Entwicklungen und Perspektiven

Theo R. Payk

© Springer-Verlag GmbH Deutschland 2017
T.R. Payk, *Psychologische Heilkunde*, DOI 10.1007/978-3-662-53820-3_12

Der Anteil der sog. Arbeitsunfähigkeits-(AU-)Tage aufgrund psychischer Störungen hat sich in Deutschland während der letzten zehn Jahre fast verdoppelt; die Krankschreibungen sind inzwischen auf eine der oberen Positionen (rund 17) der Krankenstatistik (Krankenstand) gerückt, die von den Beeinträchtigungen des Bewegungsapparates (orthopädische Leiden) mit ca. 22 % und denen der Atmungsorgane (ebenfalls ca. 17 %) angeführt wird. Etwa ebenso viele betrieblichen Fehltage (derzeit ca. 60 Mio.) beruhen lt. Angaben auf psychischen Erkrankungen. Diese Zunahme ist sowohl auf die häufigeren Krankmeldungen wie auch deren immer längere Dauer zurückzuführen, die im Durchschnitt 35 Tage umfasst. Ähnlich verhält es sich mit den Frühverrentungen, von denen inzwischen jede zweite durch eine psychische Krankheit bedingt wird – mit großem Abstand vor körperlichen Erkrankungen.

Infolge der steigenden Lebenserwartung wird sich der offensichtlich weiter anwachsende, psychologische/psychosoziale und allgemeinmedizinische Behandlungsbedarf künftig mehr auf den geriatrisch-gerontopsychiatrischen Komplex verlagern, was die prospektive Gesundheits- und Berufspolitik vor zusätzliche Herausforderungen stellen wird (▶ Kap. 3 und 10).

Aufgrund der beschriebenen Versorgungsdefizite in der ambulanten Psychotherapie droht zudem die Gefahr einer Chronifizierung seelischer Störungen, insbesondere im Hinblick auf die erhebliche Zunahme psychotraumatisierter Flüchtlinge. Trotz der in ▶ Kap. 10 genannten Anzahl psychotherapeutisch tätiger Ärzte/Ärztinnen, Psychologen/Psychologinnen sowie Pädagogen/Pädagoginnen für Erwachsene, Kinder und Jugendliche liegt die Wartezeit für einen Therapieplatz bei mehreren Monaten. Zu berücksichtigen ist dabei allerdings, dass die stationären Plätze seit der Psychiatriereform in den 1970er-Jahren drastisch reduziert wurden auf ca. 80 pro 100.000 Einwohner für Psychiatrie, Psychotherapie und/oder Psychosomatik in der Erwachsenenpsychiatrie; gleichzeitig halbierte sich die Verweildauer, was u. a. mit der erheblichen Verlagerung in den Bereich der ambulanten und teilstationären, psychosozialen Versorgungskapazitäten zusammenhängt.

Diskutiert wird, wieweit zu der wachsenden Inanspruchnahme psychotherapeutischer Leistungen sowohl gestiegene Erwartungen und vermehrte Ansprüche an Fitness und Leistungsvermögen als auch eine Abnahme der individuellen psychischen/psychophysischen Belastbarkeit beitragen (siehe auch Kap. 3).

Letztere – mit Begriffen wie Widerstandsfähigkeit, Durchhaltevermögen und Geduld annäherungsweise beschrieben – stellt allerdings eine schwer messbare Größe dar. Sie setzt sich aus persönlichen, quasi naturgegebenen Wesenszügen und gesellschaftlich bedingten Einflüssen zusammen, wie z. B. Erziehungsstilen und Life-style-Trends, d. h. allgemein verbreiteten, vielleicht utopischen Vorstellungen von Lebensqualität. Erinnert sei an die „Modediagnosen" Managerkrankheit, Magersucht, Öko-Syndrome, Elektrosmog, Hochsensibilität, Depressionen bzw. Burnout, neuerdings auch Boreout als angebliche Erkrankung durch intellektuelle Unterforderung.

Allgemein verbindlich sollte für alle in der psychologischen Heilkunde Tätigen sein, dass sie sich nicht nur auf eine Beseitigung, Linderung oder Rückfallverhütung psychischer Störungen konzentrieren, sondern auch im salutogenetischen Sinn mentalhygienischen Zielen verpflichtet fühlen (▶ Kap. 3). Information, Aufklärung und Gesundheitserziehung mit dem Ziel einer Förderung von Wissen und sozialer Kompetenz, Teilhabe und Mitverantwortung, sind wesentliche präventive Faktoren. Dies beinhaltet eine sachlich-kritische Reflexion ungesunder, gesellschaftlich-kultureller Einflüsse wie z. B. soziale Ungerechtigkeit, Bildungsmängel, digitale Reizüberflutung, ökologische Unvernünfte und gedankenloser Massenkonsum, die zu Passivität, Isolation, , Ängsten und Unselbstständigkeit des Einzelnen beitragen.

Um diesem Trend entgegenzuwirken, sind spätestens im Schulalter nachhaltige psychoedukative Aktionen wichtig – z. B. in Form eines Unterrichtsfaches „Gesundheit", in dem die elementaren Kenntnisse zum Erhalt der Gesundheit zu vermitteln wären (Health Literacy im Sinne der WHO). Zur Vorsorge gehört auch die Pflege musischer, sportlicher oder sozialer Engagements (▶ Kap. 11): Statt zu narzisstischer Selbstvergewisserung sollte zur Stärkung der Solidargemeinschaft durch prosoziales Verhalten angeleitet werden. Überbesorgte Eltern sollten ihre Kindern zu Neugier, Mut und Wagnis ermuntern, um Ich-Stärke, Selbstsicherheit und Zivilcourage zu fördern, und ihnen beibringen, zwischen Fakt und Fiktion kritisch zu unterscheiden.

Trotz defizitärer Psychotherapieforschung, vor allem hinsichtlich der Kinder und Jugendlichen, zeigt ein Blick aus der Vogelperspektive derzeit eine große Vielfalt an Therapiestrategien. Eine Inventur des Instrumentariums lässt gegenseitige Annäherungen und Interferenzen von Verfahren erkennen, die sich vermutlich fortsetzen werden: Integrative Behandlungsprogramme beinhalten Kombinationen von kognitiven Elementen, emotionalen Anteilen, sensorischen Erfahrungen, meditativen und Bewegungserlebnissen. Insbesondere in psychosomatischen Kliniken hat die Verbindung von allgemein-körperlichen bzw. physiotherapeutischen, gestalterischen und sportlichen Betätigungen einen hohen Stellenwert.

Auch die Fortschritte hinsichtlich der klassisch-psychiatrischen, somatischen Behandlungsmethoden sind nicht zu übersehen. Außer differenzierteren und nebenwirkungsärmeren Psychopharmaka, unverzichtbar zur Entaktualisierung, Kontrolle und Rückfallverhütung psychotischer und anderer, schwerwiegender psychiatrischer Erkrankungen, bieten sich etwa mit der Lichttherapie und der Magnetstimulation wenig belastende, antidepressive Verfahren an, die auch in einer Praxis eingesetzt werden können (▶ Kap. 9).

Je weniger sich Umfang und Wirkungsweise der unterschiedlichen Behandlungspläne von den hilfesuchenden Klient(inn)en beurteilen lassen, kommt umso mehr dem überweisenden Haus- bzw. Facharzt oder einem psychosozialen Clearingcenter die wegweisende Funktion einer diesbzgl. Beratung zu. Diese setzt allerdings ausreichende Grundkenntnisse über Arten, Formen und Indikationen der psychologischen,

soziotherapeutischen und biologischen Therapieverfahren voraus, die vom „Gemeinsamen Bundesausschuss" (G-BA), dem obersten Beschlussgremium der gemeinsamen
Selbstverwaltung der Ärzte und Psychotherapeuten, Krankenhäuser und Krankenkassen, als evidenzbasiert bzw. wissenschaftlich begründet zugelassen wurden.

Die – einst umstrittene – Ausreifung neuer Nervenzellen im Hippokampus aus
Vorläuferstadien bzw. pluripotenten Stammzellen (Neurogenese) spiegelt die schier
unerschöpfliche Kapazität des Gehirns wider und macht dessen imponierende Fähigkeit verständlich, sich nach Schädigungen lebenslang durch Lernen und Üben an neue
Aufgaben anpassen zu können (neuronale Plastizität). Dieses Reservoir unterstreicht
die Notwendigkeit frühestmöglicher und intensiver Rehabilitations- und Integrati-
onsbemühungen nach Schädigungen des Zentralnervensystems. Hier richtet sich die
biologische Forschung auf eine effizientere Nutzung neurogenetischer Ressourcen.
Im Vergleich dazu werden die Heilungsmöglichkeiten (primär) degenerativer, voran-
schreitender Demenzerkrankungen, insbesondere der Alzheimer-Krankheit, von der
in Deutschland ca. 1,6 Mio. Menschen betroffen sind, nach wie vor limitiert durch die
unzulängliche medikamentöse Einflussnahme auf den neuronalen und Gliastoffwechsel
im Gehirn – trotz intensiver Forschung einschließlich Experimenten mit Antikörpern
gegen die Ablagerungen von Amyloid und Tau-Protein. Wieweit die Stammzellfor-
schung Abhilfe bringen wird, bleibt abzuwarten.

Wer sich die Entwicklung der Krankheitslehre hinsichtlich der Entstehung und
Behandlung psychischer Störungen und psychiatrischer Leiden während der letzten
hundert Jahre vor Augen führt, wird davon ausgehen müssen, dass der gegenwärtige
Kenntnisstand nur eine passagere Bestandsaufnahme vermittelt, die wahrscheinlich
schon nach wenigen Dekaden überholt sein wird (▶ Kap. 9). Mit den expandierenden
Erkenntnissen aus der neuroanatomischen, neurophysiologischen und neurochemischen Hirnforschung wird es zu einer Ausweitung der Bemühungen kommen, auf
pharmakologischem und hirnchirurgisch-stereotaktischem, wahrscheinlich auch ge-
netischem Weg, den hirnlokalen Grundlagen einzelner Funktionsstörungen abzuklä-
ren. Zwar stoßen einstweilen noch direkte Eingriffe in das Erbgut auf große Vorbehalte;
wahrscheinlich ist jedoch, dass sie nicht nur die Organmedizin, sondern auch die Nervenheilkunde zur Verhinderung von Erbleiden wie z. B. der Chorea Huntington, einiger Muskelerkrankungen oder bestimmter Alzheimerarten revolutionieren werden.

Forschungsergebnisse aus der Epigenetik lassen die Einflüsse von Umweltfaktoren
als sog. epigenetische Schalter auf die Entwicklung körperlicher und psychischer Gesundheit erkennen; die negativen Auswirkungen von Stresshormonen wie z. B. Kortisol auf das Nervensystem des Fetus während der Schwangerschaft könnten spätere
Verhaltensstörungen erklären (siehe auch Kap. 1).

Als Resultat einer Synthese von Hirnforschung und Verhaltenstherapie zeigen
Untersuchungen zur Wirkhypothese der Neuropsychotherapie, dass die erstrebten
therapeutischen Modifikationen von Denken, Erleben und Verhalten über eine Mo-
dulierung von Neurotransmittern oder Hormonen wie Oxytozin und Vasopressin mit

Veränderungen der neuronalen Konnektivitäten im Gehirn korrelieren (▶ Kap. 1). Dieses Vermögen erklärt offenbar die bleibenden Effekte repetitiver, therapeutischer Interventionen, wenn durch sie dysfunktionale neurobiologische Prozesse bzw. mikroanatomische Gefüge dauerhaft revidiert bzw. umgebaut werden (können). Rückwirkend können durch eine Identifizierung störungsspezifischer Hirnveränderungen evtl. Erkenntnisse über eine Optimierung rekonstruktiv-heilender, psychotherapeutischer Strategien gewonnen werden.

Eine wichtige Therapiebedingung scheint hierbei die Vermittlung positiv-konsistenter Lebenserfahrungen über eine nachhaltige Motivierung des Patienten für ein attraktives (Annäherungs-)Ziel zu sein – z. B. einer Befriedigung der Grundbedürfnisse nach Bindung, Orientierung, Kontrolle, Selbstwerterfahrung und Lustempfinden (▶ Kap. 3). Hiermit verknüpft ist die Frage, durch welche Therapeuteneigenschaften und personalisierte Therapiemethoden am ehesten die Bedingungen geschaffen werden, die dauerhafte therapeutische Veränderungen ermöglichen. Als Variablen stehen auf dem Prüfstand:

- Therapeutische Beziehung
  (Therapieergebnis wird signifikant von der Qualität der Beziehung zwischen Therapeut und Patient bestimmt – Effekte von Reparenting),
- Motivationale Klärung
  (Förderung geeigneter Maßnahmen zur Klärung von Ursprüngen, Hintergründen und aufrechterhaltenden Faktoren des dysfunktionalen Erlebens und Verhaltens),
- Ressourcenaktivierung
  (Leidensdruck, Motivation, Fähigkeiten und Interessen des Patienten/Klienten werden als positive Ressourcen genutzt),
- Problemaktualisierung
  (Durch besondere therapeutische Techniken – z. B. Imaginationsübungen, Rollenspiele, Konfrontation – werden Störungen erlebnismäßig aktualisiert),
- Problembewältigung
  (Unterstützung des Patienten, mittels gezielter, problemspezifischer Aufgaben positive Bewältigungserfahrungen zu machen).

Eine besondere Herausforderung stellen Beratung, Psychoedukation und Psychotherapie bei Immigranten und Flüchtlingen aus anderen Kulturkreisen dar. Etwa zwei Drittel aller Asylanten sind infolge Gewalterfahrungen traumatisiert; mindestens die Hälfte davon benötigt eine Traumatherapie, in erster Linie Kinder und Heranwachsende. Zum einen fehlt es an (gleichgeschlechtlichen?) Spezialisten, die mit deren Muttersprache vertraut sind; zum anderen versagt der im Gastgeberland gewohnte, verbale Kommunikationsmodus.

Etwa 70 % der Asylsuchenden können sich nur mit Hilfe übersetzender Angehöriger bzw. von (Laien-)Dolmetschern verständigen, deren Anwesenheit allerdings nicht nur die Authentizität der Beschwerdeschilderungen, sondern auch die intime Atmosphäre der Sprechstunde beeinträchtigen kann. Computerisierte, synchrone Spracherkennungs- und Übersetzungsmodule (z. B. iTranslate) würden sich vielleicht weniger hemmend auf die notwendigen Untersuchungs- und Beratungsmaßnahmen auswirken.

Bei Personen, die als politisch oder ethnisch/religiös Verfolgte aus totalitären Staaten oder Krisengebieten kommen, kann eine klare Unterscheidung zwischen tatsächlicher Verfolgung und affektgeleiteten, katatym-paranoischen Verkennungen schwierig sein, vor allem bei fehlenden Fremdangaben. Ähnliches gilt für Symptome einer posttraumatischen Belastungsstörung (PTBS) bei Kriegsflüchtlingen oder politisch Verfolgten, zumal die Auswirkungen sowohl von der Intensität und Dauer schädigender Noxen als auch von der individuellen Resilienz abhängig sind.

Davon abgesehen finden möglicherweise die erhobenen Befunde bzw. vermuteten Störungsbilder in der westlichen Krankheitslehre keinen Platz, da sie widersprüchlich, irreführend oder schlicht unbekannt sind und daher allenfalls global – wie im *American Diagnostic and Statistical Manual of Mental Disorders (DSM-5)* aufgeführt – als „kulturgebundenes Symptom" („culture-bound syndrome" – CBS) benannt werden können. In der Ethnomedizin, Psychoethnologie und transkulturellen Psychiatrie werden darunter psychische oder somatische Symptome ohne organische Verursachungen verstanden, die überwiegend innerhalb einer bestimmten Bevölkerungsgruppe zu finden und Gegenstand der jeweiligen Volksmedizin sind – vergleichbar den Essstörungen oder ADHS-Syndromen in Westeuropa und den USA.

Hinzu kommt, dass sich psychopathologische Begriffe nicht ohne weiteres auf andere Kulturräume übertragen lassen – teils, weil sie in ihnen eine andere Bedeutung haben, teils weil sie dort überhaupt nicht operationalisiert werden; außerdem fehlen Kenntnisse über geschlechtsbezogene Unterschiede. Typische posttraumatische Symptome wie Panikattacken, Alpträume, Intrusionen, Flash Backs, Überempfindlichkeit und dissoziative Erinnerungslücken sowie grundlose Schuld- und Schamgefühle sind meist bis zur Traumatisierung den Betroffenen selbst nicht bekannte und daher kaum in einer anderen Sprache beschreibbare, psychische Zustände; somatoforme, funktionelle, psychotische und Zwangssymptome oder kognitive Defizite lassen sich ohnehin nur schwer operationalisieren bzw. einschätzen.

Aufgrund mangelhafter transkultureller Kompetenz ist in solchen Fällen daher das therapeutische Vorgehen in erster Linie auf eine allgemeine, emotionale Beruhigung und Stabilisierung zu lenken, um eine Zunahme an individueller Selbstwirksamkeit und Selbstkontrolle zu erreichen. Die „Bundesweite Arbeitsgemeinschaft Psychosozialer Zentren für Flüchtlinge und Folteropfer" (BAfF), Dachverband der psychosozialen Behandlungszentren und Initiativen für die psychotherapeutische oder psychosoziale Versorgung von Kriegsopfern, bietet in dieser Hinsicht bedarfsorientiert u. a. Sprach- und Kulturmittler, Beratung, Kriseninterventionen, Psychotherapie und sozialpädagogische Begleitung an. Ein Online-Ratgeber wurde von der Bundespsychotherapeutenkammer (BPthK) eingerichtet.

Die genannten Probleme und Schwierigkeiten können eine Diagnosestellung und somit befriedigende Behandlung auch von psychisch kranken Asylbewerbern und Exilanten erschweren, die bereits seit längerem in Deutschland leben. Insgesamt nehmen sie deutlich weniger professionelle, psychotherapeutische/psychosoziale Hilfe in Anspruch als die einheimische Bevölkerung; dies trifft sogar für Migrationsabkömmlinge der 2. und 3. Generation zu, die oft unter bi- oder multikulturellen Konflikten leiden.

Eine unbekannte Anzahl muslimischer Patienten sucht einen spirituellen Heiler aus der traditionellen Volksmedizin auf. Eine solche, evtl. parallel laufende „Mitbehandlung" durch einen Hodscha oder Imam sollte gezielt angesprochen werden; sie kommt bei gläubigen Muslimen häufiger vor. Professionelle Therapeuten können hier – falls dieserart Aktivitäten (z. B. Gebete, Geistreinigungen oder Abwehrzauber) überhaupt mitgeteilt werden – bestenfalls von einer grundsätzlichen Bereitschaft ihrer Patienten zur Mitarbeit ausgehen und nutzen, wenn die alternativen Anwendungen mit dem festgelegten, „offiziellen" Therapieplan kompatibel sind. Trotzdem ist es möglich, dass volksmedizinische Einflussnahmen die eigene Behandlungsstrategie konterkarieren und psychoedukative Unterweisungen ins Leere laufen lassen. Die traditionellen Heiler selbst arbeiten meist im Verborgenen oder werden im Ursprungsland aufgesucht, da sie sich im westeuropäischen Kulturraum nicht präsentieren möchten und vielleicht öffentlicher Kritik aussetzen müssen (▶ Kap. 2 und ▶ Kap. 5).

Das Lehrgebäude der islamischen Psychologie bzw. Psychopathologie unterscheidet sich in mancherlei Hinsicht von dem der westlichen Welt, da es in der koranischen Religionslehre keine klare Grenze zwischen Wissen und Glauben gibt. Europäisch sozialisierte Psychotherapeuten finden daher oft nur schwer Zugang zu den Bedürfnissen und Erwartungen muslimischer Patienten/Patientinnen. Bei stationären Aufenthalten in der Psychiatrie ist z. B. darauf zu achten, dass praktizierende Muslime, deren Glaubensvorstellungen (Shahada) ihre Lebensgestaltung bestimmen, Schwierigkeiten damit haben könnten, Bewegungstherapie, Gymnastik, Schwimmen o. ä. Aktivitäten zusammen mit Frauen wahrzunehmen oder in psychotherapeutischen Praxen an gemischtgeschlechtlichen Gruppentherapien teilzunehmen. Noch mehr gilt dies für Untersuchungen und/oder Behandlungen durch weibliche Therapeuten. Auch kann es in der Ergotherapie, z. B. bei Modellierungsarbeiten zu Konflikten kommen, da der Islam grundsätzlich die Herstellung von Skulpturen verbietet. Derlei Probleme sollten sachlich angesprochen, ggf. Alternativlösungen überlegt werden. Ratgebende Hilfe kann vom „Dachverband der transkulturellen Psychiatrie, Psychotherapie und Psychosomatik im deutschsprachigen Raum" (DTPPP in Deutschland, Österreich und der Schweiz) eingeholt werden, der sich als Netzwerk transkulturell engagierter Psychiater, Psychotherapeuten, Psychologen, Pädagogen, Pflegepersonen sowie Angehörigen anderer sozialer Berufsgruppen versteht.

Während in der Organmedizin ein Trend zu einer personalisierten Behandlung in Form individuell zugeschnittener, auch gendermäßig ausgerichteter Strategien zu verzeichnen ist, zeigen sich in der psychologischen Heilkunde eher Tendenzen zu einem gegenläufigen Paradigmenwechsel: Ersatz oder zumindest Ergänzung der unmittelbaren, leibhaftigen Mensch-zu-Mensch-Beziehung im Sprechzimmer durch imaginable Kontakte – eine der Begleiterscheinungen des digitalen Zeitalters.

Laut § 7 der Berufsordnung für in Deutschland tätige Ärztinnen und Ärzte ist eine Fernbehandlung (z.b. als Online-Sprechstunde) über Kommunikationsmedien nur in Ausnahmefällen bzw. additiv erlaubt, eingeschlossen psychotherapeutische Bemühungen. Angesichts des oben angesprochenen, steigenden Behandlungsbedarfs bei psychischen Erkrankungen liegt allerdings der Versuch nahe, als niedrigschwellige Behandlungsmodelle Teletherapien einzusetzen, d. h. web- oder telefonbasierte, psychiatrisch-psychosoziale Beratungen und Begleitungen mittels Smartphones, Tablets oder Personalcomputer, die notfalls durch Medikamentenlieferungen mithilfe sog. Drohnen ergänzt werden könnten. Dies impliziert, dass künftige Therapiestrategien vermutlich weniger individuellen Bedürfnissen und Erwartungen, Compliance- und Adhärenzanstrengungen von Seiten des Patienten Rechnung tragen würden, der lediglich mit einem virtuellen Gegenüber kommuniziert oder sich überhaupt nur mittels eines Videoclips selbstdiagnostiziert und -kontrolliert.

Gesundheitspolitische Zwänge, insbesondere die begrenzten ökonomischen Ressourcen der Kostenträger bzw. kommerzielle Interessen werden vermutlich den Trend zu dieserart rationell und pragmatisch erscheinenden Behandlungsformen befördern, zumal dadurch die Wartezeiten auf einen Therapieplatz überbrückt oder vermieden werden könnten. Laut bislang vorliegender, kontrollierter Studien können mithilfe von Online-Therapiemodulen (z. B. „deprexis 24", „pro mind", „novego", „netstep", „i Fight-Depression", „GET.ON") bei Menschen mit leichten bis mittelschweren Depressionen und Phobien sowohl Stimmungslage als auch Lebensqualität deutlich verbessert werden. Als weitere Indikationen werden posttraumatische Störungen, Ängste, Burnout-Symptome, Beziehungskonflikte und Lebensprobleme genannt; es gibt aber auch Anleitungen zu Achtsamkeitsübungen und zur Selbstreflektion, zum Coaching und Selbstmanagement sowie zur Unterstützung präventiver und rehabilitativer Psychoedukation sowie Verlaufskontrolle.

Ob eine Ausweitung des Mailverkehrs auf eine videotelefonische, d. h. parasoziale zwischenmenschliche Kommunikation mittels Kamera und Mikrofon die fehlenden, unmittelbaren Anmutungsqualitäten der persönlichen Präsenz im Sprechzimmer ausgleichen kann, ist umstritten; immerhin ist hier noch ein wechselseitiger und direkter, synchroner Seh- und Hörauskontakt möglich. Psychologische Beratungen und Behandlungen mit Hilfe von Internet bzw. Videotelefonie sind jedoch berufsethisch fragwürdig, da zur therapeutischen Beziehung grundsätzlich die körperlich-sinnliche, atmosphärische Face-to-face-Wahrnehmung des jeweiligen Gegenübers gehört, begleitet von urtümlich-metakommunikativen Begleitfaktoren über mehrere sensorische Kanäle. Darüber sind datenschutzrechtliche Fragen ungeklärt. Problematisch wäre auch eine Überprüfung der Einhaltung therapeutischer Standards; entsprechende Garantien, geschweige denn eine Regressbürgschaft bei Behandlungsfehlern müssten anders als bisher definiert werden. Unklar ist die Integrierbarkeit in die herkömmlich klinische Versorgung, insbesondere in Krisen- und Notfallsituationen.

Ein bislang gänzlich ungelöstes Problem stellen Qualitätsbeurteilung und -sicherung der zahlreichen Anbieter/-innen wie psychologischer Beratungen/Behandlungen im Internet dar. Die in ▶ Kap. 2 und ▶ Kap. 4 beschriebenen Heilungsphilosophien mit oft esoterischem Einschlag beruhen weder auf gesicherten wissenschaftlichen Erkenntnissen noch unterliegen sie irgendwelchen Qualitätskontrollen. Anhaltspunkte für eine gewisse Absicherung bei deren Inanspruchnahme könnten Transparenz, Logik und Plausibilität der Offerten wie auch die berufliche Qualifikation der jeweiligen Inserenten sein.

Ein andersartiges technologisches Hilfsmittel stellt der Einsatz einer sog. Virtual-Reality-Hardware zum visualisierten Erleben einer dreidimensionalen (virtuellen) Umgebung dar. Diese ökonomische, wenig aufwändige Technik computergestützter, realitätsgetreuer Animation erlaubt z. B. eine verhaltenstherapeutische Behandlung von Angst- oder Zwangsstörungen wie in sensu. Mithilfe einer speziellen Cyberbrille (Head mounted display), die über Orientierungssensoren auf Kopfbewegungen des Patienten reagiert, können ziemlich realitätsnah Reizkonfrontationen bzw. -expositionen oder systematische Desensibilisierungen durchgeführt werden, in der räumlichen Virtualität eines Flugsimulators speziell zur Bewältigung von Flug- oder Höhenängsten. Eine unmittelbare Verständigung mit dem Therapeuten sollte währenddessen allerdings bestehen bleiben.

Wieweit eine Ausweitung des E-Health-Gesetzes die bisherigen telemedizinischen Beschränkungen lockern wird, ist offen. Am ehesten ließen sich im Bereich der psychologischen Heilkunde vermutlich als Formen geleiteter Selbsthilfe am ehesten salutogenetische Empfehlungen und edukative Anweisungen im Rahmen kognitiv-sprachlich konzipierter Kommentierungen übermitteln, die – strukturiert und standardisiert – ohne nonverbale, mimische und/oder sensorische Interaktionen auskommen; die psychisch entlastenden Wirkungen der Telefonseelsorge, bei der allerdings auch die stimmliche Begleitatmosphäre des unmittelbaren Kontaktes eine wichtige Rolle spielt, werden so seit langem erfolgreich genutzt (▶ Kap. 9).

Womöglich wird der technische Fortschritt auch einen gänzlichen Ersatz der traditionellen Therapeuten-Patienten-Beziehung durch ein computergesteuertes, dialogisches Kommunikationssystem zwischen Patient und Maschine mit sich bringen, eingeschlossen die digitale Erfassung mimischer Merkmale. Bei ausgefeilter Software und ausreichender Speicher-/Rechnerleistung wären mittels Computer über eine algorithmische Abfrage von Anamnese und Beschwerden sowie eine Bewertung des Ausdrucksverhaltens als Maßstab für die Gefühlslage des Hilfesuchenden (Facial encoding nach Ekman; ▶ Kap. 3) sowohl eine operationalisierte Diagnosestellung als auch ein folgendes Therapieprogramm denkbar, sogar dessen computerisierte Umsetzung über Scheinpersonen (sog. Avatare). Humanoide Maschinenkörper (Robotiks bzw. iCubs) mit simulierter Empathie und interaktiver, lernender Selbststeuerung werden bereits in der Alten- und Krankenpflege sowie zur Verbesserung kommunikativer und kreativer Kompetenzen von Autisten oder Soziophobikern erprobt – willkommene Hilfen oder Schritte zu einer finalen Dehumanisierung der Heilkunde?

Im Laufe seiner langen Vorgeschichte vom Primaten bis zum gegenwärtigen Zeitgenossen konnte der Mensch nur in der hierarchischen Struktur und emotionalen Geborgenheit seiner Sippe überleben. Spätestens mit der ersten Industrialisierung begann die Auflösung haltgebender, familiärer Stützen und deren Ersatz durch wechselnde, zweckgebundene Vereinbarungen, in denen der Einzelne potenziell verhandel- und austauschbar wurde. Der damit einhergehende Verlust an mitmenschlicher Zuwendung und Gemeinschaftsgefühl wird vielleicht den postmodernistischen Typus eines selbstbezogenen, sachlich-kühlen und empathiearmen Kopfmenschen zur Folge haben, der digital bzw. imaginativ kommuniziert. Seelenkunde, Seelenerforschung und Seelenpflege, seit dem altbabylonischen Gilgamesch-Epos bis zu den existenzphilosophischen Betrachtungen des 20. Jahrhunderts Paradigmen der Suche des Menschen nach seiner Aufgabe und Bestimmung, würden im entseelten Geistgerüst entbehrlich sein (▶ Kap. 2).

An ihre Stelle träten vielleicht umso mehr Bedürfnisse nach mentaler Leistungssteigerung und induziertem Glücksempfinden mittels Hirndoping durch spezielle Nährstoffe oder psychoaktive Substanzen, wie z. B. Stimulanzien und Psychopharmaka (Neuroenhancement): statt Selbstverwirklichung Selbstoptimierung – vergleichbar dem Streben nach einem perfekten Körper, frei von Beschwerden, Abnutzungszeichen und Alterungserscheinungen. Eine prognostische Einschätzung angesichts der Entwicklung während der jüngsten Menschheitsepoche weist jedenfalls in diese Richtung.

Das Unbehagen über eine Ökonomisierung der psychologischen Heilkunde im hyperkulturell globalisierten Zeitalter, die Herkunft, Biografie, Entwicklung, Prägung, Lebensraum und Lebensweise des Patienten ausblendet, ist nachvollziehbar. Es erwächst aus Bedenken und Furcht vor einem verfremdeten, gesichtslosen Menschenbild, das die individuellen Besonderheiten jeder einzelnen Persönlichkeit und deren interaktionellen Lebenskreis immer weniger integriert, vielleicht sogar durch genetische und neurobiologisch-chemische Eingriffe normiert (▶ Kap. 1). Wie der künftige Mensch leben wird, ist ungewiss – wird er, befreit von Instinkten und Trieben, Emotionen und Leidenschaften, sich umso intensiver eines quasi gereinigten, algorithmisierten Intellektes bedienen, oder sich als sozialer Roboter sogar weiterentwickeln in Richtung einer transhumanen Vereinigung von Geist und Biocomputer mit künstlicher Intelligenz und virtueller Unsterblichkeit?

Serviceteil

Weiterführende Literatur – 158

Stichwortverzeichnis – 161

© Springer-Verlag GmbH Deutschland 2017
T.R. Payk, *Psychologische Heilkunde*, DOI 10.1007/978-3-662-53820-3

Weiterführende Literatur

Amnesty International (1975). *Prisoners of conscience in the UdSSR*. Amnesty, London.

Antonovsky, A. (1997). *Salutogenese*. dgvt, Tübingen. (Übers. v. A. Franke)

Bahrke, U. & Nohr, K. (2013). *Katathym Imaginative Psychotherapie*. Springer, Heidelberg, Berlin.

Barnow, S. (2013). *Therapie wirkt!* Springer, Heidelberg, Berlin.

Battie, W. (1758). *A treatise on madness*. Whiston & White, London.

Beck, A. (2004). *Wunderheilungen in der Medizin?* Clio, Konstanz.

Beck, H. et al. (2016). *Faszinierendes Gehirn*. Springer, Heidelberg, Berlin.

Becker-Fischer, M. & Fischer, G. (2008*)*. *Sexuelle Übergriffe in der Psychotherapie*. 3. Auflage. Asanger, Kröning.

Bloch, S. & Reddaway, P. (1978). *Dissident oder geisteskrank?* Piper, München, Zürich.

Boss, M. (1957). *Psychoanalyse und Daseinsanalyse*. Huber, Bern.

Bosshard, M. et al. (2010). *Soziale Arbeit in der Psychiatrie*. 4. Auflage. Bonn, Psychiatrie-Verlag.

Broda, M. & Dinger-Broda, A. (2015). *Wegweiser Psychotherapie*. Thieme, Stuttgart.

Burisch, M. (2014). *Das Burnout-Syndrom*. 5. Auflage. Springer, Berlin, Heidelberg.

Buxbaum, O. (2015). *Neues Wissen über Grundfragen der Psychiatrie*. Springer, Heidelberg, Berlin.

Cooper, D. (1967). *Psychiatry and antipsychiatry*. Tavistock, London.

Dilling, H. & Mombour, W. (Hrsg.) (2015). *Internationale Klassifikation psychischer Störungen (1983)*. *ICD-10 Kapitel V (F)*. 10. Auflage. Hogrefe, Göttingen.

Eckart, W.U. (2009). *Geschichte der Medizin*. 6. Auflage. Springer, Berlin, Heidelberg.

Ehlert, U. (Hrsg.) (2016). *Verhaltensmedizin*. Springer, Heidelberg, Berlin.

Eßing, G. (2015). *Praxis der Neuropsychotherapie*. DPV, Berlin.

Fiedler, P. (Hrsg.) (2012). *Die Zukunft der Psychotherapie*. Springer, Heidelberg, Berlin.

Franke, A. (2006). *Modelle von Gesundheit und Krankheit*. Huber, Bern.

Frankl, V. E. (1975). *Anthropologische Grundlagen der Psychotherapie*. Huber, Bern.

Freud, S. (1940–1968). *Gesammelte Werke*. Imago, London, Frankfurt a.M.

Fromm, E. (2016). *Haben oder Sein?* 43. Auflage. DVA, München.

Fürst-Pfeifer, G. (2013). *Biographie und (un)bewusste Berufswahlmotive von Psychotherapeuten*. Waxmann, Münster.

Geuter, U. (2015). *Körperpsychotherapie*. Springer, Heidelberg, Berlin.

Grawe, K. (2004). *Neuropsychotherapie*. Hogrefe, Göttingen.

Gross, W. (2016). *Erfolgreich selbständig: Gründung und Führung einer psychologischen Praxis*. 2. Auflage. Springer, Heidelberg, Berlin.

Hain, P. (2012). *Das Geheimnis therapeutischer Wirkung*. Carl Auer, Heidelberg.

Hammel, S. (2016). *Therapie zwischen den Zeilen*. Klett-Cotta, Stuttgart.

Heinroth, J.C.A. (1918). *Lehrbuch der Störungen des Seelenlebens oder der Seelenstörungen und ihrer Behandlung*. Vogel, Leipzig.

Hoffmann, N. & Hofmann, B. (1818). *Selbstfürsorge für Therapeuten und Berater*. 2. Auflage. Beltz, Weinheim 2012.

Hutterer-Krisch, R. (Hrsg.) (2007). *Grundriss der Psychotherapieethik*. Springer, Wien, New York.

Imm-Bazlen, U. & Schmieg, A.-K. (2016). *Begleitung von Flüchtlingen mit traumatischen Erfahrungen*. Springer, Heidelberg, Berlin.

Jacobson, E. (1928). *Progressive muscle relaxation*. Univers. Press, Chicago.

Jaspers, K. (1973). *Allgemeine Psychopathologie*. 9. Auflage. Springer, Berlin, Heidelberg.

Jones, P. (2005). *Doctors as patients*. Readcliffe, Seattle.

Kämmerer, W. (2016). *Auf der Suche nach dem Wort, das berührt*. Springer, Heidelberg, Berlin.

Kaluza, G. (2015). *Stressbewältigung*. Springer, Berlin, Heidelberg.

Kipphardt, H. (1977). *März*. Aufbau-Verlag, Berlin, Weimar.

Klitzman, R. (2008). *When doctors become patients*. Univ.-Press, Oxford, New York.

Körner, J. (2015). *Psychotherapeutische Kompetenzen*. Springer, Heidelberg, Berlin.

Kraepelin, E. (1883). *Compendium der Psychiatrie*. Abel, Leipzig.

Kubny-Lüke, B. (Hrsg.) (2009). *Ergotherapie im Arbeitsfeld Psychiatrie*. 2. Auflage. Thieme, Stuttgart.

Leitner, A. (2010). *Handbuch der Integrativen Therapie*. Springer, Heidelberg, Berlin.

Liedl, A. et al. (Hrsg.) (2016). *Psychotherapie mit Flüchtlingen*. Schattauer, Stuttgart.

Maslow, H.M. (1977). *Motivation und Persönlichkeit*. Walter, Olten.

Merkel, R. (2009). *Lichtjahre entfernt*. Fischer, Frankfurt a.M.

Mertens, W. (2014). *Psychoanalyse im 21. Jahrhundert*. Kohlhammer, Stuttgart.

Moreno, J.L. (2007). *Gruppenpsychotherapie und Psychodrama*. 6. Auflage. Thieme, Stuttgart.

Nerdinger, F. et al. (2014). *Arbeits- und Organisationspsychologie*. Springer, Heidelberg, Berlin.

Nübling, R. et al. (2014). Versorgung psychisch kranker Erwachsener in Deutschland: Bedarf und Inanspruchnahme sowie Effektivität und Effizienz von Psychotherapie. *Psychotherapeutenjournal13*, 389–397.

Oertel-Knöchel, V.T & Hänsel, F. (2016). *Aktiv für die Psyche*. Springer, Berlin, Heidelberg.

Payk, T.R. (Hrsg.) (1996). *Perspektiven psychiatrischer Ethik*. Thieme, Stuttgart.

Payk, T.R. (2000). *Psychiater. Forscher im Labyrinth der Seele*. Kohlhammer, Stuttgart.

Payk, T.R. (2015). *Psychopathologie*. 4. Auflage. Springer, Berlin, Heidelberg.

Perls, F. (2007). *Grundlagen der Gestalttherapie*. 12. Auflage. Klett-Cotta, Stuttgart.

Pfeifer, S. (2015). *Weisheit als Ressource in der Psychotherapie*. Springer, Heidelberg, Berlin.

Pinel, P. (1809). *Traité médico-philosophique sur l`aliénation mentale ou la manie*. Brosson, Paris.

Reil, J.C. (1803). *Rhapsodieen über die Anwendung der psychischen Curmethode auf Geisteszerrüttungen*. Curt, Halle.

Revensdorf, D. u. Peter, B. (Hrsg.) (2015). *Hypnose in Psychotherapie, Psychosomatik und Medizin*. 3. Auflage. Springer, Heidelberg.

Rogers, C.R. (1985). *Die nicht-direktive Beratung*. 13. Auflage. Fischer, Frankfurt a.M.

Rudolf, G. & Rüger, U. (Hrsg.) (2016). Psychotherapie in sozialer Verantwortung. Schattauer, Stuttgart.

Rupp, M. (2010). *Notfall Seele*. 3. Auflage. Thieme, Stuttgart.

Sauter, D. et al. (Hrsg.) (2012). *Lehrbuch Psychiatrische Pflege*. 3. Auflage. Huber, Bern.

Schiepek, G. (Hrsg.) (2011). *Neurobiologie der Psychotherapie*. 2. Auflage. Schattauer, Stuttgart.

Schmid, G. B. (2010). *Selbstheilung durch Vorstellungskraft*. Springer, Wien, New York.

Schneider, F. (Hrsg.) (2011). *Irgendwie kommt es anders – Psychiater erzählen*. Springer, Berlin, Heidelberg.

Schneider, F. (Hrsg.) (2012). *Positionen der Psychiatrie*. Springer, Heidelberg, Berlin.

Schneider, K. (1923). *Die psychopathischen Persönlichkeiten*. Thieme, Stuttgart.

Schnell, T. (Hrsg.) (2016). *Praxisbuch: Moderne Psychotherapie*. Springer, Heidelberg, Berlin.

Schultz, J.H. (1932). *Das autogene Training – konzentrative Selbstentspannung*. Thieme, Stuttgart.

Sentker, A. (Hrsg.) (2015). *Unser geheimnisvolles Ich*. Bd. 1-3. Springer, Heidelberg, Berlin.

Shorter, E.A. (2003). *Geschichte der Psychiatrie*. Rowohlt, Reinbek.

Sipos, V. & Schweiger, U. (2013). *Gruppentherapie*. Kohlhammer, Stuttgart.

Skinner, B.F. (1953). *Science and human behavior*. McMillan, New York.

Spreti, F. von (Hrsg.) (2012). *Kunsttherapie bei psychischen Störungen*. 2. Auflage. Elsevier, München.

Sternberg, K. & Amelang, M. (Hsrg.) (2008). *Psychologen im Beruf*. Kohlhammer, Stuttgart.

Strauß, B. & Mattke, D. (Hrsg.) (2012). *Gruppenpsychotherapie*. Springer, Heidelberg, Berlin.

Süß, S. (2000). *Politisch missbraucht? Psychiatrie und Staatssicherheit in der DDR*. 3. Auflage. Links-Verlag, Berlin.

Thiel, H. et al. (Hrsg.) (2014). *Psychiatrie für Pflegeberufe*. 5. Auflage. Elsevier, München.

Vogel, R. (2014). *Schicksal und Psychotherapie*. Springer, Heidelberg, Berlin.

Weck, F. (2013). *Psychotherapeutische Kompetenzen*. Springer, Heidelberg, Berlin.

Wittchen, H.-U. & Hoyer, J. (Hrsg.) (2011). *Klinische Psychologie & Psychotherapie*. 2. Auflage. Springer, Heidelberg.

Wöller, W. & Kruse, J. (2014). *Tiefenpsychologisch fundierte Psychotherapie*. Schattauer, Stuttgart.

World Health Organization (2001). *Mental health: new understanding, new hope*. WHO, Genf.

World Medical Association (1948). *Declaration of Geneva*. 1st General Assembly, Genf.

World Medical Association (1964). *Declaration of Helsinki*. 18th General Assembly, Helsinki.

World Psychiatric Association (1997, 1983) *The declaration of Hawaii*. Wien, Honolulu.

Yalom, I. (1980). *Existential psychotherapy*. Basic, New York.

Stichwortverzeichnis

A

Abstinenzregel   74, 110
Abwehrmechanismus   13
Abwehrzauber   21
Achtsamkeit   42
Adaptation   141
Adhärenz   54, 154
ADHS   125, 152
Adler   109
Adoleszentenpsychiatrie   88
AGHPT (Arbeitsgemeinschaft Humanistische Psychotherapie)   92
Ahnenkult   16, 18
Aktion psychisch Kranke (APK)   128
Akupunktur   48
Algorithmus   10
Ambulanzen   127
American Diagnostic and Statistical Manual of Mental Disorders (DSM-5)   152
American Psychological Association (APA)   138
Amygdala   10
analytische Psychologie   92, 109
Anthroposophie   47
antipsychiatrische Bewegung   82
antipsychiatrische Filme   65
antipsychiatrische Sicht   30
Antipsychotika   117
APA (American Psychological Association)   138
APK (Aktion psychisch Kranke)   128
Approbation   93, 94
Arbeitsfähigkeit   139

Arbeitsgemeinschaft Humanistische Psychotherapie (AGHPT   92
Arbeitsschutzgesetz   142
Arbeitstherapie   99
Arbeitsunfähigkeit (AU)   148
Aristoteles   3, 17
Ärzteregister   122
Asklepios   106
Astrologie   3, 23, 47
AT (Autogenes Training)   91, 103, 108
AU (Arbeitsunfähigkeit)   148
Aufklärung   20, 47
Aufmerksamkeitsdefizit-/Hyperaktivitätsstörung (ADHS)   63
Ausdrucksforschung   53
Autogenes Training (AT)   91, 103, 108
Autonomie   27, 68, 75
Autorität   80
Autosuggestion   42
Avicenna   3, 19, 106

B

BAfF (Bundesweite Arbeitsgemeinschaft Psychosozialer Zentren für Flüchtlinge und Folteropfer)   152
BAG (Berufsverband der Approbierten Gruppenpsychotherapeuten)   95
BÄK (Bundesärztekammer)   96
Balint   113
Balint-Arbeit   81

BDP (Berufsverband Deutscher Psychologinnen und Psychologen)   70, 94
Beck   114
BED (Bundesverband für Ergotherapeuten in Deutschland)   100
Behandlungsbedarf   148
Behandlungsprogramm   130
Behandlungsteam   145
Behaviorismus   7, 37, 113, 114
Behinderung   85, 129
Benn   59
Beratung   155
Berentung   123
Berufsbild   88
Berufsethik   76
Berufsordnung   73, 96, 154
Berufsunfähigkeit   138
Berufsverband der Approbierten Gruppenpsychotherapeuten (BAG)   95
Berufsverband der Fachärzte für Psychosomatik und Psychotherapie (BPM)   91
Berufsverband Deutscher Nervenärzte   90
Berufsverband Deutscher Psychiater (BVDP)   70, 90
Berufsverband Deutscher Psychologinnen und Psychologen (BDP)   70, 94
Berufsverband für Kinder- und Jugendpsychiatrie, Psychosomatik und Psychotherapie (BKJPP)   93
Berufsverband für Kunst-, Musik- und Tanztherapie (BKMT)   101

Berufswahl 57, 59
Besessenheit 18, 20, 29
Betreuer 85
Betreutes Wohnen 127, 128
Betreuung 63
Betreuungsrecht 84, 86, 87
Bettbehandlung 116
Bettgitter 85
Bewegungstherapie 102
Bibliotherapie 19
Bildung 78
Bioenergetik 102
Biofeedback 7, 42
biopsychosoziales Krankheits-
    modell 13, 131
BKJPP (Berufsverband für
    Kinder- und Jugendpsych-
    iatrie, Psychosomatik und
    Psychotherapie) 93
BKMT (Berufsverband
    für Kunst-, Musik- und
    Tanztherapie) 101
Bleuler 111
Borderline 53, 115
Botenstoffe 102
BPM (Berufsverband der
    Fachärzte für Psychoso-
    matik und Psychothera-
    pie) 91
BPtK (Bundespsychothe-
    rapeutenkammer) 96,
    122, 152
Buddhismus 47
Bundesärztekammer
    (BÄK) 96
Bundespsychotherapeuten-
    kammer (BPtK) 96, 122,
    152
Bundesverband für Ergothe-
    rapeuten in Deutschland
    (BED) 100
Bundesweite Arbeitsgemein-
    schaft Psychosozialer Zen-
    tren für Flüchtlinge und
    Folteropfer (BAfF) 152

Burnout 53, 63, 88, 134, 135,
    136, 141, 142
BVDN (Berufsverband Deut-
    scher Nervenärzte) 90
BVDP (Berufsverband Deut-
    scher Psychiater) 90

C

Canon medicinae 106
CBS (kulturgebundenes
    Symptom) 152
C.G. Jung-Institut 92
Charisma 60
Chiropraktik 49
CME (Continuing Medical
    Education) 96
Compliance 154
Computer 35, 72, 154
Computertomografie
    (CT) 36
conditio humana VII
Conolly 107
Continuing Medical Educati-
    on (CME) 96
Coping 141
Counseling 21, 113
CT (Computertomogra-
    fie) 36

D

Dachverband der transkultu-
    rellen Psychiatrie, Psycho-
    therapie und Psychosoma-
    tik im deutschsprachigen
    Raum (DTPPP) 153
Dämon 3, 18, 21
Daoismus 18
Daseinsanalyse 111
DÄVT (Deutsche Ärztliche
    Gesellschaft für Verhaltens-
    therapie) 91

DBT (Dialektisch-Behaviorale
    Therapie) 115
Dehumanisierung 156
Deklaration von Hawaii 70
Deklaration von Helsinki 71
Depression 22, 53, 63, 66,
    115, 118, 125
Descartes 9
Desensibilisierung 114, 155
Deutsche Ärztliche Gesell-
    schaft für Verhaltensthera-
    pie (DÄVT) 91
Deutsche Fachgesellschaft
    Psychiatrische Pflege
    (DFPP) 98
Deutsche Gesellschaft für
    Analytische Psychologie
    (DGAP) 92
Deutsche Gesellschaft für
    anthropologische und Da-
    seinsanalytische Medizin,
    Psychologie und Psycho-
    therapie (DGA) 112
Deutsche Gesellschaft für
    Individualpsychologie
    (DGIP) 92
Deutsche Gesellschaft für
    Kinder- und Jugendpsy-
    chiatrie, Psychosomatik
    und Psychotherapie (DG-
    KJP) 93
Deutsche Gesellschaft für
    Logotherapie und Existenz-
    analyse (DGLE) 92
Deutsche Gesellschaft für
    Psychiatrie und Psycho-
    therapie, Psychosomatik
    und Nervenheilkunde
    (DGPPN) 39, 91
Deutsche Gesellschaft für
    Psychologie (DGPs) 94
Deutsche Gesellschaft
    für Soziale Psychiatrie
    (DGSP) 128

Deutsche Gesellschaft
für Verhaltenstherapie
(DGVT) 116
Deutsche Musikthera-
peutische Gesellschaft
(DMtG) 101
Deutsche Psychotherapeuten
Vereinigung (DPtV) 94
Deutscher Fachverband für
Kunst- und Gestaltungs-
therapie (DFKGT) 100
Deutscher Verband der Ergo-
therapeuten (DVE) 100
Deutsches Kollegium für
Psychosomatische Medizin
(DKPM) 91
Deutsche Vereinigung für
Sozialarbeit im Gesund-
heitswesen (DVSG) 98
DFKGT (Deutscher Fachver-
band für Kunst- und Gestal-
tungstherapie) 100
DFPP (Deutsche Fachge-
sellschaft Psychiatrische
Pflege) 98
DGA (Deutsche Gesellschaft
für anthropologische
und daseinsanalytische
Medizin, Psychologie und
Psychotherapie) 112
DGIP (Deutschen Gesellschaft
für Individualpsycholo-
gie) 92
DGKJP (Deutsche Gesellschaft
für Kinder- und Jugend-
psychiatrie, Psychosomatik
und Psychotherapie) 93
DGLE (Deutsche Gesellschaft
für Logotherapie und
Existenzanalyse) 92
DGPPN (Deutsche Gesell-
schaft für Psychiatrie und
Psychotherapie, Psychoso-
matik und Nervenheilkun-
de) 91

DGPT (Dt. Ges. f. Psychoana-
lyse, Psychotherapie u.
Tiefenpsychologie) 92
DGSP (Deutsche Gesellschaft
für Soziale Psychia-
trie) 128
DGVT (Deutsche Gesellschaft
für Verhaltensthera-
pie) 116
Dialektisch-Behaviorale
Therapie (DBT) 115
Disposition 38
Dissimulation 34, 39
Dissozialität 27
Dissoziation 36, 109
DKPM (Deutsches Kollegium
für Psychosomatische
Medizin) 91
DMtG (Deutsche Musik-
therapeutische Gesell-
schaft) 101
Dokumentation 33, 88
Doppelblindstudie 45, 72
DPtV (Deutschen Psychothe-
rapeuten Vereinigung) 94
Drehtürpsychiatrie 88, 125
DSM-5 (American Diagnostic
and Statistical Manual of
Mental Disorders) 30, 152
Dt. Ges. f. Psychoanalyse,
Psychotherapie u. Tiefen-
psychologie 92
DTPPP (Dachverband der
transkulturellen Psychia-
trie, Psychotherapie und
Psychosomatik im deutsch-
sprachigen Raum) 153
Dualismus 9, 16
DVE (Deutscher Verband der
Ergotherapeuten) 100
DVSG (Deutsche Vereinigung
für Sozialarbeit im Gesund-
heitswesen) 98
Dyscontrol syndrom 140
Dysgenetik 69

E

EEG (Elektroenzephalogra-
fie) 11, 36
E-Health 155
Einwilligungsunfähig-
keit 71, 84
Einzelpraxis 95
EKT (Elektrokrampfthera-
pie) 116
Elektroenzephalografie
(EEG) 11, 36
Elektrokrampftherapie
(EKT) 116
Elektroschock 63, 65
EMDR (Eye Movement Desen-
sitization and Reproces-
sing) 94, 115
Empathie 34, 60
Entstigmatisierung 52
Entziehungsanstalt 77, 86
Epigenetik 9, 150
Erbbiologie 69
Ergotherapeut 56
Ergotherapie 99, 100
erlernte Hilflosigkeit 114
Erschöpfungsdepressi-
on 135
Erwartungshaltung 44
Esoterik 23, 46, 155
Ethik 3, 74
Ethikkommission 71, 72
Euthanasie 69
evidenzbasiert 55
evidenzbasierte Thera-
pie 22, 106
Evolutionsbiologie 9
Existenzanalyse 92, 111
Exorzismus 18, 19, 21
Eye Movement Desensitiz-
ation and Reprocessing
(EMDR) 94, 115

F

Face-to-face 154
Facial Action Coding System (FACS) 32
Facial encoding 155
FACS (Facial Action Coding System) 32
Familientherapie 113
Fatigue 135
Fernbehandlung 154
Fixierung 84, 107, 116
Fokaltherapie 110
Forensik 87
Forschung 8, 28, 71, 72, 82, 129
Fortbildung 143
Frankl 111
Frauenquote 55
Freiheitsentzug 77, 83
Freiheitsrecht 88
Fremdaggressivität 86
Fremdgefährdung 39, 83
Freud 19, 37, 59, 74, 109
Fromm 27, 78
Frühberentung VII
Frühverrentung 124, 148
funktionale Norm 26
Fürsorge 81, 98, 112
Fürsorgepflicht 142

G

GB-A (Gemeinsamer Bundesausschuss) 102, 124, 150
Gebührenordnung für Ärzte (GOÄ) 122
Gefährdung 39, 49, 71, 84, 85
Gegenübertragung 13, 138, 143
Gehirn 3, 13, 17, 20, 37, 54
Geist 16, 17, 37, 54, 156
Gemeindepsychiatrie 127

Gemeinsamer Bundesausschuss (GB-A) 102, 124, 150
Gemeinschaftspraxis 95
Gender 30, 153
Genfer Gelöbnis 70
Genotyp 11
Gesellschaft für Logotherapie und Existenzanalyse (GLE) 92
Gesellschaft für Neuropsychologie (GNP) 95
gesetzliche Betreuung 85
Gesprächspsychotherapie (GT) 94, 113
Gestalttherapie 102
Gesundheitsbegriff 26
Gesundheitserziehung 149
Gesundheitsfürsorge 85
Gesundheitsmodell VII
Gewaltprävention 141
Gewalttätigkeit 63
GLE (Gesellschaft für Logotherapie und Existenzanalyse) 92
Globalisierung 46
GNP (Gesellschaft für Neuropsychologie) 95
GOÄ (Gebührenordnung für Ärzte) 122
Gratifikation 77, 88, 134, 137
Griesinger 6, 107
Gruppendynamik 22, 61
Gruppentherapie 95, 153
GT (Gesprächspsychotherapie) 94, 113
Gutachter 64, 72

H

Heiler 44, 60
Heilfaktor 45
Heilkraft 60
Heilpädagogik 100

Heilpraktiker 49, 95
Heilung 2
Heinroth 19
Helfersyndrom 60
heterosuggestive Einwirkung 43
Hexen 4, 5, 18, 46, 69
Hexenverfolgung 21
Hexenwahn 29
Hippokrates 3, 17, 106
Hippokratischer Eid 3, 70
Hirndoping 156
Hirnforschung 61, 118, 150
Hirnkrankheit 20
Hirnpathologie 5, 9
Hirnreifung 11
Hirnschädigung 42, 116
Home Care 97, 127
Home Treatment 97
Homöopathie 48
Homöostase 28
Hospital 4
HP (humanistische Psychologie) 61, 102, 110, 113
Humanismus 27
humanistische Psychologie (HP) 61, 102, 110, 113
Humoralpathologie 3, 27, 28, 106
Hydrotherapie 106
Hypnose 91, 108, 109
Hypnotismus 7

I

Ibn Sina 3, 19, 106
ICD-10 (International Classification of Diseases Nr. 10) 30, 34, 134
IDCS (transkranielle Gleichstromstimulation) 119
Idealnorm 26
IM (inoffizieller Mitarbeiter) 73

Stichwortverzeichnis

Individualpsychologie 92, 110
Indoktrination 8, 75
Indoktrinationssyndrom 50
informed consent 71
Inklusion 87, 96, 98, 128
inoffizieller Mitarbeiter (IM) 73
Instrumentalisierung 75
International Classification of Diseases Nr. 10 (ICD-10) 134
Internationale Psychoanalytische Vereinigung (IPV) 92, 109
Internet 22, 45, 49, 57, 68, 128, 154, 155
Internetabhängigkeit 125
IPV (Internationale Psychoanalytische Vereinigung) 92, 109
Irrenanstalt 4
Irrenarzt 3, 5, 19, 52, 134
islamische Medizin 19, 83

J

Jacobi 107
Jacobson 114
Jaspers 36
Jugendhilfe 86, 99, 129
Jugendpsychiatrie 90, 92, 125, 126
Jugendpsychotherapie 101
Jung 19, 74, 109

K

Kassenarzt 96
Kassenzulassung 93
Katathymes Bilderleben 100
KBT (Konzentrative Bewegungstherapie) 102
Kinderpsychiater 90

Kinderpsychiatrie 88, 90, 126
Kinderpsychotherapie 110
Kinesiologie 49
Klassifikation 18, 30
Klinik 55, 59, 63, 88, 93, 97
kognitive Therapie 115
Kommunikation 102
Komorbidität 33
Konditionierung 44
Kongruenz 34
Konsiliarbericht 123
Kontrollverlust 73
Körpermedizin 91
körperorientierte Therapie 48
Körperpsychotherapie 102, 113
Körpersprache 12, 31, 32, 53
Körpertherapie 7
Kraepelin 7
Krankenakte 62
Krankenkasse 95, 122
Krankenpflege 90, 129
Krankheitseinsicht 39, 72, 77, 137
Krankheitsgewinn 39
Krankheitskonzept 6
Krankheitsmodell 11, 55, 82
– biopsychosoziales 11
Krankmeldung 134
Krankschreibung VII, 123, 131, 143, 148
Kriegsopfer 152
Krisenintervention 62, 140
Kuhn 118
kulturgebundenes Symptom (CBS) 152
Kulturrevolution 129
Kunsttherapie 100
Kurzzeittherapie (KZT) 124
KZT (Kurzzeittherapie) 124

L

Landesärztekammer 90
Langzeittherapie (LTZ) 124
Lebensgeschichte 33
Lebensqualität 26, 68
Lebenswissenschaft 17
Lehranalyse 92
Leidensdruck 144
Leitlinie 74, 75
Lernen am Modell 81
Leukotomie 117
Lichttherapie 118, 149
Life-style 57, 148
Lithium 118
Lobotomie 10, 65, 117
Logotherapie 92, 103, 111
LZT (Langzeittherapie) 124

M

Magie 19, 46
Magnetresonanztomografie (MRT) 36
Magnetstimulation 118, 149
Maslach Burnout Inventory (MBI) 135
Maslow 113
Massengesellschaft 47
Maßregel 77, 86
Maßregelpatient 64
Materialismus 16
MBI (Maslach Burnout Inventory) 135
MBT (Mentalisierungsbasierte Therapie) 108
Medien 63
Medikamente 72, 116
Medikation 54
Meditation 42
Medizin 47
– Anthropologische 47
Medizinisches Versorgungszentrum (MVZ) 95

Medizinmann   17
Menschenbild   68
Menschenrechte   64
Mentalisierungsbasierte
    Therapie (MBT)   108
Mesmer   29
Mesmerismus   107
Metaanalysen   46
Migration   153
milieutherapeutische Be-
    handlung   107
Milieutherapie   112
Missbrauch   74, 75
Modell-Lernen   114
Moral treatment   107
Moreno   113
MRT (Magnetresonanztomo-
    grafie)   36
Musiktherapie   7, 100, 101
MVZ (Medizinisches Versor-
    gungszentrum)   95
Mythologie   3, 29, 46

N

Nachsorge   98, 125, 127
Nahtoderlebnis   16
Narrative Expositionstherapie
    (NET)   115
Neoanalytiker   110
Nervenarzt   54, 69, 90, 91,
    108, 134
Nervenheilkunde   122, 150
Nervensystem   9
NET (Narrative Expositions-
    therapie)   115
NetzWerk psychische Ge-
    sundheit   127
Neuroenhancement   156
Neurogenese   150
Neuroleptikum   117
neurolinguistisches Program-
    mieren (NLP)   48
Neurologie   90, 116

Neurophilosophie   37
Neuropsychologie   95, 116,
    131
neuropsychologische Unter-
    suchung   31
Neuropsychotherapie   10,
    28, 150
Neurose   22, 33
Neurotransmitter   11, 38,
    117, 118, 119, 150
Neurowissenschaften   8
NLP (neurolinguistisches
    Programmieren)   48
No restraint   61, 107
Notaufnahme   55
Notfallpsychiatrie   83
Notfallseelsorger   22
Notfallsituation   155
Notfallsprechstunde   124
Nozeboeffekte   46
Nürnberger Kodex   69
NWpG (NetzWerk psychische
    Gesundheit)   127

O

off-label   93
Online-Therapiemodul   154
OPD (operationalisierte mul-
    tiaxiale psychodynamische
    Diagnostik)   33
operationalisierte multiaxiale
    psychodynamische Diag-
    nostik (OPD)   33
Operative Psychologie   73
Ordnungsamt   84
Organerkrankung   4, 8
Organkrankheit   36
Osteopathie   48

P

Paracelsus   5, 7, 28
Paramedizin   17

Parapsychologie   46
Parapsychotherapie   48
Parasuizid   139
Paratherapie   23
Pastoralpsychologie   21, 22
Pawlow   56, 114
Personalverordnung (Psychia-
    trie-PV)   126
Persönlichkeitsstörung   36
Pflege   55, 97
Pflegedienst   81
Pflegeheim   55, 86, 98
Pflegekammer   98
Pflegekraft   86, 96
Pflegeperson   88
Pflegepersonal   64, 140
Phänomenologie   7, 36
Phänotyp   11
Pharmakotherapie   6, 8
PiA (Psychotherapeuten in
    Ausbildung)   93
Pinel   61, 107
Platon   9, 16, 45
Plazebo   44, 45, 71, 144
Plazeboeffekt   17, 47
PM (Progressive Muskelent-
    spannung, Progressive
    Muskelrelaxation)   91, 114
PolG (Polizeigesetze)   83
Polizeigesetze (PolG)   83
posttraumatische Belastungs-
    störung (PTBS)   152
posttraumatische Stö-
    rung   115
Praxis   99, 122, 124
Praxisjahr   93
Priesterärzte   18
Probesitzung   62
Progressive Muskelentspan-
    nung, Progressive Muskel-
    relaxation (PM)   91
Pseudomedizin   23
Pseudotherapie   50
Psyche   8, 17, 37
Psychiater   56, 62

Psychiatrie 5, 20
Psychiatrie-Enquête 128
Psychiatriereform 61, 98,
128, 148
Psychiker 5, 19, 37
Psychisch-Kranken-Gesetz
(PsychKG) 83, 84, 86
PsychKG (Psychisch-Kran-
ken-Gesetz) 83, 84, 86
psychoaktive Substanz 156
Psychoanalyse 7, 92, 94,
102, 108, 110, 111, 123
Psychodrama 113
Psychoedukation 93, 98,
151
Psychohygiene 26, 110, 143
Psychokatharsis 108
Psychologie, humanisti-
sche 60
Psycholyse 108
Psychopathie 36
Psychopathologie 5, 31, 36,
37, 82, 153
Psychopharmaka 61, 76, 85,
117, 118, 143, 144, 149
Psychosomatik 7, 91, 110
psychosomatische Medi-
zin 90, 92
psychosomatischer Grundver-
sorgung 91
psychosoziale Kompe-
tenz 82
Psychotherapeut 62, 65, 68
Psychotherapeutengesetz
(PsychThG) 90, 124
Psychotherapeuten in Ausbil-
dung (PiA) 93
Psychotherapie 12, 112
Psychotraumatisierung 42
psychotrope Substanz 116
Psych-PV (Personalverord-
nung) 126
PsychThG (Psychotherapeu-
tengesetz) 90, 124

PTBS (posttraumatischen
Belastungsstörung) 152

Q

QM (Qualitätsmanage-
ment) 76, 88
Qualia-Problem 10
Qualitätskontrolle 96, 155
Qualitätsmanagement
(QM) 76, 88

R

Rankinglisten 57
Rassenhygiene 69
Rationalismus 17
Reform 30, 94, 107
Reformpsychiatrie 61
Regelkreis 27, 45
Regelkreis, immunologischer,
hormoneller 42
Rehabilitation 26, 96, 98, 99,
101, 116, 150
Reha-Klinik 99
Reil 5, 20, 80
Reinkarnation 16
Reizkonfrontation 12, 155
Reizüberflutung 27, 38, 149
repetitive transkranielle
Magnetstimulation
(rTMS) 119
Repression 32, 64, 76
Resilienz 33, 141, 152
Ressource 26, 136
Rezidivprophylaxe (Rückfall-
prävention) 2, 118, 124
Richtlinienverfahren 92
Risikofaktor 33, 134, 142
Rogers 110
Rollenspiel 95
rTMS (repetitive transkranielle
Magnetstimulation) 119
Rückfallprävention 96, 149

Rückfallverhinderung (Rezidivprophylaxe) 2

S

Salerno 106
Salutogenese 20, 27, 102,
149, 155
salutogenetische Anlei-
tung 42
Schalter, epigenetischer 11
Schamane 3, 60
Schamanismus 47
Scharlatanerie 2
Schematherapie 115
Schizophrenie 36
Schlafentzug 118
Schlafkur 108, 116
Schocktherapie 116
Schuldfähigkeit 86
Schulmedizin 48
Schutzfaktor 141, 142
Schutzpflicht 39, 85
Schweigepflichtverlet-
zung 73
Seele 16, 54
Seelenheilkunde 13, 69
Seelsorge 16, 19, 21, 111,
139, 155
Selbstakzeptanz 113
Selbstbehandlung 68, 143
Selbstbeschädigung 88
Selbstentfaltung 27
Selbstentfremdung 78
Selbsterfahrung 13, 100
Selbstexploration 113
Selbstfürsorge 77, 140, 144
Selbstgefährdung 83
Selbstheilungskräfte 42, 60
Selbstheilungspotenzial 45
Selbsthilfe 155
Selbsthilfegruppe 138, 143
Selbsthypnose 108
Selbstinstruktion 42

Selbstmedikation 137
Selbstoptimierung 156
Selbstreflexion 81
Selbstsicherheit 141
Selbststeuerung 155
Selbstverantwortung 68, 70
selbstverletzende Verhaltens-
    weise 43
Selbstwahrnehmung 9
Skinner 114
Somatiker 5, 20, 37
Sonderpädagogik 101
Sozialanamnese 34
Sozialarbeiter 64, 87
soziale Zerstörung 73
Sozialgesetzbuch (SGB) 129
Sozialisation 12, 33, 57, 58
Sozialpädagogik 93
Sozialpsychologie 98
Sozialstation 137
Sozialtherapie 128
Sozialwesen 90
Soziopsychiatrie 99
Soziotherapie 20
Spiegelneuronen 12, 32
Spiritualismus 9
Spiritualität 23
Spontanremissionen 43
Sprechstunde 152
Staatsexamen 94
Standesordnung 140
Statussymbol 44
Steiner 47
Sterbehilfe 68
Stereotaxie 117
Stigmatisierung 38
Stimulanz 156
Straftat 63
Straftäter 64, 77, 128
Stress 11, 42, 142
Stresshormon 11, 38, 150
Stressmanagement 81
Sublimierung 57, 73
Suchtprävention 142
Suggestibilität 45

Suggestion 8
Suggestivität 45
Suizid 31, 43, 77, 139
Suizidalität 86, 143
Suizidrate 137
Suizidversuch 56, 65
Supervision 13, 22, 73, 81,
    90, 137, 142
systemisch 22, 93, 113, 142

T

Tagesklinik 98, 125
Tagesstrukturierung 99
Tanztherapie 101, 102
Tausch 113
Teilhabe 78, 84, 96, 98, 99
Telefonseelsorge 22, 139,
    155
Teletherapie 154
Tempelschlaf 18
Test 35
testpsychologische Untersu-
    chung 34
Theory of mind 32
Therapiemodell 80
Therapieplan 153
Therapieplatz 148, 154
Therapieprinzipien 6
Therapieprogramm 155
Therapiestrategie 154
Therapieunterbringungsge-
    setz (ThUG) 87, 128
Thorndike 114
ThUG (Therapieunterbrin-
    gungsgesetz) 128
tiefe Hirnstimulation 117
Tiefenpsychologie 95, 113
tiefenpsychologische Thera-
    pie 102
Tierversuche 72
Tollstuben 4
Trance 109
Tranquilizer 118

Transitionspsychiatrie 128
Transitivismus 138
transkranielle Gleichstrom-
    stimulation (transcranial
    direct current stimulation
    – tDCS) 119
transzendentale Meditati-
    on 47
Traumatherapie 151
Traumatisierung 152
Traumdeutung 19, 109
Traumsymbolik 18

U

Übertragung 8, 108
Umwelteinflüsse 8
Umweltfaktoren 130
Unterbringung 63, 83, 84,
    86, 87
Unterbringungsgesetz 83

V

Verband Freier Psychothe-
    rapeuten, Heilpraktiker
    für Psychotherapie und
    Psychologischer Berater
    (VFP) 95
Verhaltensbeobachtung 31
verhaltenstherapeutische
    Strategie 33
Verhaltenstherapie 56, 61,
    91, 94, 111, 114, 123, 150
Verschwiegenheitsverpflich-
    tung 70, 73
Versorgung 122
Versorgungsdefizit 148
Versorgungspsychiatrie 82,
    112
Versorgungsstärkungsgesetz
    (VStG) 124
Verwahrlosung 130
Verweildauer 86

Stichwortverzeichnis

VFP (Verband Freier Psychotherapeuten, Heilpraktiker
für Psychotherapie und Psychologischer Berater) 95
Volksmedizin 106, 153
Vorsorge 26, 149
VStG (Versorgungsstärkungsgesetz) 124
Vulnerabilitäts-Stress-Modell 38

W

Wahrnehmungspsycholo-
gie 12, 113
Wartezeit 124, 148
Watson 114
Wechselwirkungsmodell 10
Weiterbildung 91, 93, 95
Weiterbildungsermächti-
gung 90
Werkstätte 99
Werteordnung 78
Wertesystem 68, 137
Werther-Effekt 65
Wertschätzung 80, 138, 145
WFMH (World Federation for
Mental Health) 39
WHO (World Health Organiza-
tion) 26, 30, 39
Willensentscheidung 70
WMA (World Medical Associa-
tion) 70, 71, 72
Wohnheim 98, 99, 125, 128
Wolpe 114
Work-Life-Balance 141
World Federation for Mental
Health (WFMH) 39
World Health Organization
(WHO) 26, 30, 39
World Medical Association
(WMA) 70, 71, 72
World Psychiatric Association
(WPA) 70, 91

WPA (World Psychiatric Association) 70, 91
Wunderheilung 18, 43

Z

Zeitgeist 27
Zentralnervensystem 54
Zusatzqualifikation 122, 123
Zwangsbehandlung 63
Zwangseinweisung 86, 126
Zwangsmaßnahme 70, 77,
83, 84, 88
Zwangsmittel 5, 6, 61, 69

Printed in the United States
By Bookmasters